PROGRAMME

DU

COURS D'HISTOLOGIE

PROGRAMME

DU

COURS D'HISTOLOGIE

PROFESSÉ A LA FACULTÉ DE MÉDECINE DE PARIS

PENDANT LES ANNÉES 1862-63 ET 1863-64

PAR

CH. ROBIN

Professeur d'histologie à la Faculté de médecine de Paris
Membre de l'Académie impériale de médecine

PARIS

J. B. BAILLIÈRE et FILS

LIBRAIRES DE L'ACADÉMIE IMPÉRIALE DE MÉDECINE
rue Hautefeuille, 19

| Londres | Madrid | New-York |
| HIPP. BAILLIÈRE | C. BAILLY-BAILLIÈRE | BAILLIÈRE BROTHERS |

LEIPZIG, E. JUNG-TREUTTEL, 10, QUERSTRASSE

1864

PRÉFACE

Les devoirs élevés que m'impose l'enseignement officiel d'une science encore neuve et déjà source de nombreuses applications, me conduisent à publier les notes qui ont servi de cadre à chacune des leçons que j'ai professées à la Faculté de médecine, pendant les années 1862-63 et 1863-64, et dans mes cours particuliers pendant les quatorze années antérieures. Les élèves y trouveront, en même temps que le plan d'un traité complet, un résumé des questions qui leur sont posées aux examens.

Pour un certain nombre de ces leçons, je ne me suis pas contenté d'une simple reproduction de mes notes : pour celles qui traitent des rapports de l'histologie avec les autres branches de l'anatomie, de la physiologie et de la médecine, qui tracent ses divisions principales, qui marquent son but et ses applications, ou qui touchent à quelque sujet difficile, j'ai ajouté quelques développements, tirés textuellement de la sténographie que j'ai fait faire de ce Cours. De là, l'inégalité de l'étendue de ces notes, inégalité à l'avantage des leçons qui mettent en relief l'esprit de cet enseignement, lorsqu'on les compare à celles qui n'ont pour objet qu'une description des éléments anatomiques et des tissus ou les détails purement techniques.

Par sa méthode, l'enseignement de l'anatomie générale ne diffère pas essentiellement de celui de l'anatomie descriptive. Comme celui-ci, il comprend l'exposé oral ou dogmatique des caractères ou attributs de chacune des parties constituantes dont l'étude appartient à cette moitié de l'anatomie; sans omettre non plus l'indication des résultats généraux et des applications à la physiologie et à la médecine qui surgissent de la connaissance de ces attributs.

Il y a là tout un ensemble de notions, les unes spéciales aux parties étudiées, les autres générales, c'est-à-dire applicables à l'ensemble de l'économie animale, qui peuvent être saisies indépendamment de toute démonstration objective et expérimentale et qui concourent au plus haut degré à faire du médecin un homme éclairé, familier avec les choses de son art.

Mais, comme l'enseignement de l'anatomie descriptive, celui de l'anatomie générale comprend en outre l'observation, la constatation expérimentale de ces caractères dont les notions précédentes font comprendre la valeur et l'importance. Ce sont des dissections aussi qu'exige à cet égard l'étude de l'histologie, pour conduire à la comparaison des tissus morbides aux tissus sains dont ils dérivent; comparaison qui constitue le seul moyen que nous ayons d'en déterminer la nature. Mais ce sont des dissections plus minutieuses, en rapport avec la nature délicate des parties constituantes à observer.

En outre, chaque tissu présentant une composition moléculaire spéciale, l'expérience a conduit à découvrir un ou plusieurs agents en rapport avec celle-ci, qui colorent ou dissolvent l'élément ou le laissent intact, ce qui permet de mettre en évidence les caractères essentiels ou les altérations de quelques-uns, d'en isoler d'autres de ceux qui les entourent, etc. Il y a donc là, comme on le voit, un enseignement qui consiste à indiquer, à propos de chaque élément, de chaque humeur, de chaque tissu, sains ou malades, quels sont les réactifs qui doivent être employés dans leur étude ; puis en quelle proportion il faut en user ; de quelle manière et combien de temps il faut les faire agir sur chacun d'eux, etc.

Les parties élémentaires, directement actives en nous, dont la réunion dans un ordre déterminé a pour résultat la formation de nos organes, étant trop petites pour être perceptibles à l'œil nu, le moyen principal d'étude en anatomie générale est le microscope. Lui seul peut nous déceler la présence de ces corps, et son emploi est inévitable dès qu'on veut étudier l'histologie. Cet instrument faisant voir des objets dont il était impossible de découvrir l'existence avant qu'il fût connu, nous a révélé comme parties constituantes élémentaires de nos tissus tout un ordre de corps dont jusqu'alors on n'avait pas d'idée ; et de cet ordre de particules, il ne montre pas seulement la superficie, mais par la nature même de sa construction, il nous permet d'examiner à la fois leur surface et leur profondeur, leur structure intime. Ce fait seul devient la source de notions des plus précieuses pour la science de la vie, et des plus utiles pour le médecin.

En même temps ce mode d'examen nécessite tout un nouvel ordre d'interprétations, parce que les objets décélés par le microscope sont vus par transparence, à l'aide de la lumière transmise et réfractée au travers de leur épaisseur, et non à l'aide de la lumière réfléchie, comme les corps qui frappent habituellement nos yeux. De là ressort la nécessité d'une éducation expérimentale offrant quelques différences, selon qu'il s'agit de l'observation des éléments, des tissus, des principes cristallins ou non, déposés par certaines humeurs excrétées, etc.

Par l'association de ces deux ordres d'étude en histologie, l'un concernant la méthode, l'autre relatif à l'observation des objets sur lesquels s'appuient les inductions de la première, toutes les découvertes primitivement isolées des anatomistes modernes viennent former un ensemble dans lequel tout se tient, tout se lie et tout concourt logiquement vers un but commun.

C'est ainsi que l'anatomie générale introduit un caractère scientifique des mieux déterminés dans l'ensemble de l'anatomie, dont toutes les branches régulièrement reliées entre elles peuvent être poursuivies sans brusque transition du simple au composé, comme du composé au simple. Par la connaissance qu'elle nous donne des analogies et des différences de structure des éléments anatomiques, de constitution des tissus et des humeurs, elle nous découvre la nature intime des produits morbides en nous montrant quelle est leur provenance; car lorsqu'il s'agit de corps en voie incessante d'évolution comme ceux-là, nous saisissons la nature des choses bien plus encore d'après leur origine que d'après leur fin.

C'est là enfin que l'anatomie générale, descendant des données les plus élevées de la science, pénètre dans la pratique de la médecine et de la chirurgie pour nous offrir un exemple des plus frappants de l'importance des services que l'anatomie rend à la pathologie.

Juillet 1864.

PROGRAMME

DU

COURS D'HISTOLOGIE

PROFESSÉ A LA FACULTÉ DE MÉDECINE DE PARIS

PREMIÈRE LEÇON

Elle traitera de l'histologie en général, c'est-à-dire de l'histologie dans ses rapports avec les autres branches de l'anatomie et avec la médecine.

Définition de l'histologie. — Elle constitue une des moitiés de l'anatomie ; l'autre moitié, représentée par l'anatomie descriptive des organes, des appareils et des régions, avait, jusqu'à présent, été seule enseignée. — Historique. — Ainsi, le but de ce cours est : l'étude des parties constituantes élémentaires de l'économie, afin de les suivre, sans omettre aucune de leurs dispositions, dans la succession de leurs arrangements de plus en plus compliqués, jusqu'au point où elles forment les organes et les appareils dont l'examen fait le sujet de l'*anatomie descriptive*. — Ce seul fait de ne rien omettre, ni quant au nombre, ni quant aux dispositions des parties dont se trouvent constituées celles qui sont saisissables à l'œil nu et au toucher dans l'organisme, montre que nulle branche de l'anatomie n'a des applications plus directes à la physiologie, et ne conduit plus directement aussi à la détermination, comme à l'interprétation précise des phénomènes morbides et des lésions correspondantes.

Pour démontrer l'exactitude de ces indications, examinons rapidement ce qu'on doit entendre par *anatomie en général*, d'une part, et par *anatomie générale*, d'autre part, — deux questions bien distinctes.

Le mot *histologie* est aujourd'hui parfois choisi pour désigner ce qu'on appelle mieux anatomie générale. C'est le nom propre d'une des divisions particulières de l'anatomie générale, celle qui embrasse l'examen des tissus, qui sert ainsi à désigner l'ensemble de cette science ; c'est le nom moins caractéristique de la partie appliqué au tout.

Cet usage est venu de ce que quelques auteurs ont confondu l'adjectif qualificatif *général* avec le substantif *généralité* ; anatomie *générale* par le résultat auquel elle conduit, avec *généralités sur l'anatomie*, confusion qu'on a voulu éviter ainsi.

Il est inutile d'**insister** longtemps sur ce fait. Les généralités qui peuvent être établies sur l'anatomie de l'ensemble des végétaux ou des animaux, ou sur l'ensemble d'une des divisions quelconques de cette science, n'ont rien de commun avec le résultat auquel conduit la description de telle ou telle partie du corps. Ce résultat est spécial, ou bien il est général (c'est-à-dire commun à toutes les parties homonymes partout où elles existent) selon la nature et le degré de complexité des parties organisées dont il s'agit.

L'anatomie générale ou histologique, selon l'expression qu'on voudra choisir, décrit aussi bien les objets de son domaine que l'anatomie descriptive ceux du sien, et repose comme elle sur des observations et sur l'examen détaillé des choses observées. Seulement les objets décrits par l'anatomie dite, à bon droit, *générale* ne sont pas les mêmes que ceux dont traite l'anatomie dite descriptive. Ils sont plus simples, puisque ce sont précisément les corps dont les autres sont composés. Par suite, les détails de la description sont plus minutieux ; mais elle offre, en revanche, cette remarquable propriété, qu'une fois exposée pour chaque élément anatomique, humeur, tissu ou système d'un animal, elle s'applique presque sans modifications aux mêmes parties du plus grand nombre des autres animaux. En histologie, les descriptions offrent par conséquent un plus grand degré de généralité et de communauté quant aux résultats auxquels elles conduisent, mais elles excluent toute banalité.

Donnons la définition de l'anatomie dans son ensemble.

Disons ce que sont les diverses branches de cette science, distinctes chacune par *son sujet* et *son but*, — et ce que sont celles de ses branches (formant l'objet essentiel de ce cours) qui constituent ce qu'on entend par anatomie générale.

Voir le tableau. Donner son explication.

ANATOMIE

		OBJET DE SES ÉTUDES	ATTRIBUTS STATIQUES A RATTACHER A CES OBJETS	ATTRIBUTS DYNAMIQUES A RATTACHER A CES OBJETS (PHYSIOLOGIE)
GÉNÉRALE.	I. Parties simples du corps ou *éléments organiques* (mérologie).	1° Principes immédiats (Stœchiologie).	1° Composés chimiques peu stables de trois classes distinctes combinée en substance organisée.	1° Propriétés physico-chimiques.
		2° Éléments anatomiques amorphes et figurés (élémentologie).	2° *Structure* propre à chaque espèce de partie élémentaire solide.	2° Propriétés d'ordre organique ou vital, qu'ils entraînent avec eux dans toutes les parties complexes du corps.
	II. Tissus et humeurs.	1° Humeurs (hygrologie).	1° État de dissolution réciproque des principes immédiats composant les plasmas et le sérum.	1° Propriétés chimiques et nutrition.
		2° Tissus (histologie proprement dite ou anatomie de texture.)	2° *Texture* ou arrangement réciproque spécial d'éléments de plusieurs espèces.	2° Propriétés de tissus.
	III. Systèmes organiques.	Ensemble des parties similaires formées d'un même tissu (homœomérologie).	Association des tissus à telle ou telle humeur et conformation générale des parties similaires ou organes premiers, dont l'ensemble constitue chacun des systèmes.	Usages ou attributs généraux.
DESCRIPTIVE OU SPÉCIALE.	IV. Organes.	Organologie ou organographie.	Association de *parties similaires* de plusieurs systèmes sous une forme spéciale.	Usages spéciaux.
	V. Appareils.	Ensemble d'organes concourant à une même fonction (*anatome animata*).	Continuité médiate ou immédiate d'organes distincts, mais solidaires.	Fonction.
	VI. Organisme.	Étude du corps considéré comme un tout (*morphologie*).	Configuration générale déterminée, résultant de la solidarité des appareils.	Vitalité et résultats physiologiques généraux des actes élémentaires.

Objets étudiés — de 6 ordres. — Leurs noms du simple au composé et du composé au simple. — Division applicable à l'état normal et à l'état morbide directement. — *Attributs de chacun de ces objets.* — Noms et définition. — *Attributs dynamiques* ou physiologiques correspondants (réguliers ou troublés pathologiquement selon les lésions), inhérents à chaque ordre d'objets ou de partie. — Importance d'une bonne classification. — Reprendre la question du composé au simple. — La description des parties qu'embrasse la 1re division de ce tableau, tel est l'objet de ce cours, c'est-à-dire de la partie de l'anatomie qu'on nomme aujourd'hui *Histologie,* ou mieux *Anatomie générale.*

Ainsi l'anatomie comprend 2 divisions fondamentales. — L'une, à laquelle se rattache l'*anatomie déscriptive,* est ainsi nommée parce que chacune des parties du corps qu'elle étudie exige une *description* particulière. — Elle comprend : 1° la description du corps en général, ou morphologie ; 2° la description des appareils ; 3° la description des organes ou organologie longtemps seule étudiée.

L'autre division de l'anatomie est l'*anatomie générale,* ainsi nommée par Bichat, parce que les parties qu'elle étudie, une fois connues pour une région du corps, le sont pour toutes, et même pour la plupart des êtres. Elle comprend : 1° l'*étude des systèmes* formés par l'ensemble des *organes premiers,* en lesquels se subdivisent les organes proprement dits, ou *parties similaires* d'un même tissu ; 2° l'étude des tissus ou histologie, et celle des humeurs qui se subdivisent : en éléments anatomiques d'une part, s'il s'agit des tissus : en sérums et plasmas tenant des éléments en suspension, s'il s'agit des humeurs ; 3° elle comprend enfin l'étude de ces éléments eux-mêmes, dont chacun a une *structure propre.* — Ceux-ci étant invisibles à l'œil, exigent indispensablement l'emploi du microscope pour être vus, sans quoi leur étude à l'état normal, comme dans les produits morbides, est impossible. — Logiquement, l'étude de ces différentes parties du corps doit être faite en partant des parties simples pour arriver à celles qui sont composées. — On saisit alors comment les éléments, dont chacun a sa structure et ses propriétés spéciales, formant des tissus par leur réunion en nombre considérable, portent ces propriétés dans ces tissus et présentent dans chaque tissu un mode spécial d'enchevêtrement appelé *texture*. — Puis comment l'ensemble des parties similaires de chaque tissu forme les *systèmes*. — Comment les portions de systèmes différents constituent les *organes*, disposés eux-mêmes en *appareils* dont l'ensemble concourt à former l'*organisme*. — On voit ainsi qu'une fois les éléments connus, il n'y a plus rien de nouveau à étudier pour connaître l'anatomie, si ce n'est des arrangements nouveaux, savoir : — celui des éléments en tissus, des tissus en systèmes, des systèmes en organes, des organismes en appareils, et de ceux-ci en économie animale.

Moyens d'études dont use l'histologie. — But que l'on se propose d'atteindre par l'emploi de ces moyens, qui sont principalement d'ordres physique et chimique. — Microscope. — Réactifs divers. — *Applications à la physiologie.*

Applications à la détermination de la nature intime et du mode de production des diverses espèces d'altérations des tissus et des humeurs; elles sont basées : 1° sur la connaissance du lieu, de l'époque et du mode d'apparition de ces parties élémentaires dans l'embryon et chez l'adulte ; 2° sur celle de leur développement pendant le reste de la vie et de leurs modifications séniles. — Exemples. — Avantages que retirent de ces connaissances la médecine et la chirurgie, tant au point de vue du diagnostic que sous celui du traitement des maladies. — Exemples. — *Applications à la médecine légale.*

Série des caractères à observer sur chaque partie du corps. — Ces faits montrent quelle importance ont les connaissances histologiques pour l'interprétation des faits relatifs à la nature des organes sains ou altérés que découvre l'*anatomie descriptive* et que celle-ci ne peut exister sans l'anatomie générale.— Ils montrent que c'est par l'étude des éléments que doit débuter un cours d'histologie. — Que les caractères à décrire sur chaque élément, humeur ou tissu, sont de même ordre que ceux observés en anatomie descriptive. — Seulement le volume et la nature solide ou liquide des parties obligent à se servir d'autres instruments pour constater ces caractères.

1° Caractères d'ordre mathématique. — Situation. — Nombre. — Dimensions. — Forme.

2° Caractères d'ordre physique. — Consistance. — Densité. — Hygrométricité. — Élasticité. — Couleur. — Pouvoir réfringent. — Odeur. — Saveur.

3° Caractères d'ordre chimique. — Réactions diverses. — Composition immédiate. — Importance de ces caractères dans l'étude des humeurs et des éléments.

Série des caractères d'ordre organique. — Il y en a un caractéristique dans chaque espèce de partie du corps.

1° Association moléculaire de principes immédiats nombreux de trois classes, par dissolution réciproque, et combinaison formant la *substance organisée.* — Caractéristique de l'état d'*organisation.*

2° *Structure* propre; la plupart des *éléments* sont *construits* de parties diverses par leur forme, leur volume, leurs réactions ; parties invariablement associées et coïncidant avec une configuration déterminée (sauf les substances amorphes), d'où la possibilité de diviser les éléments en cellules, fibres, tubes, etc.

3° *Texture :* les tissus ont pour caractère d'être construits d'éléments divers et multiples, mais offrant un arrangement réciproque spécial à chacun d'eux, et qui les caractérise.

4° *Conformation générale des systèmes* subdivisibles en organes premiers ou parties similaires.

5° *Conformation spéciale des organes* composés de plusieurs organes premiers.

6° *Composition des appareils par des organes* divers avec solidarité par continuité médiate ou immédiate.

7° *Conformation extérieure propre à l'ensemble de l'économie* ou description morphologique du corps conduisant à sa subdivision méthodique en régions naturelles.

Résumé de cette leçon. — Ordre suivi dans chaque leçon. — Sujet de la suivante.

DEUXIÈME LEÇON

Développements sur la série des moyens à employer pour constater les caractères précédents et par suite arriver à connaître la constitution de l'organisme. — Ils varient selon la nature simple ou complexe des parties. — Nécessité du microscope pour voir les parties invisibles à l'œil nu ; pour voir les caractères de divers ordres des *éléments*, puis la texture des tissus et les divers caractères des organes trop petits pour être disséqués à l'aide du scalpel. — Son emploi ne constitue pas une science. — On ne donne pas aux sciences le nom des instruments qui servent à les étudier. — On les nomme d'après la nature simple ou complexe des parties examinées et le but poursuivi en les observant.

L'anatomie générale est si nettement caractérisée par la nature des procédés suivis dans son étude et dans les applications qu'on en fait chaque jour à la médecine, qu'il n'est pas rare de la voir désignée sous les acceptions de *microscopie*, d'*anatomie microscopique*, de *micrographie*, etc., d'après le nom de l'instrument le plus usité pour les observations qui lui servent de base.

L'anatomie générale n'est pas plus la microscopie, c'est-à-dire l'art de se servir du microscope, que l'astronomie n'est l'art de se servir du télescope ; mais les observations sur lesquelles reposent ces deux sciences exigent l'une et l'autre l'emploi de ces instruments et au même titre : l'une pour préciser les infiniment petits, l'autre pour rapprocher les infiniment grands. Un esprit de détail exagéré, et surtout irréfléchi, a seul pu faire prendre de la sorte le moyen pour le but, et faire donner à cette science le nom de l'un des instruments dont elle use. Il ne serait pas moins ridicule de vouloir établir une branche de l'anatomie sous le nom d'anatomie microscopique, en la fondant sur la considération du volume des parties à étudier, et en lui donnant pour sujet tout ce qui dans l'économie est trop petit pour être vu à l'œil nu. Cette manière illogique de procéder a été suivie par quelques auteurs en Angleterre et en Allemagne principalement; mais en France, où domine l'esprit de généralisation, qui seul mène à l'adoption de méthodes sûres dans les applications de la science, une pareille confusion a été évitée par un assez grand nombre d'observateurs ; ce qui a pu les préserver des erreurs qui en sont la conséquence. Cette confusion a fait croire, en particulier, que toute l'anatomie générale est bornée à l'étude des parties du corps que le microscope peut seul faire découvrir, et qu'il n'est plus rien de son domaine en dehors de ce que montre cet instrument. — Nous avons déjà vu qu'elle consiste en bien autre chose qu'en un procédé nouveau, qu'en une simple addition de quelques manœuvres instrumentales à celles adoptées jusqu'à présent ; nous verrons encore que l'esprit de l'anatomie générale est plus élevé et s'étend à la solution d'autres problèmes, aussi importants même que ceux dont il a été question plus haut.

Notions d'anatomie et de physiologie pathologiques qui découlent de ces études ou applications de cette moitié de l'anatomie. — Elles reposent sur la connaissance des modifications évolutives des parties élémentaires constituantes. — Ce qui établit la liaison de l'état normal à l'état pathologique ou réciproquement de la maladie à la santé. — En histologie on précise la nature des parties complexes d'après la même méthode qu'en chimie : par la détermination des éléments qui les composent, et de leurs modifications, en se basant sur la connaissance de leur état normal à compter de tel ou tel âge. — En effet, chaque espèce d'élément présente des phases d'évolution différentes de l'une à l'autre. Ces phases sont telles, qu'en prenant l'ovule depuis le moment de la fécondation jusqu'à l'époque de l'accouchement, chaque élément présente *une époque, un lieu* et *un mode* particuliers d'apparition. Chacun ensuite se développe à sa manière. Ainsi, il ne faudrait pas croire que tous les éléments anatomiques apparaissent simultanément à un moment donné, que tous naissent dans l'ovule, et qu'ils aient tous un mode de naissance et de développement identique ; tel qui naît à un moment donné, se développe plus ou moins vite qu'une autre espèce née avant, et trace ainsi par ses modifications successives une courbe différente qui peut avoir ses *points singuliers* ou anormaux. — Applications de ces notions au diagnostic en général ; — à la médecine légale.

A proprement parler, l'étude de l'anatomie générale doit débuter par celle de la *substance organisée* et de l'*état d'organisation* à l'état sain et à l'état morbide. — Ce sera là l'objet essentiel de cette leçon.

Définition de la substance organisée et de l'état d'organisation. Comparaison de la matière brute à la substance organisée. Caractères des *principes immédiats* qui entrent dans la composition de cette dernière, et détermination de leur mode d'association moléculaire dans toute partie formée de substance organisée. — Des progrès que l'étude des espèces de principes immédiats telle que l'a fondée M. Chevreul, a fait faire à l'anatomie générale, à la physiologie normale et pathologique et à la médecine proprement dite. — Division des principes immédiats en trois classes naturelles, d'après la part que les principes de chacune de ces classes prennent à la constitution et à la rénovation moléculaire, continue de la substance organisée solide et liquide ou demi-liquide. — C'est en tant que combinés et formant telle ou telle espèce de principes immédiats et non comme corps simples que l'oxygène, l'hydrogène, le carbone, l'azote et autres corps simples prennent part à la constitution et à la rénovation moléculaire de la substance organisée. — Les éléments anatomiques ou parties constituantes les plus simples des végétaux et des animaux, bien que séparables en espèces différentes par leur forme, leur structure et leurs propriétés, offrent un caractère commun qu'il importe d'examiner d'abord. — C'est d'être constitués par une substance facile à distinguer de toutes les formes de la matière brute, bien qu'elle soit composée par les mêmes éléments chimiques. — C'est elle qu'on nomme la *substance organisée* ou *matière organisée.*

État d'organisation. — *L'état d'organisation* est autre chose qu'un état *physique ou mécanique* d'entre-croisement, qu'un état d'arrangement réciproque de parties ayant une configuration fibrillaire, corpusculaire, etc. — Au-dessus de ces dispositions mécaniques, l'état d'organisation s'étend à la notion de l'état moléculaire que possède la substance même des fibres, des cellules, des plasmas, etc. — Ainsi *l'organisation* est cet état de dissolution et de combinaison complexe que présentent les matières demi-solides, liquides ou solides, formées de principes immédiats d'ordres divers, et provenant d'un être qui a eu ou qui a une existence séparée. — C'est là le 1er *degré* d'organisation ; le plus simple, mais le plus difficile à déterminer expérimentalement. — Les autres degrés, lorsqu'ils existent, rendent l'état d'organisation de plus en plus facile à reconnaître. — 2e *degré.* STRUCTURE dans les éléments. — 3e *degré. Structure* et TEXTURE dans les tissus. — Puis degrés successifs faciles à constater dans les *systèmes-organes, appareils* et dans *l'organisme* ou *économie.* — 4e *degré. Conformation générale* des systèmes subdivisés en *parties similaires* ou *organes premiers.* — 5e *degré. Conformation spéciale des organes proprement dits* ou *organes secondaires* constitués par plusieurs organes premiers associés dans un ordre déterminé représentant leur structure propre. — 6e *degré. Composition des appareils* par des organes divers avec solidarité par continuité médiate ou immédiate. — 7e *degré.* Réunion des appareils reliés par les systèmes vasculaire et nerveux en un tout ou *organisme* de conformation spéciale. — Application de ces connaissances à la détermination des différences qui séparent les poisons des venins et surtout des miasmes et de l'état virulent des humeurs.

Modifications accidentelles de certains principes immédiats qui caractérisent l'état virulent de la substance organisée d'une part et produisent les miasmes d'autre part.

C'est pour avoir négligé ces divers ordres de connaissances expérimentales qui ressortent des études histologiques que les médecins sont restés, jusqu'à ce jour, d'une impuissance relative dans le traitement et la prophylaxie des affections d'origine virulente et miasmatique.

Exemples tirés de la médecine proprement dite et de la médecine comparée.

État virulent de la substance organisée. — Sa production sur le cadavre comme sur le vivant. — Il n'y a pas de *virus* en tant que corps pondérables et séparables des *tissus* et des *humeurs*. — Il y a des *états virulents* de ceux-ci, états *totius substantiæ*, dont la production se rattache à l'altérabilité des *substances organiques* ou principes de la troisième classe. — Il en est de même de leur transmissibilité au vivant par inoculation; — tous faits incompréhensibles tant que les propriétés de ces principes restent ignorées. — Confondre les états virulents avec les venins et les poisons, corps pondérables d'espèces particulières, est une erreur souvent commise et à éviter. — Les *venins* sont des produits de sécrétion glandulaire, des humeurs naturelles, devant, il est vrai, leurs propriétés à des principes coagulables spéciaux, altérant les autres humeurs, mais naturels. — Variations de la substance organisée causées par des *principes accidentels* (dits parfois irritants ou excitants).

A côté des principes combinés pour former la subotance organisée, il importe de noter ceux qui peuvent se joindre à eux momentanément par *ingestion* et *absorption* : 1° les *condiments* (alcools, essences, certains sels, etc.); 2° les *médicaments*; 3° les *poisons.*

Ce ne sont là que des principes accidentels venant modifier pour un temps la substance organisée des humeurs et des éléments et par suite leurs propriétés, soit en bien, soit en mal. — Il en est qui, en se fixant aux principes naturels, empêchent leur rénovation, détruisent les propriétés des éléments et causent ainsi la mort, — tels sont ceux appelés poisons. — Ces principes accidentels sont tous des corps analogues à ceux des deux premières classes. — Acides, sels et alcaloïdes. — Mode d'action. — Tous passent d'abord de l'intestin dans le sang et de là vont se fixer temporairement à la substance des éléments de tels ou tels tissus. La connaissance des prin-

cipes de cette substance auxquels ils se fixent est donc nécessaire pour interpréter exactement et utiliser : 1° leur action
thérapeutique, — sans quoi le médecin n'est qu'un empirique
(*præscriptor formularum, sed non curator morborum*) ; 2° l'influence de leur altérabilité dans le passage de la substance
organisée aux *états miasmatique et virulent*, dans les maladies
générales, etc. ; 3° cette même influence dans les cas de mortification et de gangrène, lorsque la rénovation moléculaire
continue a cessé dans quelque organe.

Putréfaction de la substance organisée. — Altération cata-
lytique des substances organiques ou principes non cristallisables entraînant la décomposition des sels et principes de
la deuxième classe.

TROISIÈME LEÇON

Comment on reconnaît que la substance organisée se divise
en *éléments anatomiques* disposés en trois groupes naturels,
d'importance croissante.

En comparant les uns aux autres les caractères que nous a
offerts la substance organisée, nous avons vu qu'elle ne forme
pas dans l'organisme une masse homogène unique, mais
qu'elle est distribuée en parties diverses, solidaires. Nous
l'avons en effet trouvée : — *a*, sans conformation ni structure
spéciales ; — *b*, avec des formes et une structure correspondantes très-diverses, mais tout à fait spéciales et constantes dans
chaque cas particulier ; c'est ce qu'on appelle des *éléments
anatomiques proprement dits*. — On résume quelquefois ces deux
dispositions fondamentales de la substance organisée en disant
qu'elle est *amorphe* ou *figurée* (Buffon), bien qu'il ne faille pas
prendre ces expressions dans un sens trop absolu.

Ainsi la matière organisée est une matière qui n'est pas
identique avec elle-même partout où elle existe, c'est une matière qui n'est pas *une*, mais dont on compte autant d'espèces
élémentaires qu'il y a d'espèces d'éléments anatomiques ; — et
dont chaque espèce, ainsi que nous le verrons, offre quelque

particularité physiologique qui lui est propre. — C'est une substance, par conséquent, dont il n'y a pas seulement à étudier les caractères généraux à la manière d'un corps simple, ainsi que le faisaient les anciens, puisqu'elle n'est pas partout identique avec elle-même, mais dont on doit examiner les caractères sur toutes les parties diverses qui en sont formées, comme on l'a fait pour chacun des principes immédiats qui entrent dans sa composition.

C'est à cet ensemble de parties constituées par la substance organisée qu'on donne le nom d'*éléments anatomiques en général*, et c'est sous ce point de vue que pour les définir on dit :

Les *éléments anatomiques* sont les derniers corps auxquels on puisse, par une dissection convenable, ramener les tissus ; ils diffèrent, par l'ensemble de leurs caractères, de tous les corps bruts et sont décomposables en principes immédiats.

Ainsi on voit, d'après ce qui précède, que les dispositions diverses de la substance organisée dans l'économie forment trois *classes* ou groupes naturels qui se coordonnent de la manière suivante :

1° Granulations moléculaires ; 2° matières amorphes ; 3° éléments figurés ou éléments anatomiques proprement dits.

1re *classe*. — *Granulations moléculaires*. (Synonymie. — Granules organiques. — Molécules organiques. — Poussières organiques.) — Définition. — Siége. — Quantité. — Dimensions. — Forme. — Couleur. — Réfraction. — Réactions chimiques, — selon qu'elles sont *graisseuses* ou non. — Absence de structure et d'enveloppe. — Incertitude sur les espèces en dehors des réactions. — Production cadavérique et par coagulation. — Granulations libres ou proprement dites. — Granulations incluses. — Valeur de ce mot dans l'étude de la structure des éléments. — Mouvement brownien. — Son importance anatomique. — Ses caractères ; ses variétés. — Extra-cellulaire. — Intra-cellulaire. — Son importance physiologique. — Description nécessaire pour l'étude des éléments et des humeurs ; pour la pratique du microscope.

Variétés de granulations : 1° grises; 2° ambrées solubles; 3° graisseuses; 4° Pigmentaires.

2ᵉ classe. — *Matières ou substances amorphes.* — *Définition.* — Substance organisée demi-solide, demi-liquide, ou liquide et constituant alors le sérum des humeurs, qu'on trouve en quantité plus ou moins grande dans plusieurs tissus normaux, mais non dans tous, et dans la plupart des tissus morbides, sans volume ni disposition morphologique qui lui soit propre, interposée qu'elle est aux autres éléments; homogène, c'est-à-dire sans structure spéciale, mais parsemée souvent de granulations moléculaires qui en font varier l'aspect. — On a vu plus haut que ce n'est pas la *forme* qui caractérise l'organisation; que c'est, au contraire, la composition intime et immédiate, c'est-à-dire le mode d'union molécule à molécule de principes d'une nature spéciale, sinon quant au plus grand nombre, au moins quant à la quantité.— Synonymie (matières ou substances organiques amorphes, ou de formation d'Heusinger). — Inexactitude de la comparaison des matières amorphes avec la substance intercellulaire *végétale*, le plus souvent du moins. — Preuves lors de la genèse des éléments et de leur individualisation par *segmentation*. — Quantité réciproquement inverse avec l'âge. — *Leur division* en : 1° *liquides*; 2° *solides ou demi-solides.* — Rôle différent selon ces états.

1ʳᵉ Section — MATIÈRES AMORPHES LIQUIDES OU DEMI-LIQUIDES. — A. *Plasmas* dans les vaisseaux et les cellules. — B. *Blastèmes* entre les éléments anatomiques, venant de ces éléments même ou des plasmas. Les mots *plasma* et *blastème* désignent des objets différents qu'il importe de ne pas confondre.

A. — DES PLASMAS. *Étymologie. Synonymie.* — *Liquor sanguinis* et *lympha* des auteurs latins. *Plasma*, liquide dans lequel nagent les cellules du sang; de πλάσμα, formation; Schultz: Substance ou fluide intercellulaire du sang et de la lymphe.

Le *suc nourricier* est une abstraction; un liquide virtuel, non séparable des éléments amorphes et figurés.

Les plasmas sont ces parties organisées que représente la

portion fluide des humeurs qui circulent en vaisseaux clos, c'est-à-dire dans les systèmes vasculaires sanguin et lymphatique.

Entièrement homogènes, incolores, fluides, ils présentent le degré d'organisation le plus simple qu'on ait observé ; aussi leur qualité de corps organisé a-t-elle été souvent niée ; comme conséquence ont aussi été parfois niées les altérations dont ils sont le siége si fréquemment.

Physiologiquement, c'est-à-dire au point de vue dynamique, les plasmas peuvent être reconnus comme corps organisés en ce qu'ils jouissent d'une propriété qui est exclusivement propre aux parties douées d'organisation, savoir : la nutrition.

Placés dans un milieu convenable, ils présentent d'une manière continue et sans se détruire un double mouvement de composition et de décomposition simultanées. Toutefois, leur nature fluide fait qu'ils peuvent emprunter directement au milieu ambiant et rejeter directement les matériaux nécessaires à leur composition et ceux de décomposition. Ces rapports directs font qu'ils s'altèrent bien plus aisément que les portions solides de substance organisée, et qu'ils transmettent leur altération à ces dernières bien plus facilement que l'inverse n'a lieu. — Étude à renvoyer au *sang* et à la *lymphe*. — Protoplasma ou liquide intra-cellulaire végétal et animal. C'est dans les plasmas sanguins et chyleux que tombent toutes les matières liquides ou liquéfiées par la digestion. — C'est le premier qui fournit tous les matériaux : 1° de nutrition (dits abstraitement suc nourricier et aussi protoplasma) ; 2° de génération ; — réels ou virtuels ; — blastèmes ; 3° de sécrétion proprement dite et d'excrétion rénale, etc. ; 4° d'infiltrations morbides ou des œdèmes et engorgements. — L'expression de *chair coulante*, par laquelle on le désigne parfois, n'est donc pas exacte, car c'est aussi bien de l'urine et de la bile coulante. — Applications de ces faits à la pathologie et à l'anatomie pathologique. — Le plasma a une existence à part, comme substance organisée ;

comme association de principes immédiats ; mais, en raison de sa fluidité, qui permet son transport, chacune des espèces de cellules, fibres, tubes glandulaires, etc., lui emprunte pour se l'assimiler ce qui lui convient, sans que rien soit fait d'avance, sauf certains principes cristallisables d'origine organique (ou de la 2ᵉ classe) et les principes d'origine minérale (ou de la 1ʳᵉ classe). — Chacun aussi lui rend ce qui ne lui sert plus moléculairement.

QUATRIÈME LEÇON

B. — DES BLASTÈMES. *Étymologie. Synonymie.* — De Βλάστημα, production (Mirbel). — *Mucus matricalis* des auteurs latins. Substance intercellulaire ou cytoblastème, de κύτος, cavité, corps, cellule ; et βλάστημα (Schleiden, Schwann). *Exsudat primitif* ou plastique (Valentin, 1836). *Educte primitif* (Bock, 1852). Substance de formation, ou embryonnaire, ou blastème (Gerber, 1840). Masse primordiale (Burdach). — Ce que les premiers embryogénistes, souvent copiés, appellent *blastème granuleux*, foncé, par le dépôt duquel débuterait chaque organe, n'est pas un blastème ; c'est un amas des premiers éléments anatomiques figurés de l'organe naissant.

Définition. — Les blastèmes sont des substances amorphes, liquides ou demi-liquides, interposées aux éléments préexistants du tissu dans lequel ils ont été versés ou à sa surface, ou mélangés aux éléments qui naissent au fur et à mesure qu'a lieu leur genèse au sein et à la surface d'un tissu à leur aide et à leurs dépens. — Rôle de *milieu* favorable à la génération des éléments ou à la production des matériaux nécessaires à celle-ci ; en tout cas ils existent matériellement quel que soit celui de ces deux rôles rempli.

Différence des plasmas. — Les blastèmes sont des espèces particulières de substances organisées amorphes, distinctes du plasma par leur composition immédiate, savoir : par les proportions des principes des deux premières classes, et par la nature différente des espèces particulières de substances organiques qui les composent. Mais ce sont des espèces transitoires, en ce qu'à peine produites elles servent à la génération d'autres espèces de parties constituantes élémentaires d'une organisation plus élevée, en ce que leur existence n'est qu'une succession de phénomènes ; — en effet, d'un côté on constate leur production incessante, et de l'autre leur disparition continuelle par suite de la naissance à leurs dépens d'éléments anatomiques divers. — C'est là un fait qu'il ne faut pas oublier, car il en résulte que jamais l'examen d'un seul blastème, ou de différents blastèmes à une même période de leur durée, ne peut donner une idée exacte, c'est-à-dire complète de ces corps-là ; et pour acquérir cette notion, il est nécessaire d'étudier les blastèmes aux diverses phases de leur existence. — Différences d'origine, — car ils proviennent soit de cellules par exsudation ou liquéfaction de celles-ci, soit du plasma même des capillaires ; — d'où plusieurs espèces. — Différences entre les blastèmes et la fibrine coagulée dans les vaisseaux et hors d'eux.

Production des blastèmes. — Les conditions et les *phénomènes de cette production* sont divers de l'un à l'autre. — Il n'y a dans la formation des blastèmes qu'un seul acte, au moins momentanément. C'est celui de la sortie hors des capillaires, aux dépens du plasma sanguin, d'un liquide spécial : spécial en ce qu'il ne remplace rien, et de plus en ce qu'il jouit essentiellement de la propriété de donner naissance à un élément anatomique réel et visible qui n'existait pas au moment où ce fluide sortait du vaisseau. — 1° *Production des blastèmes dans le corps de l'embryon.* — Cellules liquéfiées, puis capillaires (masse blastématique de Burdach) ; 2° *A la surface des plaies (médium unissant, lymphe plastique ou coagulable* de Hunter). — Caractères.—Pas de fibrine. — Rôle dans la cicatrisation. — Nullité de l'inflammation adhésive ; 3° Dans les *interstices des éléments* des tissus embryonnaires et adultes. — Réel ou virtuel. — Conditions diverses selon les phases de la vie et selon les tissus — à voir en histologie proprement dite.

Le blastème dit lymphe plastique ne peut être étudié que

sur les animaux vivants et non sur cadavre humain, parce que, en raison des faciles altérations des substances organiques, les blastèmes se détruisent facilement par modification isomérique.

Disparition des blastèmes. — Tout blastème offre encore à observer les conditions et les phénomènes de sa résorption ou de sa disparition réelle, en tant que blastème, par la génération de fibres et de cellules qui naissent presque au fur et à mesure de la production du blastème ; car ce qui caractérise essentiellement les blastèmes au point de vue physiologique, c'est de constituer les matériaux qui servent à la naissance des nouveaux éléments anatomiques. — Qu'ils soient *milieux* ou *matériaux* de génération, leur existence n'est pas moins réelle et ils sont visibles. — On les voit apparaître, augmenter et disparaître.

2ᵉ Section. — MATIÈRES AMORPHES DEMI-SOLIDES OU SOLIDES.

Synonymie. — Substances intercellulaire (Schwann) et interfibrillaire ; substance organique unissante, substance hyaline (Gerber), matière amorphe unissante.

Définition. — Espèces de substances organisées, solides ou demi-solides, existant dans quelques tissus normaux et dans beaucoup de tissus pathologiques, dont la disposition est subordonnée à celle des interstices des éléments figurés auxquels elles sont interposées. — Plusieurs espèces. — Mode de production. — État granuleux, — *cadavérique,* — pathologique. — Ramollissement. — Appelées parfois *substances ou matières conjonctives* et confondues avec le tissu lamineux d'après l'hypothèse qu'elles serviraient à joindre entre eux les éléments ; mais à tort, car elles servent plutôt à séparer, puisque l'adhésion a lieu où elles manquent et là plus forte que partout où elles existent. — L'hypothèse d'après laquelle on les considère comme correspondant, chez les animaux, à la *matière intercellulaire* des plantes n'est pas confirmée par l'observation.

1ʳᵉ *Espèce.* — Substance amorphe de la moelle des os.

2°. — Du tissu gris cérébro-spinal.

3°. — Du chorion du derme et des muqueuses. — Dans les végétations morbides, etc.

4°. — Du tissu fibreux-normal et morbide.

5°. — Du tissu lamineux (colloïde). — Dans l'allantoïde, le cordon ombilical, diverses tumeurs.

6°. — Des séreuses et des synoviales. — Dans les grains riziformes des synoviales, etc.

CINQUIÈME LEÇON

La dernière leçon a eu pour sujet l'étude des parties de la substance organisée qui sont dépourvues de forme et de structure propres. — Dont la forme est subordonnée à celle des interstices circonscrits par des éléments les plus nombreux et les plus importants, doués d'une figure propre, qu'ils accompagnent. — Nécessité de connaître les premiers pour décrire les deuxièmes ; de là vient qu'ils sont de nos jours à peine étudiés méthodiquement. — Mais réciproquement on saisit bien mieux les caractères et le rôle des autres une fois ceux-ci connus, en raison de leur solidarité. — La nécessité de connaître les éléments figurés est une difficulté à laquelle se joint celle de s'appuyer sur des connaissances chimiques et des réactions délicates peu familières aux médecins, etc.

ÉLÉMENTS ANATOMIQUES FIGURÉS OU PROPREMENT DITS.

Synonymie. — Parties constituantes figurées, simples ou élémentaires (Gerber), éléments organiques (Treviranus), parties élémentaires et éléments des tissus (Schwann, Henle), *éléments microscopiques des tissus et tissus simples*.

Définition. — Cette classe des parties *élémentaires* formées de substance organisée comprend toutes celles qui sont généralement disposées en corps demi-solides ou solides, très-petits, qui constituent la plus grande portion de la masse de tous les tissus et existent en certain nombre dans beaucoup d'humeurs, sont doués d'une forme, de caractères physico-chi-

miques et surtout d'une structure propres. — Discussion de
la synonymie. — Au point de vue évolutif, les tissus sont la
résultante de l'accumulation graduelle des éléments en nombre considérable.— Associés par contiguïté et non moléculairement. — Au point de vue analytique, ce sont les dernières
parties auxquelles on puisse, par dissociation, sans destruction
physique et chimique, ramener les tissus qu'ils forment par
association et solidarité. — Différence qui sépare leur étude
de celle des tissus. — Ils sont aux tissus ce que les corps simples sont aux composés chimiques, seulement ils sont formés
de principes immédiats complexes; mais ils représentent un
tout ayant son existence à part. — Et tandis que les corps simples chimiques restent immuables de leur formation à leur fin,
ce tout offre deux termes extrêmes *d'apparition* et de *mort*, et
une succession de phases intermédiaires ou d'évolution.

Historique concernant l'étude des éléments anatomiques. —
Leeuwenhœck, de 1680 à 1720, le premier en voit beaucoup.
— Mais il voit empiriquement. — Aussi n'est-ce que grâce aux
connaissances actuelles qu'on peut déterminer la valeur de
ce qu'il a vu. — Glisson (1650), Boerrhaave, Haller (1750),
conservent les doctrines géométriques et mécaniques du
temps, par réaction des sciences les mieux connues sur les
plus imparfaites où l'on ne procède que par hypothèse; —
pour eux la fibre est le dernier élément, matière unique de
tout le corps, dont par des arrangements divers naissent les
membranes, les tubes, les tissus lamineux et adipeux, etc.,
comme en géométrie, les surfaces naîtraient du développement
de la ligne, hypothèse reprise depuis à partir du *point*. — Ils
ne décrivent à part que les tissus qui ne forment pas d'organe
bien distincts. — Tissus lamineux et adipeux. — Bichat le
premier reconnut qu'il y a des tissus qui ont partout des caractères anatomiques et physiologiques, normaux et morbides
communs, quels que soient le siége et la forme des organes.
— Que l'ensemble de leurs parties similaires forme un *système*, et il décrit les uns et les autres. — Il montre que c'est
là une moitié de *l'anatomie* bien distincte de *l'anatomie des-*

criptive, et il les traite toutes deux. — Mais ce qu'il appelle *éléments anatomiques*, ce sont les tissus, parties complexes formées d'éléments divers. — De là vint que lorsque 15 à 30 ans plus tard, par suite des progrès de la physique, on vit les vrais éléments sous le microscope, on les appela successivement : — 1° *tissus simples ou élémentaires*, expressions contradictoires ; — 2° *éléments microscopiques*, expression meilleure, mais peu logique. — En fait, la notion exacte d'élément anatomique est donnée en 1801, par Mirbel, pour les plantes, à propos des cellules végétales dont il caractérise l'individualité. — En 1815, Treviranus décrit quelques éléments des animaux, et les nomme éléments organiques. — Heusinger, 1819. — Blainville, 1822 et 1832, ne voit comme Bichat que des tissus, mais les décrit comme éléments. — Mayer, en 1824. — Dutrochet, 1828. — Raspail, 1833. — Valentin, 1836, épiderme et noyau. — Purkinje, 1835. — Alors, en 1837 et 1838, viennent les travaux de Schleiden et de Schwann sur la *naissance des éléments*. — Ce qui est une autre question. — Malgré cela, la description individuelle des éléments envisagés méthodiquement n'est pas faite ; elle reste confondue avec celle des tissus qui résultent de leur association, ce qui conduit à de nombreuses erreurs en physiologie et en pathologie, par suite de notions générales fausses et de la tendance à subordonner les notions neuves aux hypothèses anciennes qu'elles renversent.

Mode de description des éléments, espèces de caractères. — *Caractères d'ordre mathématique* et physique des éléments. — Nombre et distribution. Le premier fait qui frappe ici, est que les uns prédominent en un point, et sont accessoires ailleurs. — Ou fondamentaux chez le fœtus et accessoires chez les adultes. — Ou toujours fondamentaux (muscles) ou toujours accessoires (myeloplaxes). — Le plus souvent ils sont accessoires en un temps, et fondamentaux avant ou après. — D'accessoire un élément peut devenir fondamental, ce qui est déjà un fait pathologique. — Importance de ces faits dans la détermination de la nature des tissus morbides. — L'élément fondamental ne devient que rarement le siége d'hypergénèse, mais l'accessoire en est souvent atteint. — Rien ne caractérise mieux la différence qu'il y a entre l'étude des éléments et celle des tissus que ce fait; rien ne démontre mieux la nécessité de séparer ces études que quelques-uns confondent. — L'élément connu, on ne connaît pas le tissu, et *vice versa*. — Exemples, tirés de la moelle des os, — des tissus nerveux, musculaire, etc.

Caractères d'ordre physique. — Consistance, — hygrométricité, — électricité, — couleur, — densité. — Le petit volume des éléments qui rend le microscope indispensable dans leur étude devient un avantage en permettant de saisir d'un seul coup d'œil leur *forme, couleur, réfringence*, hygrométricité et leur *structure intérieure*, tandis que nous ne voyons que l'*extérieur des autres corps*, qui sont observés par *lumière réfléchie*, et non par lumière *transmise et réfractée;* — il en résulte la nécessité d'une éducation de l'œil pour porter un jugement, une habitude d'observer dans ces conditions nouvelles, et quelques connaissances physiques. — Il y a là des phénomènes de réfraction, mais pas d'illusion, — sauf dans l'interprétation des caractères observés comme dans tous les genres d'observation.

Caractères d'ordre chimique. — Plus importants encore que les précédents, pour la *distinction des espèces* et de leurs altérations, parce qu'ils portent sur la connaissance de la substance organisée même et non sur celle de son extérieur. — Des réactifs, — les uns sont *dissolvants* ou non; — les autres, *colorants* ou non, de tout l'élément ou d'une de ses parties, et conduisent ainsi à déterminer la *structure* par la différence de nature des parties. — En comparant, sous ces rapports, les éléments de formes analogues, on voit s'ils sont de même composition immédiate, de même espèce anatomiquement et physiologiquement. — L'expérience conduit à choisir des réactifs en rapport avec la nature des éléments, et à les réduire à un petit nombre, — sans qu'il soit nécessaire de passer en revue tous les composés chimiques, le but de leur emploi étant la distinction des espèces.

SIXIÈME LEÇON

Caractères d'ordre organique ou de structure des éléments. — Notion propre aux éléments qui sont construits de parties diverses par leur forme, par leur volume et par leurs réactions, — composant néanmoins un tout qui choisit en quelque sorte dans les plasmas, les matériaux qui lui conviennent, selon cette structure et les fixe, puis rejette, chacun selon sa structure et sa composition. — De là vient que la structure est le caractère le plus important (dit d'ordre organique), qui conduit le plus sûrement à la distinction des espèces, anatomiquement et physiologiquement. — Parfois il faut remonter à la nature de la substance organisée, car au-dessus de cette structure même il y a cet état moléculaire d'association de principes immédiats, nombreux, dont il faut se rendre compte. — C'est ainsi que des éléments semblables physiquement sont reconnus comme étant d'espèces distinctes, parce qu'ils réagissent différemment, ce qui indique une composition immédiate différente.

Division et classification des éléments figurés basées sur la considération des notions de forme et de structure réunies, qui mènent à la division suivante : 1° *Cellules.* Volume restreint, dimensions presque égales en tous sens et structure particulière ; 2° *Fibres.* Grande longueur sans cavité, subdivisions ou non ; 5° *Tubes.* Grande longueur avec cavité ; 4° *Substances homogènes* creusées de cavités. — Diminution de nombre des espèces, selon cet ordre. — Quoi qu'on fasse, on ne saurait, anatomiquement non plus que physiologiquement, confondre les éléments d'un de ces groupes avec ceux d'un autre, pas plus que les espèces entre elles (nerveuses avec les musculaires, etc.). — Chacun a son individualité anatomique et son rôle particulier, et chacun est facteur de quelque chose différente de l'origine à sa fin. — On ne peut en faire une échelle graduée par transitions insensibles de l'un à l'autre, ce qui serait mettre l'homogénéité à la place de la dissimilitude avec solidarité. — *Différences* des éléments de même espèce d'une région du corps à l'autre. — Oscillation autour d'un type en quelque sorte. — *Différences* des éléments dans la série des êtres. — Elles oscillent autour de limites restreintes. — *Différences* dans la série des âges. — Elles sont telles qu'un élément, au moment de sa naissance, diffère plus de ce qu'il sera une fois adulte, que celui-ci ne diffère de l'état d'aberration morbide extrême. — Importance de ces faits dans l'étude des tumeurs et des ulcères. — La série des âges ne reproduit pas celle des êtres. — Ici, il y a comparaison d'une série de *termes* distincts, *séparés* d'un animal à l'autre. — Là, il s'agit de la comparaison d'un élément qui ne cesse pas d'être lui, *parcourt une courbe continue.* — C'est la comparaison des divers points d'une courbe sans superposition possible.

Différences entre les éléments sur le vivant et sur le cadavre. — Coagulation grenue au lieu de transparence des cellules. — Coagulation de la rigidité cadavérique. — Gonflement cadavérique total, ou soulèvement vésiculeux des bords plus denses que le reste. — *Exsudations sarcodiques* entraînant des granules, englobant des noyaux, se soudant ensemble, se dissolvant dans l'eau et amenant la flétrissure des cellules. — Détritus granuleux de putréfaction, — de gangrène. — Rupture. — *Différences ou altérations morbides* renvoyées à l'étude des troubles *nutritifs* et *évolutifs* qui les amènent. — Putréfaction consécutive aux modifications isomériques signalées déjà d'une manière générale. — *Empêchée* par la dessiccation sans déformation essentielle des éléments et par l'alcool, les sucres, la glycérine, qui enlèvent l'eau. Ce sont là autant de moyens usités pour voir les éléments dans la pratique, — par des coupes. — Putréfaction empêchée par le sublimé, l'acide chromique, les chromates, les chlorures alcalins et autres, par les sels de zinc, de fer, d'alumine, etc. Ils se fixent aux substances organiques, et en font ainsi des composés stables, d'où cessation de nutrition et empoisonnement sur le vivant, embaumement sur le cadavre. — Conservation de pièces et utilisation pour les coupes minces, la situation relative étant conservée malgré quelques resserrements et déformations. — Putréfaction *empêchée* par les essences et les résines agissant directement sur les substances organiques, dont elles entraînent les modifications isomériques, comme elles empêchent les fermentations.

Propriétés de la substance organisée. — Chacune a son individualité sans transition insensible de l'une à l'autre.

I. PROPRIÉTÉS VÉGÉTATIVES. — Ce sont les *seules que possèdent les éléments végétaux.*

1. *Nutrition.* — Propriété de se composer et de se décomposer incessamment sans se détruire. — A. *Entrée et sortie,* endosmo-exosmotiques des principes immédiats. — Endosmose. — Entrée et sortie physique et brutale sans autre choix que ce qui dépend de la composition immédiate, mais choix réel sous ce rapport chimique, c'est-à-dire différent d'un élément à l'autre selon sa nature et selon la nature du liquide ambiant qui lui arrive. — B. *Assimilation.* — Combinaison des principes entrés : *a.* Fixation chimique directe des principes d'origine minérale et des principes cristallisables d'origine organique donnés comme condiments ou médicaments — Applications à la thérapeutique. *b.* Fixation par modification isomérique des substances organiques venues dans le sang par les aliments. — C. *Désassimilation.* — Décomposition simultanée par rapport à l'élément, des principes qui le forment et sortie. — *a.* Décombinaison et mise en liberté ou simple passage des principes d'origine minérale. — *b.* Dédoublement ou catalyse des substances organiques en principes cristallisables d'origine organique qui sortent. — Troubles nutritifs; en quoi il faut en tenir compte en anatomie générale. — Excès, diminution ou aberration de l'un des actes précédents de combinaison et de décombinaison. Ils portent surtout sur des modifications isomériques des substances organiques. — Ils conduisent: 1° à l'*induration* de la substance de l'élément ; 2° à son *ramollissement*; 3° à sa *liquéfaction*.

2. *Développement* entraînant des modifications successives.
— Quant à la *forme*, au *volume*, à la *structure*. — Comment
l'apparition des propriétés dynamiques essentielles ou caractéristiques d'ordre physique ou de la vie animale, n'est qu'un
fait d'évolution; l'élément, apparaissant avant la propriété.
— Ce n'est pas la fonction qui fait l'organe. — Nul élément
n'est, lors de son appparition, ce qu'il sera plus tard. — Alors
il diffère plus de ce qu'il sera étant adulte, que cet état ne
diffère de l'état sénile ou d'aberration morbide extrême. Applications de ces faits à l'étude des éléments des tumeurs, etc.
— Dans la série des âges de chaque élément il ne cesse pas
d'être lui-même. — L'existence de chacun trace une courbe
A-C, dont *B* est le sommet et dont les aberrations morbides
de forme, de volume et de structure, sont des points singuliers. — Courbe non interrompue dont on peut comparer
les divers points en nombre infini. — Ce qui fait que dans la
Série des êtres, où ce sont des termes séparés, il n'y a pas de
superposition possible à celle des âges. — En physiologie, la
comparaison des éléments dans la série des êtres ne peut jamais se substituer à la comparaison selon la série des âges;
l'un de ces ordres d'observation ne peut remplacer l'autre,
parce que entre 2 *termes* de la succession des êtres il faudrait
supposer une infinité d'êtres, d'états anatomiques, ce qui n'est
pas; tandis que c'est ce qui a lieu pour la courbe ou série
continue des âges. — Il importe donc de se placer au point
de vue de la réalité. — Ce sont deux ordres de considérations, de complication croissante, mais qui ne coïncident pas,
ne se superposent pas, et à étudier à part.

Modifications ou troubles accidentels du développement
amenant l'*hypertrophie*, l'*atrophie*, les *déformations*. — Altérations de structure par *excavations*, états granuleux, etc. —
Accroissement du corps, des tumeurs, etc., résultat de ce développement joint à la multiplication des éléments. — Génération ou apparition des tumeurs comme fait de naissance en
plus d'éléments; joint aux faits précédents d'évolution individuelle des éléments.

Rôle spécial rempli par chaque élément. — Dérivant d'un excès ou de particularités des propriétés physiques ou végétatives ou d'addition d'une propriété spéciale chez les animaux, comme la contractilité ou l'innervation. Dans ce cas, chacun est facteur de quelque chose, avec solidarité d'action conséquence de la solidarité d'association.

SEPTIÈME LEÇON.

3. *Naissance.* — Caractérisée par l'apparition d'un élément qui quelques instants avant n'existait pas. — Chacun a un *lieu*, un *mode* et une *époque* d'apparition qui lui est propre. — Mais il y a des faits communs qui seront exposés plus loin. — Perturbations de la propriété de naissance. — En moins, causant des *anomalies*. — En plus (*hypergénèse*), causant des *anomalies* ou des tumeurs. — Génération avec *erreur de lieu* et *d'époque*, ou *génération hétérotopique* déterminant l'apparition de tumeurs, etc. — Comment les éléments qui naissent et se développent plus rapidement, se nourrissent plus énergiquement que les autres, compriment, font atrophier ceux-ci et se *substituent* ainsi à eux. — D'où l'*envahissement* et l'*érosion*, qui sont une conséquence de l'excès et de l'aberration des propriétés végétatives de certains des éléments naturels par rapport à leurs voisins, et non des qualités nouvelles d'éléments *hétéromorphes*, c'est-à-dire sans analogie avec ceux qui sont dans l'économie.

II. Propriétés animales. — Ainsi dites de ce qu'elles ne se trouvent que chez les animaux, sauf pour les spermatozoïdes de quelques plantes.

1. *Contractilité.* — Plusieurs variétés de manifestations inhérentes à autant d'espèces distinctes d'éléments. — Fibres striées. — Fibres-cellules. — Spermatozoïdes. — Cils vibratiles.

2. *Innervation.* — 3 modes. — *Sensibilité.* — *Motricité.* — *Volition.* — Inhérents à autant de variétés d'éléments nerveux. — 1. Impression. — 2. Transmission. — 3. Perception. — 1. Influx moteur. — 2. Transmission. — 3. Action sur la fibre musculaire. — Aucune transition ni confusion entre ces

qualités toutes inhérentes à autant d'espèces distinctes d'éléments. — Se manifestent comme fait d'évolution lorsque l'élément a atteint un certain degré de développement, car il existe avant. — Ce qui caractérise l'*animation*, l'apparition des qualités animales chez le fœtus, sans qu'il soit possible de saisir l'intervention de quoi que ce soit du dehors, d'incorporel ou autre, venant se joindre à l'élément. — Les éléments emportent avec eux ces qualités dans les tissus, dont chacun présente des modifications spéciales de celui-ci selon sa texture, mais sans qualités élémentaires ou fondamentales nouvelles.

ÉLÉMENTS AYANT FORME DE CELLULES.

Définition. — Parties constituantes élémentaires formées de substance organisée de dimensions à peu près égales dans les trois sens et de structure spéciale. — *Dénomination* d'après leur structure chez les plantes où il y a cavité et paroi. — *Paroi de cellulose.* — Manque chez les animaux. — *Utricule azotée* avec son noyau ayant seule son analogue chez les animaux. — Son atrophie dans les cellules ligneuses. — Deux lignes parallèles permettent de mesurer l'épaisseur de la paroi. — Noyau souvent creux, vésiculaire chez les plantes.

Synonymie.—*Vésicules végétales* (Grew, 1682. — Leeuwenhœck, 1719). — *Utricules* (Malpighi, 1686). — *Cellules* (Mirbel, 1800 à 1808) à cloison commune; parties ou organes élémentaires ayant une individualité propre dont l'organisme est la résultante et les vaisseaux des modifications directes. —*Utricule et cellule* (Sprengel, 1802.—Treviranus, 1806, etc.). — *Cellules à noyau* ou *nucléus* (Robert Brown, 1831). — *Cellules à cytoblaste et petit noyau* (Schleiden, 1837). — Cellule à vésicule nucléaire (Nægele). — Vésicules épidermiques et adipeuses (Fontana, 1781). — Cellules hexagones choroïdiennes (Jones, 1835). — Cellules épithéliales à nucléus (Purkinje et Raschkow, 1835. — Valentin, 1836). — Comparaison aux cellules des plantes par Dutrochet, de 1824 à 1837, et le premier il indique les fibres musculaires comme des cellules allongées. — Comparaison de l'épithélium vaginal au tissu cellulaire des plantes (Turpin, 1831). — Cellules (Raspail, 1833). — Cellules à cytoblaste et petit noyau (Schleiden, 1838). — Cellules à cytoblaste et nucléolus (Schwann, 1838). — Vésicules (Broussais, 1838), et depuis tous les éléments animaux comme ceux des plantes ont été considérés souvent comme cellules allongées et métamorphosées.

Des cellules animales. — *Définition.* — Distribution dans l'économie animale, chez l'embryon et chez l'adulte. —

Structure. — Masse ou corps et *son noyau.* — *Granulations* entre le noyau et le contour. — Chez les animaux, quand la cellule a une cavité distincte de la paroi, le noyau est inclus dans celle-ci. — Si le noyau est dans la cavité, il faut voir s'il n'est pas artificiel comme dans les leucocytes, car normalement il ne fait pas partie du contenu. — *Paroi* avec 2 lignes permettant de mesurer l'épaisseur, — ou, trop mince, les 2 lignes se confondent. — *Noyau* ou Nucléns, — Cytoblaste. — Forme. — Volume. — Masse pleine, — quelquefois creuse. — Granules du noyau. — Réactions chimiques. — *Nucléole*, non constant ; de formation ultérieure normale ou morbide et non primitif. — *Jaune*, non graisseux. — Solubilité fréquente dans l'acide acétique et la glycérine. — Unique ou multiple. — *Contenu* liquide, plus ou moins granuleux, plus ou moins visqueux. — Mouvement Brownien ou non des granules inclus avant l'action de l'eau. — Contenu purement granuleux — ou huileux. — Le plus souvent pas de cavité ni de distinction entre le contenant et le contenu. — Masse aussi dense, à peu de chose près, au centre qu'à la circonférence. — Avec noyau inclus et granuleux autour. — Nom de cellule conservé malgré ce fait, par analogie de structure générale. — D'autre part, comme l'embryon est entièrement formé de cellules au début, — comme on a supposé que les *fibres* et les *tubes*, etc., ont débuté par être des cellules embryonnaires, s'étant simplement modifiés beaucoup, ces derniers éléments ont appelé des *cellules métamorphosées.* — De là vient qu'embrassant ainsi tous les éléments anatomiques sous le nom de *cellules*, on a fait ce mot synonyme d'élément anatomique, bien qu'il n'y ait qu'une partie des éléments qui offrent ce caractère, qu'il y en ait beaucoup qui ne l'ont pas. — Comme, en fait, on sait depuis Bichat que c'est aux éléments que se rattache la notion de vie, de propriétés élémentaires, et celle de lésions fondamentales, de là vient que l'étude de ces lésions a été appelée parfois pathologie cellulaire au lieu de *pathologie des éléments anatomiques*. — Il n'y a là qu'une question de mots.

Noyaux libres semblables aux noyaux inclus. — Variété à côté de la cellule complète ou creuse. — *Cellules sans noyaux*, également variété de l'espèce. — Elles sont produites par 2 causes : 1° absence de génération ; 2° atrophie. — *Cellules à noyaux multiples*, variétés de plusieurs espèces dont la production sera indiquée plus tard.

Altération des cellules : 1° cadavérique, état grenu et production de sarcode ; 2° état granuleux pathologique avec ou sans granulations graisseuses ; 3° production de vacuoles ou excavations, avec liquide plus ou moins grenu ou contenant d'autres éléments ; 4° hypertrophie des : cellule, noyau et nucléole ; 5° déformation avec ou sans hypertrophie et production de granulations ; 6° atrophie. — Les éléments ayant forme de cellules sont doués de propriétés végétatives plus énergiques que les autres.

HUITIÈME LEÇON

Génération des éléments. — Elle ne doit pas être étudiée, comme on l'a toujours fait, d'une manière abstraite. — Sans tenir compte des conditions de *lieu* qui entraînent la notion des autres conditions (*locus regis actum*). — On observe la naissance des éléments anatomiques :

1° Dans l'*ovule* fécondé, devenu par là un individu nouveau : c'est cet ovule qui en fournit les matériaux, c'est à l'aide et aux dépens du *vitellus* qu'ils naissent ;

2° Dans le *corps de l'être déjà formé*, soit encore à l'état d'embryon, ou à l'état fœtal, soit devenu adulte. C'est par la naissance des éléments anatomiques dans l'ovule qu'a lieu la génération de l'organisme ; c'est par la naissance des éléments anatomiques dans l'être dérivant de l'ovule, combinée au développement de tous ces éléments, qu'a lieu l'accroissement de l'organisme entier.

La propriété de naître que possèdent les éléments n'est pas bornée à l'âge fœtal et persiste chez l'adulte.

Que l'on se figure, au moment de la fécondation, un ovule composé de son vitellus que protége la membrane vitelline ; représentez-vous, d'autre part, le *jeune* au moment de sa naissance ou la graine au moment de sa maturité. Cet être est formé : d'éléments anatomiques bien constitués, et pourtant rien de visible n'est entré dans cet organisme, nul élément anatomique n'y a pénétré du dehors et tout formé ; ce n'est que molécule à molécule que lui sont arrivés, au travers des membranes d'enveloppe des matériaux venus de la mère, ou du dehors si l'être est ovipare.

Puisque dans cet être nul élément n'est entré formé de toutes pièces, et que pourtant le fœtus a grandi beaucoup, ne faisant que dilater ses enveloppes sans en sortir, tout est donc né dans l'œuf : 1° soit directement aux dépens du vitellus ; 2° soit par génération de toutes pièces à l'aide de matériaux venus molécule à molécule du dehors. Ce sont là les seuls cas de génération spontanée qui soient connus, c'est-à-dire que ce sont des générations de toutes pièces des parties élémentaires d'un être au sein de cet être déjà engendré ; car lorsqu'il n'est pas encore formé, ses éléments dérivent directement du vitellus. Or le vitellus est la portion fondamentale de l'ovule, qui s'est lui-même déjà produit de toutes pièces à la manière des éléments anatomiques dont nous parlons, dans un organisme adulte ou du moins déjà développé.

Il apparaît dans l'œuf des éléments anatomiques à un moment et en un lieu donnés, alors que nul semblable n'existait avant eux et sans relations ni liaison généalogique directe avec ceux qui existaient. — Les cellules blastodermiques ont une liaison généalogique directe avec la substance du vitellus, mais les noyaux embryoplastiques n'en ont pas avec ces cellules. — L'idée de naissance se rattache aux éléments et non aux tissus qui résultent d'une génération continue et répétée d'éléments anatomiques. — Différences entre la génération et le développement, — celui-ci consiste : 1° en une *augmentation dans les trois dimensions*; 2° en un *changement de forme*; 3° en *modifications graduelles de structure.*

A. *Génération des cellules dans l'ovule.*

1ᵉʳ *mode. Gemmation.* — Globules polaires. — Cellules du blastoderme des insectes; segmentation ne portant ici que sur une portion de la substance vitelline.

2ᵉ *mode. Segmentation.* — Précédée dans l'ovule de la *genèse* ou formation de toutes pièces du *noyau vitellin* au centre du vitellus par réunion ou prise en masse de matériaux, — molécule à molécule. — Fait important. — Phases de la genèse. — Genèse dominée par l'état de *rénovation moléculaire incessante* de la substance liquide ou demi-liquide au sein de laquelle elle se passe, au sein de laquelle apparaît un élément de volume et de forme déterminés qui un instant avant n'existaient pas. — Éviter la confusion erronée de l'emploi du mot *stroma* au lieu de *gangue,* de trame et de *milieu* dans lequel s'accomplit un phénomène. — *Phénomènes de la segmentation* du noyau puis de la substance du vitellus. — *Division, fractionnement, scission* graduelle des globes vitellins. — Production de la paroi de cellule. — Réunion en blastoderme. — Conservation et extension de cette propriété de scission jusqu'aux noyaux et cellules adultes et à certaines substances amorphes qui s'individualisent ainsi en cellules. — La segmentation n'est qu'une *individualisation* en cellules de la substance amorphe que représente le vitellus. Il en est de même de la gemmation; mais ce n'est pas là une genèse de toutes pièces.

B. *Genèse et développement dans l'ovule d'éléments succédant aux cellules individualisées directement à l'aide et aux dépens du vitellus.*

Liquéfaction des cellules embryonnaires, d'où blastème. —Puis genèse par apparition, molécule à molécule, de substance organisée amorphe ou figurée qui auparavant n'existait pas comme solide d'une individualité propre, et dont les principes seuls préexistent.

Ordre d'apparition des éléments succédant aux cellules embryonnaires : 1° cellules de la notocorde. — La paroi propre de celle-ci et 2° les noyaux embryoplastiques et la paroi des capillaires; 3° fibres musculaires du cœur; 4° les *fibres élastiques* de l'endocarde et de l'aorte notablement après les fibres musculaires ; 5° substance des cartilages vertébraux ; 6° fibres lamineuses ; 7° myélocytes et cellules multipolaires de la moelle ; 8° fibres musculaires du dos, etc. ; 9° substance osseuse ; 10° médullocelles et myéloplaxes ; 11° fibres nerveuses périphériques ; 12° tubes glandulaires.

Dans la genèse, apparition d'une forme et formation de substance organique propre à l'élément, sont deux phénomènes simultanés. — Substance différente de celle du blastème, comme le montrent les réactions. — Les noyaux embryoplastiques, en apparaissant par genèse, se substituent aux cellules embryonnaires liquéfiées et deviennent l'élément fondamental des tissus de l'embryon sauf le cœur, la notocorde, les cartilages vertébraux, l'axe nerveux, le foie. — Ils n'ont pas de lien généalogique direct avec les cellules embryonnaires, comme celles-ci en ont avec le vitellus. — La liquéfaction des cellules embryonnaires d'une part, la génération des noyaux embryoplastiques de l'autre, ne sont pas simultanées, mais successives, et en même temps naissent les cellules de la notocorde et son enveloppe et les éléments du cœur. — Puis les cartilages, les fibres lamineuses, les fibres musculaires, les vaisseaux, les nerfs qui rendent bientôt ces noyaux embryoplastiques, éléments accessoires d'éléments fondamentaux qu'ils étaient.

Par leur prédominance, pendant un temps, ces noyaux, bien que définitifs, et en devenant accessoires, comblent, si l'on peut dire ainsi, l'intervalle qui sépare l'époque de la segmentation de celle de la genèse des éléments définitifs. — Ils servent ainsi d'intermédiaire, d'une part, entre les cellules

embryonnaires transitoires provenues et individualisées directement de la substance du vitellus et, d'autre part, les éléments définitifs essentiellement actifs (fibres musculaires,
tubes nerveux, cartilages, etc.), qui, nés plus tard encore,
n'ont, à plus forte raison, pas de relations généalogiques
avec les cellules embryonnaires ou de provenance vitelline
et essentiellement maternelle.

La *loi de la génération* des fibres, tubes et cartilages est
qu'ils débutent par une genèse de noyaux ayant pour chaque
espèce leurs caractères distinctifs propres saisissables, qui
sont un *centre de génération* pour la substance propre de la
fibre, du tube, etc.; puis, cette substance née, le noyau
tantôt reste, tantôt s'atrophie. — Mais la substance de la
fibre, etc., n'est pas celle du noyau allongé. — Ce noyau,
comme centre, fait comprendre l'hypothèse de Schwann, concernant les faits précédents (dite *théorie cellulaire*), bien
qu'elle ne coïncide pas absolument avec la réalité.

Les fibres et tubes, pendant leur allongement, peuvent
ressembler temporairement aux cellules, en ce qu'ils ont un
noyau pour centre comme celles-ci. — Mais aucune fibre,
tube, etc., n'a d'abord été une des cellules embryonnaires de
provenance vitelline. — Elle n'a même pas eu la forme d'une
cellule sphérique ou sphéroïdale, type. — Ces éléments définitifs débutent par genèse d'un ou de plusieurs noyaux
comme centre, avec addition successive, molécule à molécule,
de substance aux extrémités du noyau d'abord, et développement intime par nutrition, sans que le noyau y participe,
sauf atrophie, et chacun, au début, a ses caractères propres
qui ne permettent pas de le confondre. — Cette masse de
substance apparaissant elle-même par genèse autour du
noyau, a pour chaque espèce de fibres ou de tubes, soit une
forme allongée, soit une forme polygonale avec irradiations,
qui grandit et qui est le siège intérieur de phénomènes de nutrition et de développement.

L'organisme se trouve ainsi constitué par une *succession
d'épigénèses d'éléments* ayant chacun son lieu, son mode et

son époque d'apparition, aussi bien que ses autres qualités propres d'élasticité, de contractilité, d'innervation, etc., — et nullement par le *développement*, la *métamorphose* ou la *transformation* d'une seule chose en choses diverses, sans transition saisissable à partir d'un moment donné.

L'organisme étant composé d'éléments anatomiques, on voit que sa naissance est une génération d'éléments anatomiques. C'est ainsi que la naissance de ceux-ci et la production de l'être nouveau se confondent en un point ; c'est ainsi que dans l'étude des actes élémentaires de l'économie nous trouvons à l'état d'ébauche les actes les plus complexes qu'il faut étudier à l'autre extrémité de la physiologie.

NEUVIÈME LEÇON

Historique des vues qui ont régné touchant les faits exposés dans la dernière leçon avant qu'ils fussent connus. — Glisson, Bœrrhaave, Haller, sans se préoccuper *de la génération* de la fibre, admettent que tout dans l'économie résulte d'association de fibres. — Mirbel (1800-1801, 1809 à 1837) le premier observe la génération des éléments anatomiques *sur les plantes.* — Grew, — Malpighi, etc.

Les fibres et les tubes sont pour lui des cellules allongées. — Les cellules naissent *dans,* — *sur,* — *entre* les cellules. (Génération *intra-cellulaire, super-utriculaire* et *inter-utriculaire.*) — Toutefois, on sait que les trachées naissent trachées, les vaisseaux ponctués naissent avec cette structure, mais comme cellules sphéroïdales, ovoïdes ou cylindroïdes courtes.

Il distingue le premier le fait de la *naissance* de celui du *développement* ou *métamorphose.* — Beaucoup de ses successeurs confondent ces deux phénomènes, de sorte que la plupart s'occupent de voir comment une fibre vient d'une cellule sans chercher comment est née celle-ci. Turpin, en 1818 et plus tard, donne une grande extension à l'hypothèse de la *génération endogène* par gemmation d'utricules-filles à le face interne d'une cellule-mère qu'elles remplaceraient ; plusieurs, prenant la place d'une seule, détermineraient ainsi la croissance des plantes.

Gruithuisen (1811) transporte les vues de Mirbel dans l'étude de la production des organes animaux, qui sont pour lui des cellules modifiées. — Les vaisseaux seraient des cellules allongées soudées bout à bout et les valvules des veines seraient des restes de cloisons. — La capsule du cristallin, la plèvre, etc., seraient des cellules. — Mais il n'étudie pas leur mode de *génération*. — Heusinger (1822-24) fait tout provenir d'une *substance amorphe de formation*, précédant le sang, formant des *globules*, expression de la sphère ; — passant à la *fibre*, expression du cylindre ; — pouvant donner le tube. — Mais il ne voit pas non plus les éléments réels.

De Blainville (1822) fait tout provenir du tissu cellulaire (hypothèse déjà ébauchée dans Haller), qui devient fibreux, cartilagineux et osseux. — Il fait jouer aux fibres le rôle qu'on attribue aujourd'hui aux noyaux et avec les mêmes expressions et les mêmes exemples tirés des tissus cartilagineux, osseux, etc., envisagés dans la série des âges et dans celle des animaux. — Il est le véritable auteur de cette modification peu exacte apportée ultérieurement à la théorie cellulaire de Schwann. — Mais il ne cherche pas comment naît originellement ce tissu. — Laurent (1837) admet un *tissu plastique* dérivant du tissu blastodermique, mais sans voir les éléments réels. — Dutrochet (1824-1837) indique nettement que tout débute par des cellules et que les fibres musculaires sont des cellules allongées (ce qui n'est pas), mais sans voir comment naîtraient ces cellules, ni suivre ces vues sur la totalité des éléments. — Raspail (1833) dit que la génération est une cristallisation vésiculaire et que toutes les parties animales sont d'abord des cellules, mais sans le démontrer. — Schwann dit aussi que la génération est une cristallisation ; fait inexact. — Broussais (1838) adopte les vues de Dutrochet, Raspail, etc. — Schleiden (1838), à une époque bien préparée par les travaux antérieurs, reprend le fait de Mirbel touchant la *généra-*

tion des éléments et de leur développement par métamorphose.
— *Phytogenèse endogène* et *exogène*, par *nucléole, noyau* et *cellule*. — *Développement* par métamorphose. — Confusion des faits concernant la *naissance* et le *développement* nécessairement consécutif. — De plus, toute *métamorphose* est un fait de développement, mais tout *développement* n'est pas nécessairement une *métamorphose*. Il est tantôt plus, tantôt moins, ou autre.

Schwann (1838) adopte les vues de Schleiden et de Gruithuisen — sur la genèse des cellules — et sur leur métamorphose chez les animaux. — Il donne un corps à ces vues et une réalité en voyant l'embryon tout formé de cellules — et les tissus d'autant plus riches en cellules qu'ils sont plus jeunes. — Il a vu les éléments anatomiques réels à telle ou telle période de leur évolution fœtale, dans tous les tissus à deux ou trois près. — Depuis on a modifié les détails seulement. — Bergmann (1840), Voyt (1857), voient nettement que la segmentation du vitellus conduit à la formation de cellules embryonnaires ou blastodermiques. — Exposé des modifications concernant les données précédentes tentées ou réellement apportées depuis ; indication de leurs dates et de leurs auteurs.

L'étude de la génération des éléments nécessite une série d'observations et d'expériences aussi complexes que la digestion, etc. — Le raisonnement suffirait à lui seul pour montrer qu'on ne peut découvrir les lois de cette génération à l'aide seulement d'une hypothèse. — Sous l'expression *théorie cellulaire*, on embrasse et confond en fait l'étude de la *génération* et celle du développement des éléments anatomiques. — Cette expression vient de ce qu'on croyait que chez les animaux tout élément commence par être un de ceux qu'on nomme cellules passant par métamorphose à un autre état spécifique. — Il n'y a pas de *métamorphose* dans le sens de *transmutation* d'une espèce en une autre (d'épithélium en fibres lamineuses, etc.) comme on l'a cru. — Une cellule quelconque n'est pas un élément primaire type, susceptible de devenir une fibre ou un tube quelconque. — Chacun a son individualité normale et morbide, sa manière de *naître*, de se *développer*, de se *nourrir*, de s'*altérer*, ce qui peut causer des *aberrations* l'éloignant de l'état normal sans le rapprocher pathologiquement d'une espèce normale quelconque. On a admis d'abord que plusieurs espèces dérivaient d'une seule ; aujourd'hui quelques auteurs voudraient qu'une seule pût provenir de plusieurs. — Les éléments n'ont pas non plus une paternité multiple, c'est-à-dire qu'un seul ne peut pas dériver de plusieurs différents ou *vice versa*. — La prétendue *génération endogène* et la *prolification* n'expliquent rien, tant qu'il reste à déterminer la manière dont elles ont lieu au dedans ou au dehors des cellules ; il n'y a là qu'un artifice tendant à faire éviter de constater comment les choses ont réellement lieu.

En prenant la formation du blastoderme dans l'ovule pour exemple de génération de cellules dans une autre, les expressions de *cellules-mères* et de *cellules-filles* deviennent inexactes, les cellules blastodermiques (cellules-filles) ne ressemblant pas à l'ovule (cellule-mère) dont la paroi ou membrane vitelline reste étrangère à tout ce qui se passe au-dedans. — La substance du vitellus seule *s'individualise* en éléments figurés du genre cellule *par segmentation*, — segmentation précédée de l'apparition des *globules polaires* par gemmation à la superficie du vitellus, et surtout précédée de la *genèse*, au centre de celui-ci, du *noyau vitellin*; genèse suivie immédiatement de cette segmentation.

C. *La propriété de naître n'est pas limitée dans sa durée à celle de l'âge fœtal.* — Génération des éléments amorphes et figurés dans l'individu formé, adulte ou non. — C'est une *répétition* des phénomènes ci-dessus et la *régénération* ou cicatrisation n'est qu'une *génération répétée*. — Sans la connaissance de celle-ci on ne peut comprendre l'autre. — Les matériaux seulement viennent des capillaires et non des cellules embryonnaires, leur source est différente.

a. Genèse d'éléments amorphes et figurés : 1° entre les éléments préexistants des tissus ; 2° à la surface des plaies et des membranes séreuses ou muqueuses ; 3° de matières amorphes dans les cas des épithéliums glandulaires, — cutanés, — des tumeurs, etc.

b. Individualisation en cellules de ces matières amorphes dans laquelle il y a : 1° genèse préalable de noyaux, ayant lieu comme celle du noyau vitellin; 2° segmentation entre ces noyaux de la substance qui leur est interposée. — Production de cellules à plusieurs noyaux par sillons de segmentation passant autour de plusieurs et non entre chacun d'eux. — Une fois individualisées chacune se développe à sa manière.

c. La *Reproduction* est une production d'un élément semblable par son semblable ; — ne s'observe que sur des cellules, par *segmentation* et *gemmation*. — Nous verrons l'ovule apparaître par genèse. — Rien dans ces phénomènes n'offre une analogie avec les phénomènes de *sécrétion*, confondus avec la génération lorsqu'on dit que des *éléments anotomiques*, c'est-à-dire des corps solides et figurés, tels que les épithéliums, sont *sécrétés*. — C'est aux éléments anatomiques que se rattache l'idée de naissance, et non aux tissus, qui résultent de la génération successive d'éléments. — L'accroissement de chaque tissu, organe, etc., et du corps entier est la résultante de cette *genèse* ou épigénèse successive d'éléments s'ajoutant aux autres, jointe au *développement* des premiers-nés.

D. *Mécanisme de l'*érosion *et de l'envahissement.* — Cas particulier des phénomènes précédents dans des conditions accidentelles : 1° par atrophie devant ceux qui naissent, se développent et se nourrissent le plus énergiquement et se substituent ainsi à ceux qui disparaissent par atrophie ; 2° par envahissement de matière amorphe qui naît en dehors et au delà de son siége normal, dans laquelle naissent ensuite des noyaux et qui s'individualise en cellules dans le cas des épithéliums : 1° *génération*, 2° *individualisation*, 3° *desquamation*, comme à l'état normal à la surface de la peau, des muqueuses, etc. — Il n'y a pas là des qualités nouvelles et spéciales des éléments, mais des conditions anormales de lieu, de temps, etc., amenant la manifestation en plus, en moins ou aberrante des propriétés normales. Ce sont faits d'observation. — Hypothèses sans nombre émises pour expliquer ces faits accidentels faute de connaître les phénomènes normaux dont ils sont un accident.

E. *Génération dans des conditions morbides :* 1° en plus ou *hypergenèse* en lieu normal. — *Hypergenèse* bien distincte de l'*hypertrophie*. — Modifications successives du développement; devenant superfétations morbides ; 2° genèse en lieu anormal ou avec *erreur de lieu*, ou hétérotopie. — Mêmes phénomènes élémentaires qu'à l'état normal, mais ayant lieu dans des conditions différentes. — Genèse constante d'un grand nombre d'éléments simultanément et toujours avec un groupement déterminé immédiat. — Avec une *texture* déterminée qui permet de reconnaître les analogies et les différences qui existent entre les tissus accidentels et les tissus normaux, — de les rattacher à ceux-ci selon ces analogies et ces différences résultant d'une évolution morbide, — de supprimer la nomenclature phraséologique établie (et qu'on cherche à maintenir indépendamment de toute liaison de l'état pathologique à l'état normal) avant qu'on connût ces relations.

DIXIÈME LEÇON

Biographie de chaque espèce d'élément en particulier. — Doit se faire tantôt dans l'ordre logique des divers ordres de caractères pour la reprendre ensuite dans l'ordre évolutif. — Tantôt à suivre selon cet ordre évolutif ascendant jusqu'aux états pathologiques. — Description nécessaire, comme en chimie, des corps simples avant celle des corps composés. — Distinction entre les *constituants* et les *produits*. — Elle devient manifeste dans les tissus, mais n'est qu'à l'état d'ébauche dans les éléments. — Les éléments anatomiques des *produits* sont presque tous des cellules.

1re *espèce.* — CELLULES EMBRYONNAIRES.

Synonymie. — Cellules blastodermiques (amniotiques, ombilicales). — *Origine.* — Celles de la tache embryonnaire sont distinctes de celles du reste du blastoderme. — *Carac-*

tères, 8 à 11/1000 de millimètre. — Caractères physiques et chimiques. — Structure. — Durée. — Liquéfaction. — Leur rôle physiologique spécial est de préparer des matériaux aptes à la génération des éléments qui succèdent, mais n'existent pas encore. — Sans représenter aucunement en fait, comme on l'a admis, tout ce qui existera plus tard dans l'organisme d'après ce fait seul que ces cellules naissent avant tous les autres éléments.

2ᵉ *espèce*. — CELLULES DE LA NOTOCORDE OU DE LA CORDE DORSALE.

Leurs caractères propres. — Gonflement, changements de formes et perte de leur état granuleux au contact de l'eau. — Altération sarcodique. — Production de gouttes rosées ou jaunâtres dans leur épaisseur. — Autres modifications qu'elles présentent dans la cavité centrale des disques intervertébraux où elles sont réunies en groupes. — Exsudation de ces gouttes rosées solubles dans l'eau. — Phases de leur atrophie entre les vertèbres sacrées et les autres vertèbres chez les vieillards et divers animaux. — Phases de leur génération. — Rôle physiologique spécial. — Leurs altérations morbides.

ONZIÈME LEÇON

3ᵉ *espèce*. — HÉMATIES OU GLOBULES ROUGES DU SANG.

Synonymie. — Distribution. — Chez les vertébrés seulement. — Forme. — Volume. — Couleur. — Réfraction. — Réflexion de la lumière. — Effets par lesquels ils donnent au sang sa couleur. — Élasticité. — Ses modifications accidentelles, — cadavériques. — Action de l'eau et autres réactifs. — Chlorures de fer. — Acide chromique. — Oxyde de carbone et autres gaz. — Action des liquides de l'économie. — Lymphe. — Bile. — Urine. — Sueur. — Résultats colorants dans les kystes. — L'intestin. — Suc gastrique. — État sphérique, dentelé. — Ramollissement. — Structure.

—Composition. — Globuline. — Hématosine 12 pour 100. — Son fer = 7 pour 100. — Hématoïdine dépourvue de fer. — Variété fœtale ou à noyaux. — Disparition normale et après épanchement. — Altérations pathologiques, — pâleur, — granules. — Aspect qu'ils donnent aux liquides pathologiques. — Comparaison de ces éléments avec les mêmes globules des oiseaux, etc. — Différence. — Des principes immédiats des globules — normalement lorsqu'ils sont unis molécule à molécule aux globules ; 2° lorsqu'ils en sont séparés. — Hématoïdine. — Sa cristallisation. — Altérations des globules dans les liquides épanchés. — Changements de coloration, — de forme, etc. — État framboisé, — sarcodique.

Génération. — Observée sur le poulet. — Avant la génération des globules blancs. — Avant la formation de la rate et des ganglions lymphatiques et chez les cyclostomes qui manquent de ces organes. — Augmentation de volume. — Coloration commençante. — Naissance, partout dans le système vasculaire. — Segmentation des globules. — Rôle physiologique spécial. — Essentiellement en rapport avec l'assimilation et la désassimilation gazeuses de l'économie. — Action dissolvante sur les gaz. — Historique.

Résumé des altérations pathologiques et cadavériques. — Changements de couleur, passant à la teinte verte sur le globule dont la forme est encore conservée. — Passage à la teinte foncée et à la forme sphérique. — Résistance à la putréfaction. — Pas de lésions ni de destruction, et forme de ces globules dans les maladies générales. — L'état dentelé y a fait croire à tort. — Naissance (dans le plasma) graduelle de globules sans noyaux, rendant de moins en moins nombreux ceux à noyau, qui ne sont pas les mêmes individus, bien que doués des mêmes réactions. — Segmentation, — possible ; non démontrée. — Leeuwenhoek, 1673. — Malpighi, globules, 1675. — Lentilles (Senac, 1749). — Muys, 1751, voit la tache en creux chez les mammifères; saillie chez les reptiles. — Globules circulaires à dépression (Weiss, 1762). — Disques (Della Torre, 1776). — *Rôle physiologique* d'assimilation et désassimilation exagérée à l'égard des gaz, de l'oxygène surtout.

DOUZIÈME LEÇON

4e *espèce*. — LEUCOCYTES.

Définition. — Synonymie d'après *leur distribution* (globules blancs, globules du pus, du mucus, de la lymphe, etc.). — Quantité inégale dans diverses humeurs. — Partout élément anatomique *accessoire*, mais très-répandu. — *Forme*. — Ses variations par production d'expansions sarcodiques. — Leur cessation par action de l'eau qui les *tue*. — Redeviennent sphérique en arrivant à l'*état cadavérique*. — *Diamètre* normal $0^{mm},008$; — cadavérique, 0,010 à 0,012. — Diminution dans les liquides denses (urine, phosphates) et *vice versa*, d'où quelques différences de contour, de teinte, de volume et d'aspect normal d'un lieu à l'autre. — Coloration grise sans teinte propre, à la lumière transmise. — Coloration jaunâtre ou d'un blanc crémeux, par lumière reflechie, d'où coloration en gris jaunâtre des liquides. — Moins denses que les hématies; — plus que les sérums. — *Constitution*. — Paroi pleine de liquide. — Plus ou moins grenue de l'un à l'autre, visqueux, denses, sans noyau. — *Action de l'eau*. — Gonflement. — Mouvement brownien de leurs granules. — Rupture de la paroi. — Issue des granules. — Plissement de la paroi. —Formation d'un ou deux noyaux sphériques par cohérence des granules. — État cadavérique avancé produisant le même effet; d'où la description de 1, 2, 3 noyaux dans ceux du pus et du sang non frais. — L'acide acétique produit 3 à 4 noyaux plus petits, par action graduelle, en 8 à 12 minutes. — Mais non sur tous, et on a nommé pyoïdes ceux où ils manquent. — L'ammoniaque et les alcalis les dissolvent. — Partout les mêmes caractères, quelle que soit la provenance, si on les prend à l'état frais et dans des liquides à peu près de même densité. — Diagnostic différentiel entre eux et les médullocelles, les épithéliums nucléaires. — Composition immédiate de cette espèce d'éléments (pyine, etc.) — *Génération.* — N'est connue en fait direct que dans ses phases à la surface des plaies. — Mais il est certain qu'il en est de même ailleurs, muqueuses, lymphe, etc. — Suintement incolore, puis petits globules de 0,003 avec mêmes réactions. — Sans analogie avec les épithéliums. — On suit les phases d'évolution.

Hypothèses émises avant qu'on eût observé les phases de leur génération et de leur développement à la surface des plaies; hypothèses consistant toujours à reculer la difficulté au lieu de la résoudre.

1° Ce seraient des épithéliums mal développés, supposition faite sans qu'on se soit demandé comment naissent les épithéliums, et comment ils pourraient être mal développés dans les abcès, etc.

2° Ce seraient des médullocelles modifiées, sans dire comment elles naissent. Les leucocytes ressemblent un peu physiquement aux médullocelles, mais ici le noyau préexiste et les réactions sont différentes, donc comment naîtraient des éléments tels que les médullocelles dans le sang, etc.

3° Ce seraient des noyaux embryoplastiques modifiés, supposition émise sans qu'on ait résolu la difficulté de savoir comment naissent ceux-ci. — Mais comment y en aurait-il dans le sang, à la surface de la peau suppurante, etc.?

4° Ils seraient fabriqués par la rate ainsi que les hématies, hypothèse admise sans qu'on se soit demandé comment naissent les éléments de la rate qui fabriqueraient ceux-ci. Mais ces deux éléments du sang persistent après l'ablation de la rate, et les cyclostomes n'ont pas de rate; chez tous les embryons il y a des globules rouges et des *globules blancs* avant que la rate existe.

5° Ils seraient formés par les glandes lymphatiques; — mais on les trouve dans les réseaux avant leur entrée dans les ganglions et les cyclostomes n'ont pas de ganglions lymphatiques ni de rate; alors on admet que la glande jugulaire substitue ses usages à ceux de ces organes. — Fausseté de cette *hypothèse de la substitution des fonctions.*

Plusieurs admettent cette quintuple origine pour une seule espèce d'éléments, et la transformation directe des noyaux d'épithéliums tégumentaire, splénique et glandulaire insolubles dans l'acide acétique en leucocytes solubles. — Ils admettent aussi, de plus, que les hématies sont des leucocytes transformés, que ces derniers éléments se changent en hématies dont ils sont des phases d'évolution, de sorte que les hématies pourraient en fait avoir la quintuple origine ci-dessus. — D'abord, les hématies naissent avant les leucocytes. — Les hématies, chez l'embryon et beaucoup d'animaux, ont en naissant un noyau, qui manque aux leucocytes. — D'après cette hypothèse, les leucocytes ou globules de pus seraient des hématies à l'état naissant, comme d'autres font venir les leucocytes des hématies altérées sans dire comment naissent ceux-ci. Mais l'observation montre que chacun naît à sa manière, de même que chacun a ses usages et sa structure.

Hypergenèse des leucocytes d'où résulte, suivant les régions dans lesquelles elle a lieu : 1° *l'état leucocythémique du sang*, symptomatique dans les conditions de troubles de la constitution du sang, de nutrition ; 2° l'état jaunâtre dit purulent des mucus (muco-pus) ; 3° la production d'abcès ou infiltration purulente, dans conditions de troubles circulatoires des capillaires. — Les leucocytes ne sont pas sécrétés.

Développement graduel. — *Hypertrophie* au double et au triple. — Passage à l'état *granuleux* et déformation partout où ils restent immobiles dans les kystes, les synoviales, les abcès, les séreuses, dans les solides. (Ramollissement du cerveau, etc.)

Rôle particulier qu'ils remplissent dans les vaisseaux, etc. Il n'est pas connu ; il est relatif à la nutrition probablement. Ils n'ont aucune propriété malfaisante dans le pus, qui doit ses qualités à la composition de son sérum ou fluide, et non aux solides qu'il tient en suspension.

Historique. — Gorn, 1718 dans la salive *corpusculi pituitæ*. — Senac, 1749, dans le pus, globules blancs du pus, globules de pus. — Muys, 1751, globules ronds plus petits que ceux du sang des poissons. — Hewson, 1771, globules de la lymphe ;

— déformation. — Spallanzani, 1777, globules ronds du sang.—Hunter, 1786, globules blancs ou ronds du pus.—Gruithuisen, 1812, vésicules du sang plus grosses que les globules rouges qui naissent dans leur intérieur. — Schwann, 1838, cellules de la lymphe, du mucus, du pus. — Gluge, 1338, globules granuleux d'inflammation et d'exsudation. — Donné, 1831-1847, globules du colostrum. — Lebert, 1845, globules pyoïdes ; ce sont ceux qui n'ont pas de noyaux produits cadavériquement, ni sous l'influence d'un réactif. — Henle, 1850, globules cytoïdes; — une seule espèce de cellules élémentaires ou primaires. — Lehmann, 1850, cellules incolores du sang. — Ils ne sont pas fibrineux.

TREIZIÈME LEÇON

5ᵉ *espèce*. — MÉDULLOCELLES.

Cellules propres de la moelle des os. — Siége. — Quantité. — Élément fondamental de la moelle. — Forme. — Volume. — Réactions. — Eau. — Acides. — Pas de mouvement brownien des granulations incluses dans leur masse. — Structure. — Pas de cavité. — 1 à 2 noyaux. — Variété cellule. — Variété noyau. — Altération cadavérique de la cellule et du noyau non présentée par les leucocytes dont les réactions sont très-différentes. — Naissance par genèse dans les premières cavités médullaires, alors qu'il n'y a plus de cellules embryonnaires. — Développement. — État granuleux accidentel. — Hypergenèse rare. — La variété noyau en est quelquefois atteinte, d'où la production de certaines tumeurs. — Rôle physiologique spécial, — inconnu.

6ᵉ *espèce*. — MYÉLOCYTES.

Étymologie. — Synonymie. — Granules ou corpuscules de la rétine, Michaëlis, 1837, Valentin, 1837. — Granules de la substance grise, 1838, Purkinje. — Hannover, 1844, noyaux de la substance grise. — *Situation*. — Substance grise cérébro-rachidienne, cervelet surtout. — Moelle. — Cerveau. — Rétine. — Variété noyaux libres. — Forme. — Volume

0^{mm},006 à 0^{mm},007. — Contour foncé. — Teinte grise. — Insolubles dans l'acide acétique. — État grenu. — Pas de nucléole, sauf les cas d'hypertrophie. — Différences qui les séparent des médullocelles et plus encore des noyaux embryoplastiques. — *Variété cellule.* — Rare, sauf chez le fœtus, le chien, les rongeurs et les tumeurs, largeur 0^{mm},012 à 0,015. — Pâles. — Peu de granulations, pas de mouvement brownien. — Corps de la cellule très-pâli par l'acide acétique. — Apparition de ces éléments avant les autres éléments de l'encéphale, au fond du sillon primitif, après la notocorde. — Erreurs de ceux qui confondent ces éléments avec les noyaux embryoplastiques. — Rôle physiologique spécial, — inconnu. — Naissance au-dessus de la notocorde avant les noyaux cartilagineux vertébraux dans la substance amorphe cérébrale, avant les cellules nerveuses et leurs cylindres-axes. — Hypergenèse rare, mais ayant lieu parfois dans la substance grise de l'encéphale, de la rétine et de la moelle, d'où tumeurs. — Modifications de leur structure dans les tumeurs; déformation et granulations graisseuses. — Tumeurs grises passant au jaune par production de l'état granuleux de ces éléments. — Pâlis alors par l'acide acétique.

QUATORZIÈME LEÇON

7ᵉ *espèce.* — MYÉLOPLAXES.

Synonymie.—*Cellules mères fibro-plastiques*, Lebert, 1845; confondues avec d'autres.

Distribution. — Moelle des os, contre la substance osseuse. — Canaux vasculaires des os et des cartilages. — Sous le périoste. — Cavités des cartilages. — Tumeurs fibreuses de la cornée, — de la sclérotique. — Partout élément accessoire.

Forme, varie selon leur siége, os ou parties molles. — Prolongements périphériques. — Volume 0^{mm},03 à 0^{mm},10 et plus. — Couleur d'un gris rougeâtre. — Rouge par lumière réfléchie. — Eau. — L'acide acétique les pâlit. — L'acide sulfurique les dissout en commençant par les noyaux. —

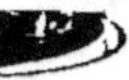

Noyaux ovoïdes de 0^{mm},010. — Distribution : nucléole nul ou manifeste ; — se développe dans les cas d'hypertophie.

Altérations cadavériques faciles du noyau. — Inverse de celles des médullocelles, cela les distingue aussi des noyaux embryoplastiques.

Genèse dans l'os et dans les canaux vasculaires du cartilage avant l'os. — Hypergenèse les amenant de l'état d'élément accessoire à celui d'élément fondamental, d'où tumeur. — Hypertrophie de la cellule, — des noyaux. — État grenu, graisseux, masquant les noyaux. — Hématosine en grains arrondis dans leur épaisseur dans les cas d'épanchement sanguin. — Rôle spécial, — inconnu.

8e *espèce*. — Cellules de l'ovisac, ou de la vésicule de De Graaf.

Synonymie, cellules et noyaux libres du *corpus luteum* ou corps jaune.

Elles existent dans la paroi propre de l'ovisac de tous les vertébrés étudiés. — Polyédriques à angles arrondis, 0^{mm},018 à 0^{mm},025 normalement. — Eau, ne les change en rien. — L'acide acétique les pâlit sans les gonfler. — Structure. — Gros noyau avec gros nucléole. — Masse grisâtre, grenue. — Hypergenèse et hypertrophie du double au triple après rupture de l'ovisac. — Scission du noyau et du corps de la cellule. — Passage à l'état granuleux, par production de graisse jaune orange ou rosée suivant les espèces. — Résultat pour la production de la cicatrice ou oariule appelée *corps jaune*, qui est souvent grise ou rose. — Atrophie graduelle en passant par état irrégulier. — Rôle important dans les changements d'aspect des oariules.

Rôle physiologique spécial peu connu.— Existence dans la *muqueuse utérine de la femme* et du singe de *cellules analogues*, se multipliant aussi, — devenant granuleuses, — de formes diverses dans la caduque. — Importantes à connaître.— Hypergenèse et hypertrophie normale dans l'oariule et la muqueuse utérine de la femme.

QUINZIÈME LEÇON

9ᵉ *espèce*. — ÉLÉMENTS EMBRYOPLASTIQUES (NOYAUX LIBRES ET CELLULES).

Synonymie. — *Globules de la masse muqueuse de l'embryon* (Burdach, 1837). — *Cellules élémentaires à noyaux du tissu cellulaire* (Schwann, 1838). — *Formatio granulosa* (Purkinje et Rosenthal, 1839). — *Noyaux et cellules proprement dits du tissu cellulaire* (Henle, 1841). — *Noyaux et cellules fibro-plastiques* (Lebert, 1845). — *Corpuscules du tissu ou substance conjonctif* (Virchow, 1851).

Élément prédominant dans le corps de l'embryon, où il naît lorsqu'a lieu la disparition des cellules embryonnaires. — Puis devenant accessoire de plus en plus, à mesure que naissent les éléments nerveux, — cartilagineux, — musculaires, — élastiques, — lamineux, etc. — Il persiste au sein de ce dernier tissu, et entre plusieurs des tissus précédents, en quantité très-différente, d'une région du corps à l'autre, quantité qu'il importe de déterminer. — Ses noyaux se trouvent alors comme accessoires dans tous ces tissus, moins les cartilages, — les os, — le tissu nerveux central, — les ongles, — l'épiderme, — les dents. — Variété noyau et variété cellule, celle-ci peu abondante. — Noyaux ovoïdes. — $0^{mm},009$ à $0^{mm},010$, sauf les cas d'hypertrophies. — Contour net. — Eau sans action. — L'acide acétique les ressserre, les déforme en S, et rend leur contour plus foncé. — Centre pâle, hyalin ou à peine grenu, sans nucléole chez l'embryon, sauf les ruminants et les rongeurs.

Variété rare, cellule ovoïde ou un peu polyédrique, — pâle, — soluble dans l'acide acétique.

Rôle normal des noyaux. — Centre de genèse des fibres lamineuses, — d'où l'apparition des corps fibro-plastiques fusiformes ou étoilés d'existence temporaire considérés individuellement.

Hypergénèse chez le fœtus et l'adulte, — d'où l'apparition accidentelle de tissu plus ou moins analogue au tissu mu-

queux fœtal, selon qu'il y a plus ou moins de fibres et de vaisseaux. — (États colloïde, — fibroïde, — hémorrhagique.) — Hypertrophie des noyaux. — Allongement en bâtonnets. — Production de 1 ou 2 nucléoles. — Scission des noyaux.

Atrophie directe ou indirecte, après génération, de fibres lamineuses, — alors sous forme de bâtonnet étroit, après action de l'acide acétique.

10e *espèce*. — CYTOBLASTIONS.

Leur distribution dans l'économie, dans les bourgeons charnus, les végétations des tumeurs blanches, etc. — Caractères physiques et chimiques. — Structure. — Importance de leur étude aux points de vue physiologique et pathologique. — Hypergenèse, — d'où production de tumeurs dans diverses conditions. — Rôle spécial inconnu.

SEIZIÈME LEÇON

Division des éléments en *constituants* et en *produits*. — Les cellules précédentes entrent dans la constitution de tissus vasculaires, — contractiles ou sensibles. — Une fois engendrées, elles y persistent, sauf atrophie sur place ou destruction morbide.

Les cellules suivantes entrent dans la texture de tissus non vasculaires, — non contractiles, — insensibles. — Elles sont en voie de destruction naturelle, chute ou mue, et de régénération incessantes. — Se développent et se nourrissent plus rapidement que les autres. — Fait important au point de vue pathologique.

De là une séparation des cellules en 2 groupes, les *produits* et les *constituants* ou *produisants*, parce qu'ils portent avec eux les conditions de la génération des premiers.

Même division dans les éléments qui ont forme de fibres, — de tubes, etc. — Jusqu'ici toutes les espèces de cellules étudiées appartenaient au groupe des constituants, c'est-à-dire faisaient partie de tissus vasculaires, sensibles ou contractiles. Actuellement, c'est l'inverse. — Toutes les cellules sont douées de propriétés végétatives énergiques, et c'est à cela qu'est due l'énergie du développement de l'embryon qui en est formé. — Or, les éléments des produits les possèdent plus énergiquement encore, qu'ils soient cellulaires ou non.

Division fondée ici surtout sur des caractères physiologiques, — et de prime abord il est souvent difficile de distinguer anotomiquement si une cellule appartient à l'un des groupes plutôt qu'à l'autre; — elle prend toute son importance dans l'étude des tissus, où elle est capitale, où cette distinction devient facile, — épiderme, — ongles, — corne, — poils, — cristallin, etc., tissus qui se régénèrent facilement après l'ablation. — Ces tissus sont loin d'être privés de nutrition ou vie; ils ont au plus haut degré les trois propriétés végétatives, d'où l'importance du rôle qu'ils jouent normalement dans la production des tumeurs.— Division fondée par de Blainville. C'est un des grands progrès qu'ait fait l'anatomie générale, bien que pourtant il en soit généralement tenu peu de compte, au grand détriment de la science.

11e espèce. — Épithéliums.

Élément cellulaire caractérisé par sa situation en couches minces à la surface des téguments internes et externes, muqueux et séreux, des tubes, des parenchymes glandulaires et non glandulaires, et des vésicules closes glandulaires. — Espèce des plus répandues dans l'économie, — offrant, par suite, des variétés nombreuses notablement diverses anatomiquement, mais dynamiquement semblables, ainsi que le prouve leur étude physiologique normale et pathologique qui montre l'une passant directement à l'autre ou surtout se substituant à elle à la place qu'elle occupait avant leur chute normale et accidentelle dans les humeurs.

4 variétés fondamentales : 1° *nucléaire*, 2° *sphérique*, 3° *prismatique* et 4° *pavimenteuse*. — Caractère commun de résistance aux agents destructeurs. — Chacune occupe plus particulièrement telle ou telle région, mais peut se substituer à

l'autre. — Quelquefois ces variétés sont mélangées presque également comme à l'uretère et la vessie.

En voie incessante de rénovation, — d'où variétés de formes *en un même lieu*, selon diverses conditions, et *en lieux différents*.

Lorsque les 4 variétés sont réunies l'une est ordinairement fondamentale ou prédominante, et une ou plusieurs autres sont accesoires — (vessie, — uretère, — œsophage). — Souvent celle qui est accessoire devient pathologiquement prédominante.

Différence de consistance de toutes les variétés de cellules épithéliales à l'état frais et cadavérique. — Mollesse à l'état frais qui permet la pénétration de granules divers.

DIX-SEPTIÈME LEÇON

DESCRIPTION DES VARIÉTÉS DE L'ÉLÉMENT ÉPITHÉLIUM

1re *variété*. — *Epithéliums nucléaires*. — Noyaux libres, sphériques ou ovoïdes. — Dimensions. — Réactions.

Prédominent seulement dans les couches épithéliales glandulaires. — Exemples de formes sphériques. — Exemples de formes ovoïdes.

Accessoire dans diverses régions, — où par hypergénèse elle devient pathologiquement prédominante. — L'acide acétique les pâlit un peu en rendant les bords nets; sans les dissoudre. — Structure finement grenue. — Noyaux rarement nucléolés. — Développement d'un nucléole lorsqu'ils s'hypertrophient.

Centres de génération d'épithéliums cellulaires lorsqu'il y a hypertrophie des culs-de-sac qu'ils tapissent. — D'abord contigus, ils s'écartent avec production de matière amorphe interposée; puis segmentation entre chaque noyau. — C'est ainsi que l'épithélium nucléaire devient sphérique, — prismatique ou pavimenteux à un ou plusieurs noyaux (lorsque les sillons de segmentation en embrassent plusieurs au lieu de passer entre chacun d'eux) dans les tumeurs, — les kystes glandulaires, etc., fait important. — Hypertrophie individuelle. — Passage à l'état vésiculeux. — Passage à l'état granuleux. — Élément principal du tissu épithélial de beaucoup de follicules, de vésicules et de culs-de-sac glandulaires. — Accessoire des épithéliums muqueux et glandulaires qui ont les autres variétés pour élément fondamental. — Genèse à la surface des tubes des parenchymes et des téguments. — Soit seul, soit au sein de la matière amorphe, — ou hétérotopiquement. — Hypergénèse dans les régions où ils sont accessoires, d'où la production de tumeurs et difficultés de diagnostic avant de connaître ce fait.

2e *variété*. — *Cellules épithéliales sphériques.* — Toujours accessoires chez l'homme et autres mamifères. — Thyréoïde. — Glandes lymphatiques.— Ovisac. — Uretère.— Kystes, etc. Plus répandue chez les autres vertèbres et surtout chez les invertébrés. — En petite quantité normalement et pathologiquement. — Formes. — Dimensions. — Réactions. — Structure.

3e *variété*. — *Cellules prismatiques.* — Caractères distinctifs. — Fondamentale dans les fosses nasales et les voies aériennes (moins le poumon), dans l'intestin, — les voies biliaires et génitales, — l'organe de l'émail, — les glandes du col utérin et celles du rectum. — Accessoire à la vessie. — Mollesse à l'état frais et consistance cadavérique. — Formes prismatiques, cylindriques, coniques, fusiformes. — Variétés de forme par rapport au noyau. — Sous-variétés de volume. — Apparences selon le grand et le petit diamètre. — Réactions. — Altérations vésiculiformes morbides. — Structure. — Noyau simple ou multiple. — Bordure hyaline réfractant fortement la lumière sur la face libre. — Granules jaunes autour du noyau. — Plus de densité de la couche superficielle que de la masse principale. — Soulèvement ampullaire cadavérique de la superficie.

Cils vibratiles. — Leurs caractères et aspects. — Lieux de présence et d'absence. — Mouvements. — Ses phénomènes. — Ses conditions. — Ses causes — par contraction. — Hypergénèse des cellules prismatiques rare. — Fosses nasales. — Hypertrophie de la cellule et du noyau, au rectum, etc. — Déformations, — excavations en cas de non-desquamation.

DIX-HUITIÈME LEÇON

4ᵉ variété. — *Cellules pavimenteuses, polyédriques ou lamelleuses.* — La plus répandue, — peau, — muqueuses et séreuses — foie ; glandes, — poumon, — rein, — testicule, — avec modifications de *formes* et de *volume* à décrire alors. — Variations de ces formes et dimensions dans les trois sens ; état finement et strié de leur contour. — Réactions chimiques. — Résistance. — Altérations cadavériques. — Structure. — Masse et noyau. — Granules. — Absence du noyau. — Sa signification. Ses causes. — Multiplicité des noyaux. — Signification normale et pathologique. — Causes originelles. — Cas dans lesquels il y a cavité distincte de la paroi. — Contenu. — *Granules pigmentaires* dans la substance de celles de la choroïde, de l'épiderme normalement et accidentellement, etc. — Absence de ces granules dans l'albinisme.

Genèse des épithéliums. — 1° Par les membranes tégumentaires ; 2° sur la face interne des tubes glandulaires lisses, etc. — Matière amorphe, puis noyaux ou *vice versa.* Segmentation de la matière amorphe et des cellules. — Ses variétés. — Envahissement, son mécanisme.

Développement normal. — Disparition du noyau. — Chute ou desquamation. — Effets de la non desquamation. — Globes épidermiques. — production des granules. — État granuleux. — Réplétion de graisse huileuse, foie, etc. — Excavations accidentelles. — Leur contenu limpide ou granuleux, production d'autres éléments (leucocytes, etc.) dans ces cavités. — Hypertrophie des cellules. — Déformations diverses. — Prolongements uniques ou multiples en raquette, étoilés, etc. — Déformation normale. — Hypertrophie du noyau unique ou multiple. — Son passage à l'état vésiculaire. — Apparition et hypertrophie des nucléoles. — Valeur et signification physiologique normale et morbide de ces modifications. — Rôle dans les tumeurs, — *cancers,* — dans les croûtes cutanées, etc.

Hypergénèse des épithéliums pavimenteux, prismatiques et nucléaires. — Ses effets.

Génération hétérotopique. — Ses lois de voisinage : 1° Dans le rectum, le col utérin étant le premier affecté, etc. ; 2° dans le sacrum, le rectum étant le premier affecté ; 3° dans le canal médullaire des os, les organes extérieurs à l'os étant affectés antérieurement, etc., quelle que soit la variété d'épithéliums pavimenteux, prismatiques, etc. — Autres exemples analogues.

Rôle physiologique particulier ou spécial rempli par les épithéliums. — Il varie selon ses conditions physiques de situation, — de sécheresse ou d'humidité, — de génération conduisant à la soudure en ongles, cornes ou poils. — Il repose partout sur l'énergie ou la diminution de quelqu'une de ses propriétés de *nutrition,* de *développement* ou de *reproduction,* soit comme protecteur tégumentaire, soit comme concourant aux secrétions, — soit, au contraire, comme favorisant l'absortion. — Doués plus encore que les autres produits à un haut degré de ces propriétés végétatives, c'est par des perturbations de celles-ci en plus, en moins ou aberrantes qu'ils jouent un rôle normal et pathologique important.

DIX-NEUVIÈME LEÇON

12e *espèce.* — Cellules médullaires des poils.

Situation. — Forme arrondie ou polyédrique. — Cavité distincte de la paroi, — sans noyau de bonne heure. — Contenu granuleux : nul ou limpide dans quelques espèces. — Granules brillants au centre, contour foncé. — Cohérence des cellules et disparition de la paroi chez l'homme et divers mammifères. — Juxtaposition régulière des cellules dans plusieurs.

13e *espèce.* — Cellules du cristallin.

Synonymie : Cellules de l'humeur de Morgagni. *Globuli lentis.* — Distribution en avant et différente en arrière — Polyédriques ; — par juxtaposition elles deviennent sphériques, — $0^{mm},04$ à $0^{mm},06$. — Contour net. — Hyalines. — Altérabilité sarcodique. — Caractères de ces gouttes. — Coagulation par les acides et l'alcool jusqu'à consistance cireuse. — État grenu morbide, qui réfléchit la lumière. — Liquéfaction morbide qui rend la couche hétérogène et opaline. — Structure. —

Noyau. — Sa formation. — Rôle spécial, — physique, relatif
à la réfraction.

14ᵉ *espèce*. — CELLULES DE LA DENTINE.

Situation sous la pellicule du bulbe, dont l'ivoire les sépare
ensuite. — Forme conoïde renflée, arrondie à la base, pro-
longée en queue au sommet adhérant à l'ivoire. — L'acide
acétique et la glycérine pâlissent le noyau. — Structure. —
Noyau à la grosse extrémité ou profonde. — Noyau ovoïde,
clair. — Altération sarcodique et soulèvement superficiel ampullaire rapide. — Naissance par genèse du noyau et du corps
de la cellule ensemble, d'abord petits. — Développement rapide. — Rôle indirect, élaborateur dans la production de l'i-
voire.

VINGTIÈME LEÇON

15° *espèce*. — OVULE FEMELLE.

Description évolutive en tant qu'élément, abstraction faite
de l'ovisac. — Apparition vers le deuxième mois à la surface
de l'ovaire. — Cellule à gros noyau ovoïde et nucléole. — Paroi rapprochée du noyau. — Changements évolutifs du contenu. — Vitellus, granules et matière hyaline contractile. —
Changements évolutifs du noyau devenant vésiculeux (vésicule
germinative et nucléole, — tache germinative) et disparaissant
avant la fécondation, sans servir à la production du germe qui
provient du vitellus proprement dit. — Changements évolutifs
de la paroi. — Son épaississement. — Son micropyle (elle devient membrane vitelline). — *OEuf mûr.* — Large de 0ᵐᵐ,140
à 0ᵐᵐ,200 ; vitellus, 0ᵐᵐ,119 à 0ᵐᵐ,150 ; membrane vitelline,
0ᵐᵐ,013 à 0ᵐᵐ,025 ; vésicule ou noyau devenu vésiculeux,
0ᵐᵐ,030 ; tache, 0ᵐᵐ,006. — Caractères physiques et de structure à cette période, qui dure peu, car il y a expulsion. Membrane homogène translucide, résistante, élastique, à cassure
nette comme du verre. — Vitellus tenace. — Pénétration des
spermatozoïdes. — Mouvements de retrait. — *Gemmation des
globules polaires.* — Genèse du noyau vitellin central, puis
segmentation conduisant à l'individualisation de la substance

du vitellus en autant de cellules embryonnaires ou blastodermiques qu'il se forme de segments ou globes vitellins. — Résultats de la segmentation ou de la gemmation selon les espèces. — Rôle physiologique spécial relatif à la reproduction
des individus, d'où perpétuation et propagation des espèces.

16e *espèce*. — OVULES MALES.

Synonymie. — Vésicules ou utricules mères des spermatozoïdes. — Siége. — Conduits testiculaires. — Forme. — Vo-
lume, 0^{mm},02 à 0^{mm},03 au plus chez l'homme. — Structure.
— Paroi mince, contenu granuleux, noyau clair, il disparaît
de bonne heure. — Segmentation ou gemmation selon les espèces. — Spontanée. — Résultat : *cellules nombreuses, analogues aux cellules embryonnaires femelles.* — Évolution ultérieure de chaque cellule en un spermatozoïde cilié, ou provenant le plus souvent d'une portion seulement de chaque cellule.
—Variétés spécifiques d'origine aux dépens de la paroi, du noyau
peut-être.—D'où spermatozoïdes en faisceaux.—Détermination
de leur nature par leur origine et leur fin, comme celle de
tout être en voie d'évolution. Là en est un exemple frappant.
— Les éléments anatomiques, comme les êtres organisés qui
en sont formés, ou réciproquement, sont en effet des espèces
de corps en voie incessante de changements, — d'où résulte
que la signification des états infinis qu'ils présentent comme
intermédiaires, entre les deux termes extrêmes de naissance et
de fin ou mort, ne peut être exactement appréciée qu'après la
détermination exacte de ces termes, surtout du premier.

Moyens à suivre pour éviter l'erreur grave, commise jour-
nellement, qui fait considérer l'ovule mâle et l'ovule femelle
comme une transformation en œuf d'une cellule épithéliale
des tubes testiculaires et des ovisacs. — La naissance des
ovules mâles et femelles a lieu par genèse, — sans liaison
généalogique directe avec les épithéliums. — Ses phases. —
Importance de leur étude.

17e *espèce*. — SPERMATOZOÏDES.

Définition. — Les spermatozoïdes sont des cellules embryonnaires mâles, ciliées, ou une provenance directe ciliée de ces

cellules. — Forme. — Dimensions. — Couleur. — Réactions. — Résistance à la destruction. — Structure. — Tête. — Cil ou queue. — Propriétés physiologiques. — Nature. — Élément anatomique cilié. — Génération. — Développement. — Nutrition. — Influence des milieux sur la durée de leur activité propre. — Conditions de non-génération. — Causes de l'erreur qui les a fait considérer comme une espèce animale. — Les comparer à ceux des cryptogames. — Rôle physiologique spécial nettement déterminé, relatif à la fécondation par union matérielle de la substance du mâle en masse, c'est-à-dire du spermatozoïde à l'ovule femelle, puis molécule à molécule de la matière du spermatozoïde qui se liquéfie à celle du vitellus femelle.

Les faits précédents montrent que l'anatomie générale se compose de l'étude d'une série d'objets aussi nettement déterminés que ceux du domaine de l'anatomie descriptive, — objets par lesquels sont composés ceux-ci, — qui, par conséquent, doivent être étudiés avant eux, — étude dont le résultat est général.

VINGT ET UNIÈME LEÇON

DES FIBRES EN GÉNÉRAL.

Définition. — Il y a peu d'espèces de ces éléments, mais chaque espèce représente des masses considérables, tandis que les cellules sont accessoires des solides, des liquides ou disposées en minces couches, c'est-à-dire qu'à l'état de plein développement du corps, les fibres, abstraction faite du squelette, forment la plus grande partie de l'organisme. — Application de ces faits à la production des tissus morbides. — Les tissus qui sont formés de fibres ont ordinairement des cellules comme éléments accessoires, mais les fibres ne sont que rarement accessoires du petit nombre de tissus, qui, comme le médullaire, ont des cellules pour élément fondamental. — Quelques espèces de fibres sont toujours fondamentales, comme les fibres musculaires striées. — D'autres sont accessoires dans quelques tissus et fondamentales ailleurs, comme l'élément élastique. — Toutes ont pour centre de génération un noyau qui disparaît ensuite sur quelques-unes.

1re *espèce* de fibres, 18e espèce d'éléments.
FIBRES-CELLULES.

Synonymie. — Fibres musculaires de la vie organique. — Fibres lisses (Schwann, 1838. Krause, 1839. Gerber, 1840. Henle, 1845). — *Définition.* — Analogie avec les cellules. — *Distribution* dans : muscles, — vaisseaux, — conduits excréteurs, — peau, — muqueuses. — Formes longues et courtes. — Dimensions aux diverses régions. — Couleur pâle grisâtre. — Réactions avec les acides acétique, chlorhydrique, azotique, — l'alcool, le bichromate de potasse, etc. — Structure. — Avec ou sans noyaux, — avec ou sans stries longitudinales et fins granules. — Renflements ou nodosités brillantes. — Noyau allongé en bâtonnet, permettant de reconnaître leur présence et leur direction dans l'épaisseur des organes. — Passage à l'état granuleux. — Sans atrophie. — Variations normales dans les organes génitaux femelles. — Genèse dans l'intestin, etc. — Noyau comme centre — allongé dès le principe. — Changements évolutifs. — Nulle transition aux fibres musculaires de la vie animale. — Hypertrophie et hypergénèse dans certaines tumeurs. — Rôle physiologique spécial. — Contractilité lente sans transition à la contractilité rapide.

VINGT-DEUXIÈME LEÇON

2e *espèce*. — FIBRES LAMINEUSES (*tela laminosa*).

Synonymie. — Valeur des termes cellulaire, — unissant, — conjonctif. — Distribution — comme élément fondamental et accessoire. — Description dans l'ordre évolutif, car on en trouve pendant toute la vie qui restent à l'état des premières phases de développement. — Genèse autour du noyau. — Centre de plusieurs fibres adultes. — État de corps fibro-plastiques. — Description. — 1° Fusiformes ; 2° étoilés, anastomosés dans l'organe d'émail, le cordon ombilical, la cornée, etc. — Altérations sarcodiques. — Prolongements fibrillaires —

et évolution contredisant l'homogénéité hypothétique qui fait considérer comme artificiel l'état fibrillaire. — Atrophie du noyau. — Divisions. — Anastomoses. — Caractères des fibrilles. — Réactions. — Non-dissolution par l'acide acétique, mais gonflement et soudure. — Variété ordinaire. Variété tendineuse et scléroticale.

Genèse autour de noyaux en groupes arrondis ou épars, mais non sans ordre. — Développement. — Régénération telle que la génération. — Hypergénèse. — Génération hétérotopique. — Altération graisseuse des corps fibro-plastiques. — Leur passage à l'état de vésicules adipeuses. — Leur distribution dans l'économie.

Vésicules adipeuses. — *Gobuli adipis et pinguedinosi* (Malpighi, 1686). — *Vésicules de la graisse* (Fontana, 1781). — Aspect général. — Dimensions. — Formes. — Réfraction. — Structure de la paroi. — Ses prolongements. — Noyau. — État du contenu selon les phases d'évolution et d'atrophie. — Modification de couleur et de composition. — A l'état granuleux ou homogène. — Évolution à partir du commencement du troisième mois. — Hypertrophie. — Atrophie. — Phases successives d'apparition normale et morbide dans les divers tissus.

Rôle physiologique spécial des fibres lamineuses. Rôle physique de résistance dans les tendons, les ligaments dans la sclérotique, lorsqu'elles sont parallèles et sans fibres élastiques. — De glissement quand la texture est autre, dans le tissu lamineux sous-cutané, — sous-muqueux, — intermusculaire où il est séparateur autant qu'unitif, — puisqu'il manque chez divers animaux. — Nutritif et de distributeur des vaisseaux dans la pie-mère et l'allantoïde, et non unitif. — Les substances amorphes unissantes du cerveau, etc., ne débutent pas par des corps fibro-plastiques comme les fibres lamineuses et diffèrent de ces éléments.

Rôle nutritif spécialement par rapport à certains principes, gras dans les corps fusiformes de quelques régions devenant adipeux. — Début de l'apparition de l'état adipeux des corps fibro-plastiques ; toujours au *centre* des amas arrondis qu'ils forment, d'où granules jaunâtres au début de la production du tissu adipeux et lobules adipeux ultérieurement. — Extension accidentelle de l'état adipeux dans ceux qui sont libres et épars. — Cette production de graisse a un caractère qui la distingue des sécrétions, car ce qui caractérise celle-ci, c'est que les principes immédiats sont rejetés hors des éléments anatomiques qui les ont produits par excès des actes désassimilateurs ; ici, au contraire, ils y sont inclus et y séjournent par excès d'assimilation de certains principes.

Les corps fusiformes ou étoilés non devenus graisseux ont été appelés : *Fibres élastiques mal développées,* — *Cellules du tissu conjonctif,* — *Cellules d'origine des adipeuses,* — *Cellules d'origine des cartilages et des os* (multiplicité de nature qui n'est pas réelle), — *Cellules plasmatiques avec prolongements ou tubes plasmatiques* chargés de porter des sucs nutritifs. — Ce qui est un retour à l'ancienne hypothèse des absorbants nutritifs. — Hypothèse sans preuves et contredite par ce fait que nombre de tissus qui sont dépourvus de ces éléments se nourrissent. — L'examen sous ce rapport des propriétés des tumeurs formées principalement de corps fusiformes et étoilés ne la contredit pas moins.

VINGT-TROISIÈME LEÇON

3ᵉ *espèce.* — ÉLÉMENTS ÉLASTIQUES.

Distribution comme élément fondamental et accessoire. — Variétés de configuration et de dimensions. — Mais les caractères communs de résistance aux réactifs et de coloration jaune avec pouvoir réfringent les rendent toujours faciles à reconnaître.

1ʳᵉ variété. Fibres dartoïques, dites fibres de noyaux. — Toujours accessoires. — Distribution. — Caractères dus à leurs flexuosités ou spirales autour des faisceaux des fibres lamineuses ; 2ᵉ variété. Fibres élastiques proprement dites. — Élément fondamental des ligaments et des artères. — Sous-variété d'aspect d'après le nombre des anastomosés, la finesse des fibrilles et la régularité des bords. — Endocarde. Péri-

carde. — Face interne de la tunique moyenne des artères.
5e variété. Élastique lamelleuse ou fenestrée. — Dans les vaisseaux et ligaments. — Transitions à la précédente, — orifices
longs ou circulaires.

Genèse. — Autour du noyau comme centre, puis atrophie
lente. — Régénération très-lente ; ses effets. — Caractères
chimiques reconnaissables de bonne heure. — Rôle physiologique spécial, — excès d'élasticité. — Jamais d'hypergénèse
morbide. — Existent partout où dans l'économie il y a élasticité très-marquée, et ce sont elles qui la donnent. — Ligaments, — derme, poumon, artères. — Coexistence de propriétés physiques en excès avec lenteur de leur génération,
de leur développement et de leur régénération. — Les propriétés normales et morbides de régénération et d'hypergénèse
séparent complétement les fibres lamineuses des élastiques.
— La comparaison des propriétés des éléments élastiques et
lamineux indiquent un rôle autre que purement physique et
conjonctif dans le tissu lamineux.

4e espèce. — *Fibrilles musculaires de la vie animale.* — Caractères de l'élément contractile. — Forme. — Volume. — Couleur. — Réfraction. — Alternances de coloration. — Action
de l'eau ; de l'acide acétique ; de l'alcool. — Structure. —
Parties homogènes alternes, dites élément sarceux. — Le résultat du groupement régulier ou irrégulier des fibrilles est la
production de faisceaux striés ou ponctués. — Dans le cœur ils
sont sans enveloppe et anastomosés. — Hors du cœur, ils ont
un myolème. — Rupture transversale après coagulation ou
altération. — Genèse dans le cœur et dans le myolème. —
Noyau comme centre et fibrilles aux deux bouts. — Atrophie
d'un certain nombre des noyaux plus tard. — Hypertrophie
sans hypergénèse dans les maladies du cœur, dans la grossesse, etc. — Atrophie dans l'amaigrissement et pâleur, puis
résorption ; — en passant par l'état grenu, disparition des alternances et passage à l'état homogène, puis résorption. —
Rôle physiologique spécial. — Contractilité toujours rapide,
sauf intervention de la volonté.

VINGT-QUATRIÈME LEÇON

FIBRES DU GROUPE DES PRODUITS. — ESPÈCES PEU NOMBREUSES.

1re *espèce.* — *Fibres ou tubes à noyau du cristallin.* — Situation aux deux faces. — Dimensions. — Transparence.— Forme polyédrique un peu aplatie. — Bords réguliers. — Altérations sarcodiques et état opaque par action des réactifs. — Alcool. — Eau. — Production cadavérique de gouttelettes à l'intérieur. — Structure. — État grenu. — Noyaux. — Cavité. — Altérations morbides de la structure. — État grenu. — Atrophie du noyau. — Cohérence des fibres en amas allongés, mous dans les cataractes. — Altération, cause de cataracte plus fréquente que celle des fibres dentelées du centre. — Naissance; — elles dérivent des cellules du cristallin. — Rôle physiologique spécial purement physique.

2e *espèce.* — *Fibres dentelées du cristallin.* — Situation. — Dimensions. — Forme prismatique. — Bords et surface hérissés de petites saillies les faisant paraître grenues. — Couleur. — Réfringence. — Pâleur. — Action des réactifs. Eau. — Alcool. Acides. — Coagulation grenue et opacité. — Structure homogène. —Naissance au 2me mois; mal connue. — Ne semblent pas dériver des précédentes. — Développement. — Modifications séniles *de teinte* et d'homogénéité. —Modifications morbides. — Plus rares que celles des tubes et des cellules; — analogues aux altérations séniles avec induration. — Rôle physiologique spécial purement physique.

3e *espèce.* — PRISMES OU FIBRES DE L'ÉMAIL. Situation. — Dimensions variables selon les régions et les âges. — Formes prismatique et aplatie. — Coloration. — Consistance. — Friabilité. — Résistance à l'action des réactifs. — Structure. — Stries transversales.

Conditions de leur genèse par autogenèse, sans relations généalogiques avec les cellules épithéliales prismatiques de *l'organe de l'émail.* — A la surface de l'ivoire. — Séparées des cellules de l'organe de l'émail par la *membrana præformativa*. — Altérations par divers agents. — Rôle physiologique spécial, physique et mécanique.

VINGT-CINQUIÈME LEÇON

ÉLÉMENTS TUBULÉS EN GÉNÉRAL.

Caractérisés par une grande longueur par rapport à la largeur avec cavité centrale.

1re *espèce*. — SARCOLÈME OU MYOLÈME.

Situation. — Mêlés aux fibrilles, forment essentiellement ce qu'on a nommé fibrine des muscles.—Forme de tubes clos aux deux bouts. — Dimensions variables. — Épaisseur. — Élasticité. — Ténacité. — Lois d'union, des bouts aux fibrilles tendineuses. — Transparence.— Réactions chimiques. — Résistance à ces agents, non au suc gastrique. — Structure. Homogène avec noyaux parsemés. — Amas de granules au lieu de noyaux. — *Noyaux multiples vers les points* de terminaison des nerfs. — *Genèse* autour des noyaux comme centre précédant celle des fibrilles contractiles contenues. — Soudure bout à bout. — Creusement de cavité. — Génération de noyaux et genèse des fibrilles. — Développement. — État dans l'atrophie musculaire. — Rôle physique spécial d'élasticité et de protection. — Distribution des vaisseaux et nerfs à leur surface. — Comparaison dans le cœur où il manque, mais qui jouit en masse d'une élasticité apportée par le péricarde et l'endocarde élastiques.

2e *espèce*. — PÉRINÈVRE.

Définition individuelle et comparativement au myolème. — Étendue, épaisseur et diamètres. — Origine. — Subdivisions des plexus et des extrémités terminales. — Terminaison variable, — en pointe. — Ou renflée par des couches concentriques; corps de Pacini, du tact, etc. Élasticité. — Ténacité. — Grande résistance physique et physiologique. — Injections au mercure par Bogros et Cruveilhier. — Leur signification anatomique. — Transparence. — Bords des lambeaux non filandreux, mais nets ou dentelés. — Action des acides acétique et azotique analogue à celle qu'ils exercent sur l'élément *élastique*. — Teinte et réfringence analogues. — Structure. — Noyaux rares. — Stries. — Granules. — Non traversé par les vaisseaux des nerfs ni par des tubes nerveux ; il les accompagne en se subdivisant. — Genèse après les tubes nerveux déjà en faisceaux de fibres de Remak. — Limitation de ces faisceaux. — Genèse précoce dès le 2ᵐᵉ mois. — Développement. — Altérations séniles. — État granuleux analogue à celui des plaques athéromateuses artérielles séniles ou pathologiques. — Résistance à l'atrophie dans les tumeurs qui compriment ou distendent les faisceaux primitifs des nerfs en envahissant le tissu lamineux du *névrilème* qui leur est interposé. — Fausseté anatomique et physiologique de l'hypothèse des écrivains qui ont considéré le périnèvre comme formé par le tissu lamineux ou qui l'ont confondu avec le névrilème. — Rôle physiologique spécial; — physique. — Importance physiologique et pathologique de l'étude de cette espèce d'éléments.

VINGT-SIXIÈME LEÇON

3ᵉ *espèce*. — *Tubes capillaires*. — Éléments accessoires de la plupart des tissus sans en former un, — mais composant un système. — *Définition*. Tubes à paroi homogène du diamètre des hématies de chaque animal allant en augmentant de diamètre de chaque côté, à partir de la périphérie pour se diriger vers le cœur sans discontinuité.

D'un point à l'autre de cette étendue leurs diamètres et leur structure sont les suivantes : 1° Sans addition d'autres éléments ils forment la 1ʳᵉ *variété* de 0ᵐᵐ,007 à 0ᵐᵐ,030. Dimensions diverses d'un tissu à l'autre. — Aspect physique. — Bords. — Épaisseur des parois. — Résistance aux actions chimique, différente de celle du tissu lamineux. — Structure. — Noyaux, — leur situation, leurs variétés de volume, de nombre et de forme d'un parenchyme à l'autre. — Granules de la paroi.

2e *variété*. — 0^{mm},030 à 0,070, — mêmes caractères. — Addition de fibres musculaires circulaires.

3e *variété*. — 0^{mm},070 à 0,150. — Distinction en artères et en veines. — Perte des noyaux. — Passage à l'état strié. — Il se continue jusque dans les gros vaisseaux et le cœur, où la largeur donne l'aspect d'une membrane (membrane interne ou commune des artères et des veines pulmonaires, de Bichat) ; — mêmes réactions, — même épaisseur. — Déchirure en long.

Les vaisseaux les plus gros naissent à l'état des capillaires et passent successivement par les changements ci-dessus, tant en volume qu'en structure par addition de parois; le cœur ne fait pas exception, mais naît par écartement des cellules embryonnaires de *l'aire vasculaire* se remplissant de liquide et se tapissant d'une paroi, par genèse des fibres de celle-ci. — *Genèse* des capillaires — jamais indépendante : 1° par saillie bourgeonnante ; 2° par un prolongement plein avec un ou plusieurs noyaux, continuité avec le vaisseau principal et se creusant d'une cavité communiquant avec celle de celui-ci durant les phases ultérieures de son évolution. — Multiplication anormale. — Développement.

Altération des parois ; — elle entraîne celles des éléments ambiants.—Rupture.—Altérations au fond des divers ulcères.

Rôle physiologique spécial, purement physique en fait. — Relatif au transport du sang et aux échanges endosmo-exosmotiques. Les autres phénomènes attribués aux capillaires ont lieu hors d'eux, dans les éléments qui les entourent immédiatement et qui leur sont interposés. — Changements dans l'inflammation, à exposer dans l'étude du système capillaire.

4e *espèce*. — *Tubes des glandes et des parenchymes*. — Conduits ou vésicules à paroi mince, transparente, homogène ou striée. A. parenchymes non glandulaires, 1° reins et 2° testicule seulement. — B. glandulaires, 1° follicules simples ou enroulés ; 2° glandes en grappe simple ou composée ; 3° vésicules closes. — Tous ceux qui sont en forme de tubes cessent où s'établit la distinction entre la partie sécrétante et le conduit excréteur. — Facile isolement sur le fœtus lorsque les tissus ambiants sont mous et lâches. — Adhérence ensuite. — Différences de réactions les séparant du tissu lamineux et des matières amorphes.

VINGT-SEPTIÈME LEÇON

5e *espèce*. — *Éléments ou tubes nerveux*. — Éléments complexes offrant l'état tubuleux dans la plus grande partie de leur étendue, mais à l'état de fibre ou filament aplati pendant une courte durée de leur existence embryonnaire et une courte longueur de leur trajet chez l'adulte, renflés en cellules pleines, soit à leur origine, soit dans leur trajet.

I. Caractères des cellules d'origine — de plusieurs sortes : *motrices,—sensitives,—sympathiques,—perceptives,—volitives.* — Situation dans la substance grise. — Formes et volume des diverses variétés. — Couleur. — Réactions.

Structure — masse — noyau ; nucléole, granulations.

ÉLÉMENTS NERVEUX sur lesquels on doit étudier :

1° Les cellules nerveuses d'origine et le cylindre-axe ou bandelettes *primitives* qui en partent.
1. Perceptives.
2. Motrices.
3. Sympathiques et réflexes.
4. De la pensée ou volitives.

2° Les cellules placées sur la longueur du cylindre-axe.
1. Sensitives.
2. Sympathiques.
3. A actions réflexes.

3° Les cellules nerveuses de terminaison de ce même cylindre-axe.
1. Des appareils des sens.
2. Cutanées.
3. Des muqueuses.

4° Les subdivisions terminales effilées en pointe du cylindre-axe.

5° Le tube médullaire ou *moelle* entourant le cylindre-axe des tubes centraux et périphériques.
1. Des tubes larges moteurs.
2. Des tubes larges, sensitifs et sympathiques.
3. Des tubes minces, sensitifs et sympathiques.

6° La paroi propre des tubes périphériques.
7° Les fibres de Remak.

(Expliquer ce tableau.)

II. *Prolongements ou cylindres-axes*, aplatis, pâles, grenus, flexueux dans leur trajet, simples à l'origine, ramifiés au delà ; 1° *Anastomotiques, avec ramifications perdues en pointe;* 2° *cylindres-axes d'origine* : *a. Moteurs physiologiquement continus* jusqu'à la terminaison périphérique sans renflement cellulaire. Leur terminaison en pointe après ramifications terminales multiples. — *b.* Sensitifs et sympathiques avec renflements cellulaires d'espace en espace;—terminés différemment, selon les régions, de modes sensitifs divers (Gerdy) : 1. par des cellules grêles, de forme irrégulière et à prolongements terminaux minces; analogues aux petites cellules d'origine, — muqueuses, — peau; — 2. par extrémité mousse contiguë ou continue à un *cône*, cellule régulière, conique, allongée, à noyau, regardée parfois comme analogue aux cellules terminales précédentes, mais sans prolongements périphériques ramifiés; — 3. par extrémité mousse, entourée d'un épaississement du périnèvre, prolongé jusque-là (*corpuscules de Pacini et du tact*). — Opinions sur les cellules terminales dans ces corps, analogues aux centrales; — 4. terminaisons en pointe effilée dans la peau comme dans les muscles.

Description particulière des *cônes* et des *bâtonnets* terminaux. — Cônes à noyaux (auditifs, olfactifs de la pituitaire, gustatifs des papilles fongiformes). — Cônes et *bâtonnets* de la rétine ou de la membrane de Jacob.— Leurs noyaux terminaux.

III. *Tube médullaire.* — Couche de matière principalement graisseuse (*moelle nerveuse*), autour du cylindre-axe, demi-solide, donnant à l'élément le caractère tubuleux. — Tubes plus ou moins gros selon le diamètre des cylindres-axes, d'où tubes de diverses espèces, *minces* et *larges*, ayant des rôles physiologiques distincts.

Caractères du tube médullaire. — Origine à la jonction des substances grise et blanche, ce qui, avec cessation de la présence de la matière amorphe et des cellules, est cause des différences de couleur et de consistance. — Continuité jusque auprès de la terminaison en pointe dans les tubes musculaires, mais elle cesse avant, d'où difficulté d'étude de celle-ci. — Interruption à l'origine de chaque renflement cellulaire du cylindre-axe, — et reprise au delà jusqu'à la cellule terminale ou au cône, sans reprise au delà de celle-ci, — ou continue jusqu'au bout mousse (des *corpuscules de Pacini et du tact*).

Aspect de l'élément à tube médullaire observé sur son trajet. — Le cylindre-axe est masqué. — Diamètre, $0^{mm},005$ à $0,014$; d'où division en tubes *minces* et tubes *larges*. — Forme cylindrique. — Variations variqueuses par altérations de la substance médullaire dans les centres nerveux; le manque de gaîne propre extérieure en est cause, ainsi que de la moindre résistance des tubes comparativement à celle des tubes nerveux périphériques. — Couleur blanche par lumière réfléchie; jaune par lumière réfractée. — Bords foncés parallèles des tubes dits à *doubles contours*. — *Blancheur* du milieu, d'où le nom de substance blanche. — Consistance demi-solide, — visqueuse. — Ramollissement et non coagulation cadavérique. — État strié. — Gouttelettes à contours multiples, sinueux striés, et épanouissement strié penniforme dans l'eau. — Action coagulante de l'alcool et des acides. — Action de l'éther et des essences; analogue à celle exercée sur les corps gras sans être identique.

VINGT-HUITIÈME LEÇON

IV. *Paroi propre* des nerfs périphériques. — Couche mince, transparence, — difficile à voir, — appliquée sur l'extérieur du tube médullaire des nerfs périphériques, moins les 3 nerfs spéciaux (*olfactif, optique, auditif*).

Origine à la sortie de la moelle, et de la protubérance. — Continuité jusque près de la terminaison dans les nerfs moteurs. — Jusqu'au bout, dans les corpuscules de Pacini et du tact. — Jusqu'à la cellule terminale, et au cône dans les autres. — Minceur, transparence; — Difficulté à voir tant que la substance médullaire n'est pas chassée par écrasement. — Résistance à la rupture, renforce les tubes périphériques. —

Résistance aux acides. — Structure homogène, finement granuleuse. — Noyaux d'espace en espace chez le fœtus. — Épaississement, état strié avec conservation — des noyaux autour des renflements cellulaires du cylindre-axe dans les ganglions périphériques.

Caractères des tubes à paroi propres ou périphériques. Le même que dans les centres, sauf un peu plus de largeur, en raison de l'existence de la paroi. — Celle-ci empêche les varicosités. — Invisibilité du cylindre-axe, sauf après écrasement.— Autre mode d'altération cadavérique de la substance médullaire. — État grenu. — État strié. — Tubes larges de $0^{m.m},010$ à $0,013$. — Situation, etc.— Tubes minces, $0,005$ à $0,009$; centraux et périphériques à cylindres-axes correspondants. — Altérations pathologiques après leur section. — Passage à l'état de gouttelettes (sans *dépôt de granulations graisseuses*), puis atrophie de la *substance médullaire*, et flétrissure graduelle du tube propre qui s'atrophie ensuite. — Ramollissement des tubes centraux.

Solidarité dans la constitution de cet élément anatomique complexe entre toutes ses parties constituantes qui forment un tout anatomiquement ; — entre les tube propre, tube médullaire et cylindre-axe, renflé ou non en cellule, solidarité aussi intime qu'entre les noyaux et corps de cellule.—Comme aussi il y a solidarité physiologique d'une extrémité à l'autre, au point de vue de la disposition anatomique et du rôle rempli : 1° par l'extrémité *impressionnée* ; 2° le tube qui transmet ; 3° le centre qui perçoit, ou *vice versa* par l'élément qui opère : 1° la volition centrale ; 2° la transmission motrice du centre vers la périphérie ; 3° et par l'extrémité qui suscite la contraction.

Genèse des cellules et du cylinder-axis central dans matière amorphe et entre les myélocytes. — États de développement des cellules et du cylindre. — Addition du tube médullaire au 2ᵉ mois. — Genèse par cellules allongées et soudées des tubes nerveux périphériques, à des époques successives représentant la paroi propre qui naît la première. — Noyaux d'espace en espace. — Production d'une cavité dans ces fibres pleines. — Du cylindre ne se voyant pas d'abord. — Production de la substance médullaire et augmentation de volume avec atrophie ultérieure des noyaux du tube propre, après le 7ᵉ mois.

Fibres de Remak ou grises chez l'adulte, semblables aux tubes propres en voie de développement. — Distribution dans les nerfs gris. — Leurs caractères physiques, — chimiques, — et de structure. — Noyaux d'espace en espace. — Régénération des nerfs périphériques passant par toutes les phases ci-contre.

VINGT-NEUVIÈME LEÇON

4ᵉ section. — Éléments homogènes creusés ou non de cavité, avec ou sans cellules.

1ʳᵉ division. — Du groupe des constituants.

1ʳᵉ espèce. — Élément cartilagineux. — Définition. — Substance fondamentale homogène *creusée de cavités* (chondroplastes) *pleines de liquide ou de cellules*, ou fibroïde. — État strié et fibres. — Régions de l'économie où on en trouve, ou distribution. — Caractères des chondroplastes. — Variétés de formes et de dimensions selon les âges et les régions. — Arrondis ou allongés, — fusiformes, — ovoïdes. — Contenu, liquide ; ou plus souvent noyau s'entourant de matière finement grenue. — Amas de granulations.

Cellules. — Leurs caractères suivant les âges et les états sains ou morbides. — Friabilité d'abord, — couches concentriques plus tard, — stries radiées. — Leurs altérations graisseuses, séniles et morbides, couches concentriques autour d'elles.

Genèse autour de la notocorde, par substance homogène, hyaline entre des noyaux embryoplastiques en amas. — Ces noyaux sont dits embryoplastiques, mais sont plus petits que ceux-ci. — Développement des cellules. — Segmentation. — Hypergénèse et génération hétérotopique. — Description du cartilage suivant ses phases évolutives.

Mode de genèse semblable, aux membres, — côtes, etc.— Noyaux rapprochés, plus petits que les noyaux embryo-plastiques et matière amorphe pâle les entourant. — Bientôt, la matière amorphe entre le noyau et la substance fondamentale durcit, et alors les cellules sont isolables à la coupe. — Formes allongées ou anguleuses des chondroplastes et de leurs cellules. — Transparence de la substance fondamentale caractérisant la variété fœtale, normale et accidentelle. — Variété à cavité sans cellules. — Passage à l'état arrondi et agrandissement des chondroplastes, avec multiplication des cellules caractérisant la variété adulte ou proprement dite. —Conservation des formes aplaties allongées près du périchondre et remplacement des cellules par un amas granuleux. —Capsule du chondroplaste isolée par ébullition due à plus de résistance de la substance limitant la cavité. —Caractères des cellules. — Corps et noyau rond. — Absence assez fréquente du noyau. — État strié et radié du corps de cellule. — Prolongements de leur pourtour. — Couches concentriques entre les cellules et la substance fondamentale. — Gouttes d'huile dans les cartilages permanents. —Amas granuleux à la place du noyau ou remplissant tout dans les cas d'enchondromes. — Absence de contenu dans le cartilage du cal parfois, etc. — Variété fibro-cartilage ; — même origine, mais substance fondamentale, striée ou fibroïde dès le début.

Historique. — Le cartilage ne provient pas de cellules soudées ensemble, ni d'une transformation du tissu lamineux.

Hypergénèse. — Rare. — Génération hétérotopique, — commune ; — ses phases.

TRENTIÈME LEÇON

2ᵉ *espèce.* — *Élément osseux.* — Substance homogène, opaque, creusée de cavités.—Distribution normale et pathologique dans l'économie. — Cément. — Ostéoplastes (cavités ou corpuscules caractéristiques des os). — Distribution dans l'os, à la surface et autour des canaux vasculaires.—Formes.

— Dimensions, $0^{mm},014$ à $0^{mm},035$ de longueur. — Aspect physique.—Pâleur à l'état frais. — Contenu liquide; —action de la glycérine, etc. — Canalicules radiés périphériques anastomosés et ouverts à la surface.—Action de l'acide chlorhydrique suivie de l'action de l'eau bouillante. — Mise en liberté d'une couche homogène reproduisant la forme des ostéoplastes. — Genèse des ostéoplastes. — Au centre du cartilage vertébral et autres, loin du périchondre. — L'os peut naître comme tout autre tissu sans avoir été précédé decartilage; ce dernier seulement présente des conditions plus favorables.

Phases de la genèse des ostéoplastes. — Développement des canalicules anastomotiques. — Génération d'ostéoplastes tant dépendante qu'indépendante des chondroplastes et du périoste. — Ostéomalacie. — Carie.

Hypergénèse et genèse hétérotopique de la substance des os. — Conditions déterminées qui la favorisent incontestablement. — Expériences. — Tels sont le cartilage, le tissu fibreux au crâne et ailleurs, le périoste, mais l'élément osseux peut naître indépendamment des précédents. — Le périoste favorise le développement de l'os, fait qu'il ne faut pas confondre avec sa naissance.

Osséine 30, — phosphate 57, — carbonates 8, — fluorure 1, — phosphate de magnésie 1, — eau variable selon diverses conditions, 22 à 46 p. 100.

Cartilage : sels 5 à 6 p. 100 ; graisse, 2 à 5 p. 100. — Le reste est de la cartilagéine dont l'eau est de 54 à 70 p. 100.

Gélatine $C^{26}H^{20}O^{10}Az^4$. — Chondrine $5(C^{32}H^{26}O^{11}Az) + S$.

Faits embryogéniques qui prouvent que les ostéoplastes ne naissent pas aux dépens des noyaux embryo-plastiques, ni des corps fibroplastiques. — Rôle physiologique spécial nutritif, — origine de l'hypothèse des prétendues cellules plasmatiques.

TRENTE ET UNIÈME LEÇON

2ᵉ division. — Substances homogènes creusées ou non de cavités et de canalicules du groupe des produits.

1re *espèce.* — *Ivoire* ou *dentine.* — Synonymie. — Substance homogène creusée de canalicules.—Diamètre, forme et ramifications. — Terminaison en pointe. — Anastomoses. — Dilatations en cavités formant réseau anastomotique. —Isolement des canalicules par l'emploi des réactifs.

Rôle physiologique spécial de l'ivoire et de ses tubes. — Genèse à la surface de la rangée des cellules de la dentine. — Canalicules isolables dès l'origine. — Nutrition et développement, — hypertrophie. — Matière organique, 28 p. 100, — phosphate 66, — carbonate 5 à 8, — fluorure, 2 p. 100. — Émail, — matière organique 2 à 6 p. 100, — phosphate calcaire 81 à 88, — carbonate 7 à 8, — fluorure 5 p. 100.

2e *espèce.* — Substance des ongles.

3e *espèce.* — Substance des poils.

4e *espèce.* — *Substance de la capsule du cristallin ou cristalloïde et de la membrane de Descemet.*

5e *espèce.* — *Substances des tubes demi-circulaires.*

TRENTE-DEUXIÈME LEÇON

IIe DIVISION DE L'ANATOMIE GÉNÉRALE (voir le tableau de la p. 5).

Elle comprend l'étude des tissus ou histologie proprement dite et celle des humeurs ou hygrologie. — Nous n'avons jusqu'à présent décrit que les parties simples ou élémentaires qui prennent part à la constitution de l'organisme, savoir : les principes immédiats et les éléments anatomiques. — Nous devons examiner maintenant les espèces distinctes de parties complexes que forment une ou plusieurs espèces d'entre eux en se réunissant dans un ordre déterminé. — Étudier la fibre musculaire, l'élément nerveux n'est pas décrire le tissu musculaire ni le tissu nerveux, formés de plusieurs autres espèces d'éléments, accompagnant les précédentes, pas plus que la connaissance d'un corps simple en chimie n'entraîne avec elle celle des composés qu'il concourt à former principalement. — Absence de cette distinction et de l'étude de bien des parties du corps qui s'y rattachent, parce qu'on a voulu voir toute l'anatomie générale dans l'histologie confondue avec l'étude des éléments anatomiques. — Quant aux humeurs, nous n'en trouvons nulle part une description dogmatique et appliquée.

HYGROLOGIE, ou des *humeurs en général.* — *Définition.* — Les HUMEURS, sont les parties liquides ou demi-liquides de l'économie, formées par le mélange et la combinaison de principes immédiats nombreux, et tenant ordinairement des éléments anatomiques en suspension.

Les *tissus* et les *humeurs* présentent un égal degré de complication dans leur organisation, et ne diffèrent que par leur état solide ou liquide et le mode d'union de leurs parties, qui est en rapport avec les différences physico-chimiques des principes immédiats et des éléments anatomiques : leur étude appartient donc à une même branche d'anatomie. Elles ont pour attribut anatomique ou statique l'état de combinaison par dissolution réciproque et mélange de principes immédiats nombreux, ainsi que l'état de suspension dans lequel se trouvent les éléments organiques qu'elles renferment.

Le fluide joue le rôle rempli dans les tissus par l'élément fondamental, et les éléments en suspension celui d'élément accessoire. — D'où résulte qu'il y a erreur à appeler intercellulaire ou accessoire le plasma et à comparer les humeurs aux tissus.

Les humeurs ne possèdent en fait pas d'autres caractères absolument communs que les précédents ; — si ce n'est que toutes jouent le rôle de milieu ambiant (comme l'eau pour le poisson) par rapport aux éléments qu'elles tiennent en suspension, et ce rôle, les mucus et même l'urine, le remplissent comme le fait le sang. — Milieu auquel les éléments empruntent et restituent incessamment des matériaux, de sorte qu'ils y demeurent sans modification si le liquide reste normal comme les leucocytes dans le sang et les spermatozoïdes dans le liquide des vésicules séminales; — ils y changent de structure en cas contraire et deviennent granuleux, s'hypertrophient en cas de kystes, etc... — Ainsi, dans les humeurs, distinguer : 1° le *fluide*, partie fondamentale statiquement, auquel sont inhérents les attributs dynamiques essentiels et qui a reçu des noms divers ; 2° des solides ou éléments déjà connus, qui sont en suspension et accessoires quant à la masse et au rôle physiologique sans être inutiles pourtant et vivant aux dépens du fluide dans lequel ils flottent ; liquide qui n'est pas nécessairement vivant lui-même pour cela, non plus que l'eau et l'atmosphère par rapport aux animaux et aux plantes ; — tel est le cas des mucus, des liquides des kystes, de l'urine, etc., qui n'ont que des propriétés physico-chimiques.

Quant au *rôle spécial ou dynamique*, il varie d'une humeur à l'autre, comme la *composition immédiate* du fluide sur laquelle il repose. — Ainsi, après avoir étudié l'humeur en elle-même, il faut la suivre dans ses rapports avec les autres parties du corps. — Le fluide est dans l'humeur ce que l'élément fondamental est dans le tissu. Il joue le rôle de milieu pour les éléments en suspension. — Exemples : — sang, — sperme, — pus. — Comme les autres parties du corps, les humeurs se composent : 1° de principes d'origine minérale ou semblables à ceux-ci ; volatils ou cristallisables comme eux, où l'eau prédomine ; 2° de principes d'origine organique dont : *a* les uns sont cristallisables ou volatils comme les précédents ; *b* les autres coagulables, *tous naturellement liquides.* — Ils varient en espèces et en qualités relatives d'une humeur à l'autre, et les humeurs varient en conséquence. — Ils sont dissous les uns par les autres, et souvent ceux qui sont cristallisables, organiques ou minéraux (calcaires, etc.), sont dissous par les substances organiques naturellement liquides ; d'où vient qu'en sortant de ces conditions (où ils sont particulièrement dans le sang pour en trouver d'autres, ils cessent d'être dissous et se déposent *en calculs* ; aussi l'urine pauvre en substances organiques en présente plus que les autres. — Toutes peuvent passer à l'état virulent par altération de leurs substances coagulables.

La description de la constitution anatomique des liquides de l'organisme fait partie de l'anatomie au même titre que celle de chaque tissu. L'organisme en effet, ne se compose pas de solides seulement, et un certain nombre de systèmes n'existent pas sans humeurs, qui en font partie essentielle ; ces systèmes ne sauraient être considérés comme connus si on ne tient compte des humeurs sans lesquelles leurs usages ne pourraient être remplis. Il faut donc à côté de l'histologie, et sur le même plan, ranger l'*hygrologie*, ou étude de la constitution anatomique des humeurs ; car tout ce qui est étude de l'organisation est anatomie. C'est à tort et faute de méthode scientifique que les anatomistes abandonnent aux chimistes et aux physiologistes cette partie de leur science, et se bornent à décrire un organisme qui, s'il était tel qu'ils nous le font connaître, ne saurait accomplir un acte quelconque. Les graves inconvénients de cette lacune se font sentir dans l'ouvrage de Bichat, et de Blainville l'a bien saisi. Ils se font sentir davantage encore dans nos traités d'anatomie pathologique, car il est à peine nécessaire d'indiquer que ces divisions de l'anatomie normale en entraînent de semblables dans l'anatomie pathologique.

Les progrès de l'analyse anatomique ont conduit à voir que les humeurs peuvent par simple séparation mécanique, sans destruction chimique, être séparées en un *liquide* ou *plasma* tenant en suspension des éléments anatomiques solides sous forme de globules ou de cellules. C'est par des procédés analogues, mais variés et appropriés à la nature solide des tissus, que ceux-ci ont été reconnus comme formés par une ou par plusieurs espèces de parties élémentaires offrant dans chacun d'eux une *texture* ou *arrangement réciproque* déterminé.

Dire en quoi consiste l'histoire anatomique du sang et des autres humeurs. — Marche à suivre dans l'exposé de leurs caractères extérieurs de leur composition anatomique. — Par l'étude de chaque principe composant d'abord, c'est-à-dire en procédant du simple au composé, arriver à une description d'ensemble d'après laquelle alors il est possible de se rendre compte de chacun des phénomènes observés et des modifications graduelles que subit ce principe, — depuis le point où il se forme et tombe dans le fluide jusqu'à celui où il est rejeté, — ou bien disparaît en remplissant tel ou tel usage dans son parcours si l'humeur circule comme le sang.

Classification des humeurs (voir le tableau et l'expliquer).

1er GROUPE. — *Humeurs constituantes ou de constitution.* — Sang, — chyle, — lymphe. — Caractérisées par l'existence dans leur composition d'une proportion presque égale de principes des trois classes avec prédominance pourtant des substances coagulables, — et seules elles en renferment une spontanément coagulable, dite *fibrine*, qui partout est naturellement liquide et non en dissolution. — Comme pour les autres substances organiques les uns de ces principes entrent, les autres sortent, et enfin les derniers restent.

Rapport du fluide avec les éléments en suspension. — Seules humeurs ayant une espèce d'élément propre et spéciale, les *hématies*, et en plus grand nombre que dans les autres fluides. — *Leucocytes* accessoires comme dans toute humeur, comme partout où ils se trouvent. — Rôle des hématies relatif à l'assimilation et à la désassimilation gazeuses générales. — Le plasma représente l'élément fondamental par rapport aux tissus et les hématies l'accessoire, et il est fluide, ce qui est la condition physique du rôle dynamique de milieu rénovateur ; fait inverse dans les tissus ; aussi est-ce à tort qu'on a regardé le sang comme un tissu et le plasma comme une matière intercellulaire ; cela est antiphysiologique autant que contraire à la réalité anatomique.

Ces humeurs ont comme attribut anatomique ou statique l'état de combinaison par dissolution réciproque et mélange de principes immédiats nombreux, ainsi que l'état de suspension dans lequel se trouvent les éléments anatomiques qu'elles renferment. Elle ont pour attribut dynamique deux ordres aussi de propriétés : 1° une seule *propriété vitale*, la plus élémentaire et la plus générale aussi, celle de *nutrition*, caractérisée par le double mouvement ou acte continu de composition et décombinaison ; 2° les propriétés d'humeurs, ou physiques et chimiques que peuvent présenter les liquides suivant leur degré de fluidité et de complexité dans leur composition. — Normalement situées dans des conduits sans communication à l'extérieur et circulant avec *retour* au même lieu, grâce à leur fluidité.

Seules elles sont organisées, mais au degré le plus simple. — Seules elles sont douées de *nutrition* ou rénovation moléculaire continue, mais au degré le plus énergique, par emprunt et rejet incessant et indirect (c'est-à-dire avec mouvement circulatoire sans communication directe avec le dehors, fait important et propre à elles seules) de matières liquides ou de solides et de gaz dissous ; — emprunt et rejet dans le milieu extérieur, suivi d'un phénomène inverse par rapport aux éléments anatomiques dans l'intimité des tissus ; — fait sans analogue dans les autres humeurs, d'où résulte qu'elles servent de *milieu intérieur* pour ces tissus, comme l'atmosphère pour l'économie entière, et d'intermédiaire entre les éléments et les milieux. — De là leur facile altération directe d'une part, sous l'influence du milieu, et d'autre part la transmission de cette altération aux éléments avec lesquels elles échangent incessamment. — D'où les maladies générales et la mort sans lésion apparente, — parce qu'au delà des lésions visibles il y a les altérations moléculaires invisibles, mais susceptibles d'être constatées par des moyens autres que la vue et le toucher directs, et plus graves que les autres ; — parce que des humeurs où elles commencent elles se transmettent à la totalité des tissus (*infection, généralisation*) qui empruntent et rejettent, et de plus aux autres humeurs, celles qui sont *produites, sécrétées, non constituantes* (quand toutefois leur sécrétion n'est pas suspendue), lesquelles sont altérées proportionnellement. — Puis il y a cessation de la génération des éléments (cicatrisation), ou au moins survient son ralentissement, même pour quelques-uns de ceux qui sont doués de propriétés végétatives énergiques, comme les leucocytes, les épithéliums, etc.

TRENTE-TROISIÈME LEÇON

2ᵉ GROUPE. — *Humeurs sécrétées ou sécrétions proprement dites.* — Toutes ont un ou plusieurs principes cristallisables d'origine organique ou coagulables qu'on ne trouve ni dans les artères ni dans les veines ; fabriqués par le tissu contenant ou sécréteur. — Ne sont pas organisées. — N'ont d'autre rôle qu'un rôle physique ou chimique de milieu ou autre, sans rénovation moléculaire.

Ne tiennent en suspension aucun élément anatomique spécial, mais seulement des éléments provenant des parois sécrétantes ou quelques rares leucocytes, nés aussi sur ces surfaces, et le fluide sert de milieu à ces éléments qui ne jouent là aucun rôle propre. — Toutes peuvent subir les altérations virulentes.— Proviennent des plasmas, à l'aide et aux dépens des matériaux fournis par ceux-ci. — Elles se rangent en plusieurs sous-divisions ou groupes secondaires.

a. *Humeurs profondes récrémentitielles* ou *permanentes.* — 1. Humeur aqueuse ; 2. hyaloïde ; 3. humeur de Cotugno ; 4. liquides du péritoine, des plèvres et du péricarde, normaux et morbides ; 5. liquide encéphalo-rachidien ; 6. synovie ; 7. sérosité des œdèmes.

1° Composition. — Eau. — Peu de sels. — Presque pas de composés de la deuxième classe, dont aucun ne leur est spécial. — Elles renferment toutes plus ou moins d'une substance organique coagulable qui leur est propre.

2° Leur composition immédiate n'a pas ou presque pas de rapport avec celle du tissu qui les sécrète. — Dans cette sécrétion, l'acte producteur (sécrétion formative) d'un ou plusieurs principes immédiats est borné à la formation d'une substance organique coagulable.

3° Rôle physique principalement.

b. *Produits de perpétuation des individus.* — 1. Ovarine ou liquide de la vésicule de Graaf ; 2. sperme ; 3. liquides des kystes du testicule et de l'épididyme, dont les cellules deviennent souvent pavimenteuses et granuleuses, etc.; 4. lait et colostrum ; 5. blanc d'œuf ou albumen ; 6. jaune de l'œuf (oiseaux, etc.) ; 7. liquide de la vésicule ombilicale ; 8. liquides des glandes de Mery ; 9. liquide prostatique. — Rôle de milieu, surtout par rapport à certains éléments en suspension remplissant des usages importants et usages relatifs aux fonctions de nutrition et de reproduction.

1° Leur rôle est dû surtout à ce que dans leur composition entrent de l'eau, des sels et des principes cristallisables d'origine organique, spéciaux, réassimilables, comme les principes gras et sucrés spéciaux et une substance organique coagulable abondante assimilable.

2° Elles offrent peu de rapports avec la paroi formatrice.

3° Rôle de milieu par rapport à des éléments spéciaux en suspension (ovule, — spermatozoïdes). — Rôle physique protecteur, — et chimique ou nutritif, dû à des principes assimilables (lait).

c. *Humeurs excrémento-récrémentitielles.* — 1. Mucus en général ; 2. salives sous-maxillaires, etc.; 3. salive parotidienne ; 4. salive proprement dite, ou mixte ; 5. mucus des amygdales ; 6. suc pancréatique ; 7. bile ; 8. suc gastrique ; 9. suc duodénal ; 10. mucus de l'intestin ; 11. mucus du gros intestin (sucs intestinaux); 12. larmes ; 13. mucus nasal ou pituitaire ; 14. mucus des larmiers et de la conjonctive ; 15. mucus bronchique et pulmonaire ; 16. mucus vésical ; 17. mucus vaginal ; 18. bouchon gélatineux du col de l'utérus ; 19. mucus du corps utérin ; 20. mucus des trompes (variétés morbides nombreuses de tous ces mucus dans les kystes d'origine glandulaire); 21. sébacine cutanée, préputiale, ou smegma, des grandes lèvres, méibomienne et inguinale. C'est dans ce groupe d'humeurs qu'en anatomie générale comparative se placent les *venins.*

1° Composition. — Eau. — Sels minéraux. — Quelques principes de la 2ᵉ classe ; quelques-uns renferment des principes spéciaux, mais rarement et peu, sauf la bile, — et un principe coagulable spécial ; relativement abondant, visqueux ou muqueux. — Éléments anatomiques en suspension venant des parois des tubes qu'ils parcourent.

2° Rapports importants de composition de leur substance organique caractéristique avec les épithéliums formateurs qui sont imbibés d'une substance de même composition et de mêmes propriétés que celle que renferme le liquide, — sauf le cas de formation des corps gras, du sébum, etc.

3e GROUPE. — *Humeurs excrémentitielles ou excrétions.* — Humeurs de désassimilation. — Antithèse des constituantes. — 1° Cérumen ; 2° liquide axillaire ; 3° sueur proprement dite ; 4° exalhation cutanée et pulmonaire ; 5° urine ; 6° liquide amniotique ; 7° liquide allantoïdien. — Aucun principe n'est formé dans l'organe *excréteur* (mais non sécréteur). — Leurs principes sont formés ailleurs, dans les tissus ; ils se trouvent surtout dans le sang artériel et peu ou pas dans le sang veineux.

1° Composition. — Eau. — Sels. — Gaz carbonique et azote. — Principes cristallisables d'origine organique abondants formés ailleurs. — Pas de substances organiques ou presque pas normalement, et celles qui s'y trouvent viennent des parois des réservoirs et non du parenchyme qui les produit. — Aussi les calculs y sont fréquents dès qu'il y a excrétion exagérée, faute de dissolvants. — Fait coïncidant avec des troubles de l'assimilation dans tel ou tel tissu général. — Le passage des substances organiques dans ces humeurs est un symptôme grave. — Elles ne deviennent pas virulentes comme toutes les précédentes.

2° Il n'y a pas de rapports entre leur composition et celle des épithéliums de la paroi qui les produit.

3° Elles n'ont pas de rôle spécial propre en rapport avec leur composition, etc., laquelle exige expulsion. — Aussi leur séjour au delà d'un certain temps est nuisible.

De la méthode à suivre dans la *description de la constitution anatomique de chaque espèce d'humeur* en particulier. — Décrire en premier lieu les *humeurs constituantes* (voyez p. 78).

TRENTE-QUATRIÈME LEÇON

Description de la constitution anatomique du sang. — Quantité de 1 kil. pour 10 à 13 kil. de parties solides.

Consistance, — *fluidité,* — *densité,* 1052. — Due à la dissolution des divers principes dans l'albumine principalement, car la coagulation de la fibrine ne détermine pas la précipitation de principes immédiats ; ceux-ci restent dans le sérum.

Fluide ou plasma. — Incolore. — Densité 1028. — Quantité, 600-680-700 p. 1000. — Le reste est formé par des hématies et des leucocytes. — Chez le fœtus à la naissance, c'est l'inverse (Denis), et d'autant plus que le fœtus est plus jeune, parce que peu à peu fourni par la mère et pur, il est tout assimilé au fur et à mesure ; sans augmentation par désassimilation des tissus embryonnaires en voie d'accroissement rapide ; il augmente aussitôt après la naissance.

Couleur générale rouge. — Due aux hématies en suspension et non troublée par les leucocytes dont on compte 1 p. 300 à 400 chez l'adulte ; — mais elle est changée légèrement et tire à la teinte lie de vin, quand il y a plus de 1 leucocyte pour 100, proportion qui se trouve chez le fœtus sain. —Variations de couleur du rouge vif au rouge pourpre foncé dues aux changements de couleur des hématies sous l'influence des gaz. — Couleur et composition constantes dans les artères, diffèrent d'une veine à l'autre et dans la même veine, selon que le sang est actif ou non.

L'oxygène vient du poumon, 4,87 p. 100 à chaque inspiration, et rend rutilants les globules. — Quelque noir que soit le sang, il en contient toujours un peu. — Le sérum n'en dissout guère plus que l'eau, 2 p. 100. — Ce sont les globules qui le dissolvent plus ou moins, selon leur température et selon la composition du sérum ; 25 fois plus que le sérum. — Le sang le plus rutilant naturel n'en est pas saturé et en prend encore 8, 9 et 10 p. 100 sous la cloche. — Il durcit les globules.

Les sels de soude à acides organiques et les sulfates et phosphates favorisent cette dissolution. — Les sels de potasse et tous les chlorures ajoutés au sérum diminuent la solubilité de l'oxygène dans les globules en suspension.

Le sang naturel est susceptible d'en prendre plus ou moins selon les diverses veines, tant d'après sa température que selon la composition du sérum: artères, 8 à 10 p. 100 ; — veine porte 30 p. 100 ; elle a le sang le plus noir ; — jugulaire, 16 p. 100. — Cœur droit, 21 p. 100.

L'oxygène disparaît tant dans les globules que dans les tissus graduellement ; si accidentellement il ne disparaît pas, le sang reste rouge (syncope). — Hybernation, — mort par le froid, — par le système nerveux épuisé, — par dilatation des capillaires après section du sympathique ; dans les muscles, glandes, etc. — Quand normalement le sang veineux reste rouge (sang veineux du rein en sécrétion normale, — sang veineux des salivaires en sécrétion normale), l'oxygène a diminué, mais peu, et l'acide carbonique peu augmenté, — mais le sang devient plus vite noir dans l'air non renouvelé que le sang artériel. (Cl. Bernard.)

La cause de la non-disparition de l'oxygène dans les cas accidentels et aussi dans les cas normaux, est la dilatation des vaisseaux et par suite la rapidité du cours sanguin, qui ne permet pas l'échange gazeux. — Aussi la couleur noire reparaît quand on diminue la quantité de sang qui passe en un temps donné, en déterminant le resserrement artificiel ou naturel des capillaires, par surexcitation du grand sympathique.

C'est en modifiant le calibre des vaisseaux et le cours du sang, c'est-à-dire le phénomène mécanique de transport du sang et par suite les échanges gazeux (et autres nutritifs simultanés) que les troubles nerveux modifient l'état général de l'organisme, et non par action directe d'un fluide indéterminé. — Ici encore le phénomène essentiel ou d'ordre supérieur est dominé par des conditions mécaniques ou d'ordre inférieur. — L'oxygène disparaît en se combinant :

1° Accessoirement aux principes du sang, car il devient noir sous une cloche, si l'air n'est pas renouvelé, — et il exhale de l'acide carbonique d'autant plus vite qu'il est plus chaud. — Devient aussi noir dans les artères entre 2 ligatures.

Cela a lieu plus vite pour le sang veineux rouge du rein, etc., que pour le sang veineux noir qu'on a oxygéné ou que pour le sang artériel, et cela a lieu même à l'air libre. — Il ne se combine pas seulement aux globules, mais à des principes du sérum; car le sang défibriné dont les globules sont rendus inertes et désoxygénés par l'oxyde de carbone absorbe un oxygène remplacé par l'acide carbonique, et le sérum du sang veineux noircit le caillot artériel très-vite. (Cl. Bernard.)

2° Principalement aux tissus, et il est remplacé environ volume pour volume par l'acide carbonique après un contact prolongé — plus dans le foie et le rein que dans les muscles et la cervelle. — On ne sait pas exactement à quels principes il se fixe; aux substances coagulables probablement.

Mais il faut pour cela un certain état coexistant du sérum.

L'acide carbonique ne chasse pas l'oxygène du sang artériel et le sérum le dissout en se noircissant. — L'acide pyrogallique ne le prend pas aux globules. — Donc il leur est bien assimilé ou combiné, et il en disparaît en raison de l'affinité des autres principes pour lui.

L'ACIDE CARBONIQUE vient des tissus par échange contre l'oxygène, et sa présence rend foncés les globules, puis les ramollit; — l'hydrogène les rend rouge sombre, les laisse fermes, — l'oxyde carbone rouge cerise, très-durs.

Il y en a partout dans le sang veineux plus que d'oxygène, quelquefois autant ; peu dans le sang artériel, donc il s'en va presque tout par le poumon, ou forme des bicarbonates.

L'eau en dissout 90 p. 100 à la température du sang. — Les phosphates et carbonates en quantité égale à celle qui existe dans le sérum, doublent cette quantité. — Les chlorures la diminuent s'il y en a au delà d'une certaine proportion (Fernet). — L'oxyde de carbone ne chasse pas l'acide carbonique dissous par les carbonates, mais seulement celui qui est physiquement dissous.

Le sérum en dissout autant que l'eau saline, en sorte que l'acide carbonique du sang peut facilement tout être dissous par le sérum (Fernet). — L'oxygène l'en chasse. — Les globules n'en dissolvent pas plus ou guère plus que le sérum, mais en dissolvent, — car, isolés, ils foncent par l'acide carbonique et rougissent par l'oxygène qui chasse l'acide. — Il y a donc 2 agents de dissolution de ce gaz, dont le sérum est peut-être le principal dans les vaisseaux sanguins.

Le sang veineux peut sous la cloche prendre encore 40 p. 100 d'acide carbonique. — L'acide carbonique chasse l'oxygène des globules par agitation. — Dans le sang veineux il y a toujours de l'oxygène, mais moins que d'acide carbonique. — Il suffit qu'il y ait autant de gaz carbonique que d'oxygène pour que les globules noircissent ;—aussi, bien qu'il ne chasse pas l'oxygène, le caillot artériel noircit dans le sérum du sang veineux malgré l'oxygène qu'il possède. — L'acide carbonique se dissout dans le sérum du sang saturé d'oxyde de carbone, mais les globules unis à celui-ci restent rutilants et n'absorbent ni oxygène ni acide carbonique.

Disparition de l'acide carbonique dans le poumon, 4,26 contre 4,87 d'oxygène.

Disparition par la peau, — par l'urine de celui qui se forme dans le système capillaire du rein, d'où couleur rouge du sang veineux rénal, mais en conservant la tendance à vite noircir. — Le rein rougit aussi le sang noir des veines portes rénales des oiseaux, reptiles et poissons, par issue d'acide carbonique et autres principes. (Cl. Bernard.)

Dans l'acide carbonique exhalé on ne retrouve jamais tout l'oxygène absorbé.

Si le sang veineux accidentellement ne noircit pas (syncope, action du froid, états nerveux, etc.), c'est que l'acide carbonique des tissus ne lui a pas été rendu et l'oxygène cédé, les capillaires étant dilatés, — car alors le sang passe trop vite ;

— aussi, coexiste une altération de nutrition ou de rénovation moléculaire — et c'est ainsi physiquement qu'agissent les nerfs et le moral sur la nutrition ; — que les phénomènes d'ordre supérieur sont soumis à des phénomènes mécaniques d'ordre inférieur. — L'azote se dissout à 1 p. 100 dans l'eau et le sérum, à 2 ou 3 p. 100 dans le sang ; il est donc dans les globules. — Rejeté en excès dans le cas d'alimentation azotée. — Absorbé et non rejeté en cas d'inanition.

Traces d'hydrogène.

Eau. — Essentiellement fixée par l'albumine qui la retient toute, même après sa coagulation.

Elle vient par les aliments. — Il n'est pas prouvé qu'il s'en forme dans l'organisme, sauf peut-être le cas de sa mise en liberté par le dédoublement de certains principes immédiats.

Elle s'échappe par le poumon, le rein, la sueur, la bile, la salive, etc., en même temps que certains principes. — En abandonnant le plasma en général, — l'albumine en particulier à l'état normal, — mais d'une manière différente d'un parenchyme à l'autre.

Aussi ces différences devront être traitées à propos de chaque produit en cherchant l'origine de leurs principes. — Il y en a de prise dans la formation de certains principes, comme quand la glycérine devient libre. — Pour le sang le résultat est une augmentation de densité et de quantité relativement aux solides en suspension ou dissous.

Ainsi, 12 d'eau en plus dans les artères p. 1000 que dans la veine rénale. — C'est l'inverse pour la veine porte pendant la digestion, — qui reçoit de l'eau, — dont elle perd une partie dans le foie, — et dans la veine cave supérieure qui reçoit la lymphe. — C'est l'inverse aussi dans les veines des glandes et des muscles, 2 à 3 p. 1000, etc., mais par suite de cession de principes du sang artériel assimilés par les éléments plus qu'il n'y en a de désassimilés chez les jeunes ; — plus chez la femme grosse, par suite de la cession de principes au fœtus. — De plus aussi, des globules temporairement retenus dans les capillaires, laissent échapper plus de plasma qu'en d'autres moments, — c'est-à-dire une partie plus riche en eau que les globules, et un sang donnant alors plus d'eau dans l'analyse en masse, — d'où croyance à leur destruction. — C'est donc surtout l'origine et la fin des principes qui doivent préoccuper, plus que leurs proportions dans le sang ; celles-ci étant conséquences des 2 premières.

Sels de 1re *classe.*—6 à 7 p. 1000 dans le sérum veineux ; 7 à 8 p. 1000, sérum artériel ; 8 à 9 p. 1000, dans la veine porte ; viennent des aliments—en dissolution ; — se perdent dans les tissus où ils sont assimilés et remplacés par des principes de 2e classe, ou servent à former des sels de cette classe. — Ils se perdent surtout dans le rein, les glandes sudoripares, la bile, et moins dans les autres glandes. — Pathologiquement, il en sort par l'intestin. — Éliminés différemment en quantités diverses d'une glande à l'autre. — Aussi, toujours il y en a moins dans le sang veineux que dans l'artériel.

Les chlorures et sulfates et phosphates alcalins jouent le rôle de dissolvants et de véhicule pour les sels insolubles de chaux et de magnésie des os, etc., et pour les urates, oxalates, — mais non pour les substances organiques.

Ce ne sont pas les sels qui dissolvent les substances organiques, puisqu'elles s'en séparent par coagulation spontanée dans le cas de la fibrine, — et les retiennent ainsi que l'eau dans le cas de coagulation de l'albumine par la chaleur, les acides et l'alcool.

Les sels alcalins favorisent la dissolution du gaz carbonique et, par suite, son emprunt aux tissus dès qu'il est formé. — Pas assez abondants pour conserver sans modifications les globules que les solutions de ces sels à 10 p. 1000 attaquent. — Ce sont les substances coagulables qui les conservent.

Ce sont les carbonates et les phosphates (tribasiques) de soude qui donnent au sang ses réactions alcalines, — favorables à l'emprunt de l'acide carbonique et à la dissolution des sels insolubles.

Prédominance des phosphates chez les carnivores ; — des

carbonates chez les herbivores et plus ou moins, selon le régime, chez les autres. (Liebig; Dumas.)

Réunis aux principes cristallisables de la 2ᵉ classe, ils donnent de 14 à 16 p. 1000 au plus, ce qui serait insuffisant pour préserver les hématies et les leucocytes de l'action de l'eau.— L'urine contient de 28 à 32 de ces principes; aussi elle conserve ces globules.

PRINCIPES DE LA PREMIÈRE CLASSE.

1. Eau 779 pour 1000 chez l'homme en moyenne ; 791 chez la femme.
2. Chlorure de sodium, 3 à 4 p. 1000.
3.   — de potassium.
4. Chlorhydrate d'ammoniaque.
5. Sulfate de potasse.
6.   — de soude.
7. Carbonate de potasse.
8.   — de soude.
9.   — de chaux.
10.   — de magnésie.
11. Phosphate de chaux des os.
12.   — de magnésie.
13.   — de soude.   0,500 pour 1000
14.   — de potasse.
15.   — de fer probablement.
16. Silice probablement.

TRENTE-CINQUIÈME LEÇON

PRINCIPES DE LA DEUXIÈME CLASSE.

PREMIÈRE TRIBU. — *Principes salins.*

1. Lactate de soude.
2.   — de chaux probablement.
3. Hippurate de soude.
4. Pneumate de soude. — Inosates. — Oxalates.
5. Urate de soude.
6.   — de potasse probablement.
7.   — de chaux probablement.
8.   — de magnésie quelquefois.
9.   — d'ammoniaque. — Sudorates de soude, etc.

DEUXIÈME TRIBU. — *Principes alcaloïdes d'origine animale.*

10. Urée. — 0,017 dans artères; — 0,008 dans la veine rénale.
11. Créatine.
12. Créatinine.
13. Hypoxanthine — (Rate, etc.)

14. Inosite. — (Muscles.)
15. Leucine. — (Foie et poumon.)
        4 pour 1000 de ces deux tribus (extractif de divers auteurs).

Tous tirent leur origine de l'épaisseur des éléments anatomiques solides, par dédoublement désassimilateur de leurs substances organiques fondamentales et des sels également, puisque ceux qui sont acides et non alcaloïdes ne sont jamais à l'état libre, mais à l'état de sels dont la base est empruntée aux carbonates, phosphates, etc., de la 1re classe, et on les trouve tels dans les tissus mêmes. — Ce sont les principes essentiels et fondamentaux de la désassimilation, par lesquels se défont les éléments anatomiques dans la rénovation moléculaire. — Empruntés par tous les capillaires. — Les urates viennent des tissus fibreux et sont en plus ou en moins, selon l'état de leur nutrition.— Les lactates,— hippurates, — inosates,— inosite, créatine, créatinine, viennent des muscles. — Le pneumate de soude vient du poumon. — Son acide est un acide copulé (lactique et taurine), et se dédouble facilement.— Taurine peu soluble, se dépose.— Exemples de formation d'acide lactique, de lactates et de dépôts de cholestérine, etc.

L'urée vient de tissus divers et par la lymphe.

Dissous par l'eau et les uns par les autres, par les sels de la 1re classe et les substances organiques; — car ils se précipitent quand ils passent du sang dans un liquide qui contient peu de celles-ci, comme l'urine.

Ils sortent par le rein et la sueur presque exclusivement. — Moitié moins d'urée dans la veine rénale (0,010 environ), que dans l'artère (0,020).

TROISIÈME TRIBU. — *Principes graisseux et savonneux.*

16. Oléate de soude.	
17. Margarate de soude.	
18. Stéarate de soude.	
19. Valérate de soude.	
20. Butyrate de soude.	1,475 pour 1000
21. Oléine.	
22. Margarine.	
23. Stéarine.	
24. Lécithine ou matière grasse phosphorée.	0,400

25. Séroline.   0,025
26. Cholestérine.   0,100

En tout 2 à 3 pour 1000. — Augmentent dans ictère, choléra, albuminurie, pendant la diète.

Les premiers sont dissous en tant que savons.

Origine par le chyle surtout, sauf résorption. — Mais il y
en a de formés par dédoublement de ceux qui entrent, etc.,
tels que la *lécithine* et d'autres espèces spéciales à chaque animal. — Et celles qui viennent du cerveau par désassimilation.
— Des vésicules adipeuses par résorption, etc. Issue par le
lait chez la femme. — Normalement, 1 p. 1000 dans l'urine.
— Matière sébacée. — Sécrétions diverses. — Bile.

Cholestérine, — *séroline* sont des *alcools* plus voisins des
corps de la 2ᵉ tribu que des corps gras. — N'existent pas à
cet état dans le sang, sans quoi ils ne seraient pas dissous ;
mais à l'état d'éther combinés à un équivalent d'acides stéarique, oléique, etc., qui s'en séparent facilement et les mettent en liberté, soit pendant l'analyse, soit dans les *humeurs
sécrétées.* — Viennent du cerveau, — du foie, — de la rate,
où ils se forment par désassimilation dédoublante. — Issue
par la bile, les sérosités ; non à l'état libre, mais, au contraire, combiné à des acides, et c'est une fois sortis que ces
principes se dédoublent sous diverses influences en cholestérine et autres corps acides (lactique, — stéarique, etc.), et
qu'ils cristallisent.

QUATRIÈME TRIBU. — *Principes sucrés.*

27. Glycose.   0,002 pour 1000
28. Glycogène.

La *glycogène,* substance organique non cristallisable ; —
non azotée.

La glycose versée dans le sang sus-hépatique vient du foie,
— de la matière glycogène par modification isomérique au
contact des substances coagulables.—Il en vient par la lymphe ;
mais qui est empruntée au foie, etc.—Il y en a 0,041 à 0,059
pour 1000 dans les veines sus-hépatiques à jeun et jusqu'à 1
et 4 pour 1000 après un repas de viande. Elle disparaît par
modifications isomériques ; il n'en reste que 0,002 à 0, 600

dans les sangs artériel et veineux général. — Elle se détruit normalement dans le sang même et sort pathologiquement par le rein si elle dépasse 1,500 pour 1000, c'est-à-dire un gramme et demi pour 1000 dans les artères.

Le sucre des aliments et la dextrine passent à l'état de glycose dans le foie, où ils sont amenés par la veine porte dans laquelle on les trouve, et par la *lymphe et le chyle*.

Avant de connaître la glycogène, on a admis que la glycose venait de la matière colorante du sang dont les hématies se détruiraient dans le foie oubliant que les mollusques, etc., qui n'ont pas d'hématies ont un foie glycogénique.

Glycogène. — Isomère à la glycose. — elle passe du foie dans le sang quand elle est produite en grande quantité pendant la digestion, avec grand afflux sanguin hépatique. Elle concourt alors, avec les fines granulations graisseuses du chyle, à produire l'état laiteux du sérum, qui est constant pendant la digestion, — puis disparaît en devenant sucre.

PRINCIPES DE LA TROISIÈME CLASSE.

1. Fibrine. — Isomère en tout (quant au soufre et au phosphore) à la sérine. — Cendres, 2 pour 100; — soufre, 1,32 à 1,50.

2. Albumine du sang ou *sérine*, 1,3 pour 100 de soufre, — 1/2 de phosphore; cendres calcaires, 1 à 2. — L'albumine proprement dite ou de l'œuf a autant de phosphore, mais le double de soufre.

3. Peptone ou albuminose non coagulée par la chaleur, 3 à 4 pour 1000.

4. Biliverdine.

5. Hémaphéine ou uro-hématine (par désassimilation d'*hématies* dans le plasma), elle s'en va normalement par le rein, mais ne s'y forme pas.

Ces principes se produisent dans le plasma sans en sortir normalement, si ce n'est pour nourrir les tissus. — Principes constituants fondamentaux.

Les matériaux arrivent par la veine porte, sous forme de substances azotées diverses, liquides ou liquéfiées (peptone), et se modifient isomériquement — par la lymphe et le chyle aussi.

En tout, on trouve pour 1000 parties de sang 78 environ de substances coagulables; — plasmine (voir page 94), 25 ; — sérine, 53.

Principes de 1re classe, 7 à 8.

—   de 2e classe, sels et alcaloïdes, 4.

Corps gras, 2 à 3 ; total de ces 2 classes, 14 à 15. Eau, 900 à 906 ou environ.

Les principes coagulables sortent accessoirement du sang en fournissant leurs substances organiques aux humeurs récrémentitielles (caséine, pancréatine, mucosine) et aux *sérosités*. — Elles sortent des capillaires pour fournir à l'assimilation de tous les tissus et entraînent les sels d'origine minérale, qui presque tous ont la propriété d'être fixés par elles (silice, — sels de fer et calcaires, etc. à 1 pour 100). —En échange, les capillaires reçoivent des principes de la 2e classe que ces substances n'ont pas la propriété de retenir, de fixer par combinaison chimiquement ; fait chimique expérimental important, — sans quoi les principes de la 2e classe resteraient fixés aux substances coagulables des éléments dont ils proviennent par leur propre dédoublement, — sans quoi les substances coagulables du sang n'iraient pas se fixer aux précédentes et ne seraient pas remplacées par ces principes cristallisables d'origine organique qu'ils remporteraient d'où ils viennent.—A leur tour, ces derniers, en sortant, ne les entraînent pas dans l'urine ni dans la sueur où ils abondent, tandis que c'est là précisément où il y a le moins de substances organiques ; n'ayant plus les principes coagulables pour dissolvant, ils s'y précipitent en sédiments d'urates, oxalates, carbonates, etc., dès qu'ils dépassent une certaine quantité, malgré plus d'eau et de sels minéraux très-solubles par rapport à leur poids dans l'urine que dans le sang. — Ainsi il y a un rapport inverse de quantité entre les principes de la 2e classe et ceux de la 3e (d'où ils proviennent) dans l'urine, et la sueur, — d'une part, puis le sang et la salive, — suc gastrique, — pancréatique et autres liquides récrémentitiels d'autre part.

Les principes coagulables ne fixent pas de la même manière les sels alcalins à acides organiques (prussiates, tartrates, etc., de potasses de soude), vénéneux ou non. — Ni les iodures, bromures à base de potasse, de soude, etc., — qui sortent ensuite par telle ou telle sécrétion, — pénètrent dans les éléments dont ils modifient la nutrition.

C'est en fixant les sels de fer, *de plomb, de cuivre, mercure,* comme les phosphates, etc., qu'ils masquent certaines réactions qui les décèlent, et ne se manifestent qu'autant qu'un acide (acétique, chlorhydrique, etc.) surajouté s'est emparé du métal. — Du fait précédent et de celui-ci résulte que si on injecte du lactate de fer inoffensif le premier dans le sang, et ensuite le prussiate de potasse inoffensif aussi, il n'y a pas combinaison, sauf dans le suc gastrique et le rein, dont les liquides sortis du sang ne sont pas albumineux. (Cl. Bernard.) — Si, au contraire, le prussiate non dissimulé est injecté le premier, il se forme du bleu de Prusse dès que le fer est ingéré ou injecté. — Importance de ces conditions d'action des médicaments, et pour l'interprétation de leurs actions. — Si ce sont deux sels alcalins et non métalliques, ou certains des composés organiques, que les substances coagulables ne fixent pas plus que *l'urée*, la décomposition a lieu, — que ce soit l'une ou l'autre, etc., qui pénètre la première, comme on le voit pour *l'émulsine*, qui dédouble l'amygdaline en glycose et essence d'amandes amères.

Il y a dans le sang 78 pour 1000 de substances coagulables qui viennent de l'intestin comme l'albuminose, et se forment dans le sang comme la plasmine et la sérine. — Moins dans le sang veineux que dans le sang artériel et il y a au contraire plus d'eau parce qu'il y a eu des principes solides du sang cédés aux tissus. — Il y a 2 à 3 pour 1000 de principes spontanément coagulables (fibrine). — Le reste est appelé albumine (70) et albuminose (4 à 5 pour 1000).

De la plasmine. (Denis.) — Si le sang tombe dans une solution concentrée de sulfate de soude, rien ne se coagule. — Le fait analogue a lieu naturellement pour les veines sus-hépatiques et rénales sans addition de sels. — Le chlorure de sodium surajouté en poudre coagule et précipite 25 parties sur 1000 (sur 78) de substance blanche, pâteuse, isolable, pulpeuse, non tenace comme la fibrine. — C'est la *plasmine*. (Denis.) Il reste dans le liquide 53 seulement de substance, ayant tous les caractères de l'albumine ou sérine (et non 70 comme on l'indique en moyenne). — La plasmine est soluble dans 10 à 20 d'eau en poids; mais au bout de 5 minutes ou par battage, elle se dédouble, et forme par coagulation spontanée de 3 à 4 parties d'un corps ayant tous les caractères de la fibrine ordinaire du sang. — C'est la fibrine *concrète* de Denis. — Après l'action du sulfate de soude, — qu'elle vienne des veines des capillaires ou des artères, — elle est insoluble dans la solution de chlorure de sodium au dixième. — (Denis, fibrine *concrète modifiée*.) — Il en est de même de la fibrine naturelle du sang artériel obtenue par le battage, etc. — La fibrine naturelle du sang veineux obtenue par le battage et celle de la couenne sont solubles dans la solution saline au dixième (fibrine *pure*); mais elle devient insoluble par la chaleur. — Ainsi il y a modification isomérique en passant du sang artériel dans le sang des veines sous-cutanées, etc. — A plus forte raison s'il s'agit du foie, rein, etc. — Ces différences entre la fibrine artérielle et la veineuse naturelles prouvent bien que la fibrine ne préexiste pas à la coagulation, que la plasmine n'est pas un mélange de fibrine et de quelque autre principe.

Dans l'eau de la solution de plasmine dédoublée par coagulation, et dans le sérum du sang coagulé naturellement, on retrouve encore le reste du dédoublement de la plasmine. — — C'est la fibrine *dissoute* ou *soluble* (Denis), coagulable par le sulfate de magnésie qui laisse liquide la sérine dans la proportion de 53 pour 1000, — et le caillot est soluble dans le chlorure de sodium au dixième, comme celui du sang veineux, d'où le nom de fibrine pure dissoute ou soluble. — Après la première coagulation ci-dessus indiquée, elle peut quelquefois se coaguler encore bien que pure, tant spontanément que par le battage. — Elle est quelquefois toute à cet état de non-coagulation, sauf par le sulfate de magnésie. — C'est ce mode de dédoublement qui fait que dans le sang veineux du rein (Simon), du foie (Lehmann), on ne trouve pas de fibrine concrète. — C'est pour n'avoir pas connu les faits précédents de dédoublement de la plasmine qu'on a dit que la fibrine se détruisait dans ces organes ; mais elle ne se détruit nullement. — Car le sulfate de magnésie coagule de la fibrine dite dissoute par Denis. — C'est pourquoi le sang veineux de la rate défibriné une première fois, donne encore spontanément un caillot. — Aussi ne faut-il pas dire d'une manière absolue que l'augmentation de la quantité de fibrine est susceptible de causer un état morbide, puisqu'elle ne préexiste pas à sa coagulation, puisqu'elle n'existe pas comme fibrine dans le sang, mais comme plasmine, et que ce n'est qu'après la saignée que celle-ci fournit la fibrine en se dédoublant en deux parts, variables quant à la quantité. — Dans ce que n'a pas coagulé le chlorure de sodium en poudre ou dans le sérum de la saignée filtré sur le sulfate de magnésie, il reste 53 pour 1000 de *sérine*, — que ne coagule pas ce sel, mais que coagulent en entier la chaleur, l'alcool, les acides. — C'est son mélange avec le reste ci-dessus qui est décrit sous le nom d'*albumine du sang*.

La coagulation thérapeutique de tous les principes ensemble par injection de perchlorure de fer n'est pas comparable à la coagulation des principes dont il va être question.

TRENTE-SIXIÈME LEÇON

1. *Fibrine.* — Elle ne préexiste pas à sa coagulation. — Elle n'est pas quelque temps liquide sans se coaguler. — Dès qu'elle existe comme fibrine, dès que la plasmine se dédouble, elle passe à l'état solide. — Son apparition, sa coagulation sont signes de sa formation.

En fait, elle n'existe pas dans le sang comme fibrine ; — c'est la plasmine qui s'y trouve, qui s'y forme, qui y joue un rôle normal, qui est assimilée par les tissus ; — mais elle se montre dans les vaisseaux comme hors des vaisseaux lorsque quelque circonstance accidentelle détermine le dédoublement de la plasmine en une *substance spontanément coagulable ou fibrine concrète* (Denis), avec *fibrine dissoute* (Denis) qui reste liquide si on ne l'extrait pas par le sulfate de magnésie.

Le médecin est appelé à voir ce dédoublement hors des vaisseaux et dans les vaisseaux, où il faut l'étudier et où il porte le nom de *coagulation du sang* (dont il est cause élémentaire), bien qu'il n'y ait que cette portion du sang qui se coagule.—Les qualités nutritives et formatrices ou plastiques du sang ne sont pas proportionnelles à la quantité ni à la rapidité de ce dédoublement, aussi est-ce erreur de dire *plasticité* et *hyperplastie* pour coagulabilité.

A. *Dédoublement de la plasmine et coagulation de la fibrine hors des vaisseaux.* — Ce qui prouve qu'il y a modification isomérique amenant ce dédoublement de la plasmine, c'est que la quantité de fibrine concrète donnée par le sang de la saignée varie normalement d'une veine à l'autre. — Au point même que ce dédoublement n'a pas lieu au sortir du foie et du rein, d'où vient qu'on a dit que la fibrine s'y détruisait quand on croyait qu'elle préexiste (en tant que fibrine) à ce dédoublement; ce qui n'est pas. — Ce qui le prouve aussi, c'est qu'il en fournit plus dans les artères que dans les veines. — C'est surtout que la fibrine, produit du dédoublement de la plasmine artérielle, est insoluble dans la solution de chlorure sodique au 10°, — tandis que celle qui vient du sang veineux est soluble (Denis). — C'est que ce dédoublement est plus ou moins prompt selon les vaisseaux dont vient le sang, — selon les sujets, — les états de santé, etc.; — il est plus ou moins abondant selon les aliments, salins, etc. (Poggiale.)

Tous faits en rapport avec les modifications moléculaires dont le plasma est le siége durant l'échange nutritif dans les capillaires.

Dédoublement et coagulation.—Ils ont lieu de 3 à 5 minutes après la sortie du sang, ou plutôt dans le sang veineux, —

plus tard dans le sang artériel. — Toujours graduellement — ces phénomènes ne sont complétement achevés qu'après 18 à 20 minutes. — Le sang tombant dans un mélange réfrigérant à 0° reste longtemps sans se coaguler. — Coagulation de plus en plus rapide jusqu'à 12 à 14°, — elle reste la même jusqu'à 30, et de 30 à 40° elle devient plus tardive.

L'agitation favorise le dédoublement, — l'étalement, — largeur du vase, — rugosités aussi. Ces faits ne sont pas plus étonnants que ceux de dimorphisme du soufre et du phosphore. — La lenteur de l'écoulement favorise aussi ces phénomènes. — Le vide n'y fait rien.

La potasse, la soude au 1000ᵉ. — Les carbonates, phosphates et sulfates et les sels de soude à acides organiques (de 7 à 15 p. 1000 ou au-dessus) les retardent ou les empêchent. — Les acides organiques ou minéraux étendus, sans action sur l'albumine, retardent ces phénomènes.

Solidification uniforme partout, elle entraîne les globules ; de là vient la production du caillot. — La lenteur du dédoublement amène la formation de la couenne.

Rétraction de la fibrine concrète ou du caillot après coagulation, qu'il ne faut pas confondre avec la rapidité du dédoublement et de la coagulation, qui indiquent le degré de coagulabilité.

Rétraction plus ou moins grande des artères aux veines, d'une veine à l'autre, d'un animal à l'autre, d'un état morbide à l'autre. — Selon l'état moléculaire de la plasmine. — Faits en rapport avec les modifications moléculaires dus aux échanges dont elle est incessamment le siége durant le cours du sang. — Plus grande dans la couenne où manquent les globules.

Le caillot surnage si la rétraction amène l'état de cupule, — ou s'il y a des bulles à la surface ; — autrement il tombe au fond à cause des globules, qui sont plus denses que les autres parties. — Les globules se déposent plus vite dans le sang non défibriné, dont le dédoublement est empêché, que dans le sang défibriné. — Le sang défibriné est plus dense que le sang non défibriné (Poli).

Importance de tous ces faits pour l'interprétation des cas morbides. — Ils sont exposés ici en évitant autant que possible d'empiéter sur ce qui est décrit dans les cours de chimie, de physiologie et de médecine.

Prise de forme par la fibrine durant le dédoublement et la coagulation, mais sans organisation. — Phases de la prise de forme suivies hors des vaisseaux.

État filamenteux rectiligne primitif dans toute l'étendue de la masse simultanément — (tandis que durant les phases de l'organisation ce n'est que graduellement que s'acquiert cet état). — Passage à l'état de masse continue striée, à stries rectilignes d'abord quand le dédoublement est achevé dans une masse donnée. — Passage de l'état strié rectiligne à l'état strié entrecroisé, irrégulier, non pas onduleux, mais à angles brisés, très-rapprochés, très-caractéristiques, à mesure que se fait la rétraction, — c'est là une conséquence de celle-ci qui est plus ou moins marquée selon qu'elle est plus ou moins grande, d'un sang et d'un caillot à l'autre ; quelquefois la masse est finement grenue selon les modifications antécé-dentes de la plasmine.

Importance de ces faits suivis expérimentalement pour interpréter leurs analogues ayant lieu dans l'organisme.

Englobement des hématies et des leucocytes. — Superposition de ceux-ci aux premiers et de la couenne au tout.

B. *Dédoublement de la plasmine et coagulation de la fibrine dans les vaisseaux sur le cadavre.*

Importance pathologique et médico-légale de ces faits.

Le propre de la fibrine est de passer à l'état solide partout où elle se forme par dédoublement et aussitôt qu'a lieu celui-ci.

Une heure après la mort chez les chiens, — plus tard chez l'homme, — plus tard dans les veines que dans les artères. — Ces phénomènes ont lieu dans tout vaisseau qui ne revient pas sur lui-même, artère ou veine.

Cœur droit, — artère pulmonaire, — aorte non rétractée. — Dans les gros et petits vaisseaux des os, de la moelle, de la pie-mère et de l'encéphale, où la fibrine forme un réseau fibrillaire remarquable, avec des globules saisis dans ce réseau.

Mince couche fibrineuse à là face interne des vaisseaux rugueux des vieillards.

Pas de dédoublement dans le sang des veines ou presque pas, dont le sang reste liquide et gêne les dissections.

Partout ailleurs les vaisseaux, revenant sur eux-mêmes, se vident et restent vide, chassant le sang dans les capillaires et là le plasma passe, molécule à molécule, dans les tissus, où s'infiltre et disparaît, laissant les globules surtout, soit dans les petits vaisseaux, soit dans les veines. — Importance de ces faits pour les interprétations. — Couenne ou filaments incolores dans les vaisseaux si le dédoublement est lent. — Caillot rouge ailleurs ; — prise de forme fibrillaire ou en masse homogène striée, rectiligne ou flexueuse, facile à déchirer dans ce sens et à réduire en fibrilles, comme dans les vases hors des vaisseaux, sans qu'on puisse dire qu'il y a là organisation.

Différences de consistance, d'élasticité, comme de couleur, selon que la substance a englobé ou non les hématies.

C. *Dédoublement de la plasmine et coagulation de la fibrine dans les vaisseaux sur le vivant.*

1º Dans les artères ombilicales et liées ; — prolongement filiforme ; — pure, blanche ; — mécanisme ; conditions de ce dédoublement ; — phases de la résorption avec ou sans globules. — Rôle hémostatique réel, physique, non organique, par adhésion intime ; son mécanisme moléculaire.

Séjour pendant 1 à 3 ans sans organisation. — Aucun rôle cicatriciel. — Phases de résorption et de couleur selon qu'il y a ou non des hématies.

2º Dans les anévrysmes, — couches incolores, — rétractiles ou caillots actifs. — Masses colorées rouges. — Différences d'aspect, de consistance, d'élasticité, — de rôle, — de résorption. — Différences dans les phases de modifications. — Passages aux états grenus ou homogènes, jaunâtres, demi-transparents, etc. — Stratifications sans organisation ni vascularisation malgré des années de séjour. — Leucocytes granuleux.

3° Dans le cœur, — grosses ou petites masses polypiformes produites dans les mêmes conditions,—de rugosités et de certains états généraux, — incolores ou rougeâtres. — Consistance, — élasticité, — modifications graduelles, — passage à l'état creux, à contenu puriforme de *pseudo-pus fibrineux*.— *Caillots autochthones* dans le cœur. —Ils ne sont pas plus organisés que ceux qui des ventricules s'étendent dans les grosses artères; mais à la longue ils durcissent comme dans les artères liées et les poches anévrysmales, — quand toutefois ils ne sont pas mélangés de globules.

4° Sur le trajet des vaisseaux rugueux ainsi oblitérés sur place, —au crâne, — cerveau, etc. — D'où ramollissement. — Forte adhésion aux parois que le caillot déchire. — Disposition des couches concentriques. — Retrait de l'artère au delà du caillot, comme dans les expériences et les ruptures artérielles sans hémorrhagie. —Modification grenue, jaunâtre de la fibrine chez le cheval, etc.

5° Dans l'état sénile, etc., produisant la gangrène, procédant des capillaires vers les gros vaisseaux qui se remplissent ainsi dans toute leur étendue, et la fibrine est d'autant plus grenue qu'on est plus près des extrémités. — Embolies souvent admises sans suffisante analyse anatomique et physiologique des faits précédents.— La réplétion dans toute l'étendue indique qu'elle a eu lieu des petits vaisseaux vers le centre, sans quoi le vaisseau serait revenu sur lui-même ; il l'est en cas de corps étranger et non lors des cas dits d'embolie. —Iatro-mécanicisme grossier qui fait abstraction de la composition et des propriétés du sang.—Caillot moins coloré, plus tenace que lorsque le sang s'est pris en masse comme la saignée, les veines, etc. — Ténacité, élasticité et état fibrillaire qui n'indiquent point à eux seuls une organisation, la couenne en offrant tout autant. — Les *caillots* sont ordinairement *autochthones ici*, plus encore que dans le cœur où on ne nie pas qu'ils le soient bien, que le cours du sang y soit plus facile et énergique qu'ailleurs, la masse du sang en mouvement étant plus grande. — On en repousse, au contraire, la possibilité dans les régions où les vaisseaux sont plus étroits, le cours sanguin plus lent, les parois plus rugueuses, c'est-à-dire plus favorables à la coagulation.

Les rugosités ne suffisent pas tant qu'il n'y a pas arrêt en un point comme lors des ligatures; il faut encore un état général du sang, c'est-à-dire de la plasmine rendant celle-ci plus apte au dédoublement. — Dans le poumon, une seule branche artérielle oblitérée ne suffit pas pour tuer. — Enkystement de certains caillots contre la face interne de divers vaisseaux.

6° Dans les petits vaisseaux de un dixième à un demi-millimètre autour d'altérations jaunes préalables de la rate, foie, rein, d'ulcères, dans des tumeurs diverses, la fibrine se coagule et s'arrête dès qu'elle arrive à une bifurcation des collatérales, sans remonter au delà lorsque l'état général facilitant le dédoublement n'existe pas. — Elle se comporte là comme le sang au-dessus de ligatures artérielles. — Ce ne sont pas là des embolies capillaires ; celles-ci ne suffiraient pas pour empêcher la circulation, vu les nombreuses anastomoses des petits vaisseaux. — Ces petits caillots, souvent noirâtres, n'ont pas une structure ancienne. — Stries en long et non état grenu jaunâtre ancien. — Leur influence sur la marche de l'ulcération par mortification du tissu morbide ; sur la délimitation ou la progression de celle-ci ; changements de structure des capillaires qui les contiennent : influence des altérations granuleuses des cellules et autres éléments ambiants. La coagulation coexiste avec l'altération des vaisseaux qui empêche les phénomènes normaux d'échange endosmo-exosmotique du plasma.

7° *Dans les veines* hémorrhoïdales. — Dans celles qui sont atteintes de *phlébite;* — dans les états cachectiques ; — dans les sinus crâniens. — Aspect vermiforme dans les saphènes, etc. — Modifications de couleur, — de consistance, selon qu'il y a ou non des globules. — Passage de l'état fibrillaire à l'état grenu. — Dissociation à l'état moléculaire. — Puis puriforme ou

pseudo-pus fibrineux. — Sa composition. — Ce n'est pas une
production de pus, mais une altération de la fibrine due à
l'état grenu. — État du caillot en rapport avec l'état général du sang quant à ses phases de résorption et d'altérations,
bien plus qu'avec l'état inflammatoire des parois. — Importance comme source d'embolies. — Différences des modifications de couleur, ramollissement, etc., d'un cas morbide à
l'autre, selon l'état du sang et aussi selon l'état des parois veineuses. — Influence locale de celles-ci sur le dédoublement
ne s'étendant pas, *dans le cas de phlébite* simple, au delà du
point enflammé où sont troublés les échanges moléculaires ;
faits montrant que ces principes y participent. — Influence
sur le passage à l'état puriforme des caillots qui ne se voit
guère que dans les vaisseaux et non hors de ceux-ci dans les
tissus, tels que les caillots de l'encéphale, de l'ovaire, des hé-
matocèles, des thrombus, des anévrysmes.

Caractères physiques et chimiques dans ces conditions.—État
fibrillaire à flexuosités brisées, à entre-croisement très-carac-
téristique ne resremblant pas au tissu lamineux ni au tendineux. — Rendu homogène par l'acide acétique, qui met en
évidence les leucocytes, mais non des noyaux embryoplastiques, ni les fibres élastiques qui existent ordinairement dans
le tissu lamineux. — Si la fibrine est à l'état fibrillaire rectiligne ou onduleux, elle ressemble au tissu lamineux de quelques tumeurs, mais la réaction ci-dessus et l'absence de capillaires rendent manifestes les différences. — Plus tard, état
grenu, friabilité, sans élasticité, marquent l'ancienneté.

TRENTE-SEPTIÈME LEÇON

D. *Dédoublement hors des vaisseaux et coagulation dans les
tissus sans traces d'organisation.*

Dédoublement et coagulation fibrillaire rapide englobant les
hématies.— *Caractères physico-chimiques* ci-dessus.—Rétraction, exsudation du reste du plasma. — Passage à l'état

foncé, — gelée de groseille. — Par perte d'oxygène. — Imbibition carbonique. — Ramollissement des hématies. — Passage à l'état hémisphérique. — Puis passage à une teinte rouillée plus ou moins foncée, avec ou sans ramollissement pulpeux, demi-liquide du caillot, selon les tissus. — Modification portant à la fois sur les hématies et la fibrine, diverse selon les tissus. — Passage des leucocytes à l'état granuleux, d'autant plus granuleux que les caillots sont plus anciens. — En général, résorption plus rapide des hématies, sauf dans l'ovaire, où quelquefois les hématies sont décolorées, sans fibrine ; mais là même parfois les hématies décolorées sont entre des fragments de pulpe fibrineuse. — Différence de rapidité des phénomènes d'un tissu à l'autre. — Sans génération d'éléments anatomiques, pas plus qu'à l'intérieur des vaisseaux. — La fibrine se décolore inégalement à mesure qu'a lieu la résorption des globules ; — elle reste plus ou moins longtemps avec son état fibrillaire, puis passe à l'état grenu, réductible en pulpe finement granuleuse ; — puis la résorption s'achève, mais au bout d'un an et plus, si le caillot a le volume d'une noix environ. — Restent des grains d'hématosine avec ou sans cristaux d'hématoïdine réfléchissant la lumière en noir, comme souvent on le voit dans l'ovaire. — *Influence colorante sur les tissus voisins* par dépôts entre les fibres, dans les corps fibro-plastiques (muscles), etc. ; dans les cellules épithéliales (tumeurs, poumon, rein), de grains d'hématosine plus ou moins nombreux et foncés.

1° *Infiltration ecchymotique ; — spontanée ou par contusion.* — Modifications portant sur les hématies seulement, le plasma étant résorbé ou coagulé en minces filaments. — Successions de coloration bleuâtre, puis verdâtre, par modifications d'hématosine.

2° *Épanchement* dans les néo-membranes de la dure-mère et de la pie-mère, etc. — Couleur rouillée ; — dans le tissu lamineux. — Céphalématome ; causes de sa couleur gelée de groseille. — Hématoïdine.

3° *Épanchements cérébraux.* — Lenteur de la résorption. — Fibrine enkystée longtemps après.

4° *Épanchements pulmonaires.* — Hépatiques, spléniques. — Imbibition voisine. — Résorption rapide. — Hématoïdine et hématosine libres ou dans les cellules qui s'en remplissent.

5° *Épanchements placentaires.* — Gelée de groseille arrivant rarement jusqu'à la teinte rouillée. — Pas d'hématoïdine.

6° *Épanchements ovariens.* — Gelée de groseille. — État pulpeux. — Hématoïdine et hématosine foncée dans les cellules de l'oariule, etc., bien que la durée soit moindre que dans le placenta.

7° Le long des veines, variqueuses ou non, des membres ; — thyréoïdiennes, — des tumeurs, etc. — Formation d'*hématomes*, — en couches concentriques ou masses friables. — Passage de la fibrine à l'état de fragments brunâtres grenus, à angles mousses, — avec ou sans grains d'hématosine ; pas d'hématoïdine. — Le tout formant une masse plus ou moins grosse, pulpeuse, brunâtre ou rouge brun, friable ; — enkystée ou non.

Tous ces faits et les suivants se rattachent à l'étude de la constitution du sang et de ses modifications normales et accidentelles, — à l'anatomie générale du sang, et non à la physiologie, ni à la pathologie ; aussi beaucoup ne sont traitées nulle part. — Connaissant les hématies, elles peuvent dès lors être étudiées ici. Mais la plasmine et son produit de dédoublement, la fibrine, jouent le principal rôle. Ce sont là des altérations directes résultant du jeu même des organes, sans intervention de choses du dehors.

E. — *Dédoublement et coagulation dans les cavités naturelles.*

1° *Tunique vaginale.* — Couches incolores ou masses colorées offrant une marche analogue dans leurs modifications.

2° *Péritoine.* — Culs de sac recto-utérins par grossesses extra-utérines rompues. — Veines des bulbes veineux vaginal et ovariens, etc., avec ou sans caillots dans les parois de la trompe, — présentant ou non une masse fibrineuse (compacte ou non), homogène ou à déchirure filandreuse, — surface mamelonnée plus ou moins décolorée, également ou inégalement.

3° *Plèvre*.

4° *Muqueuse utérine et kystes*, — sang épanché parfois sans coagulation ; — modifications successives des hématies. — Utérus. — Dysménorrhée. — Caillots reproduisant la forme de la cavité. — Ténacité. — Cellules englobées. — Couche externe récente incolore ; intérieur rouge foncé. — Mécanisme de leur formation. — Différences de texture avec la caduque. — Importance. — Application. — Coloration des séreuses et des tissus sous-jacents par pénétration d'hématosine en granules foncés, interposés aux fibres, réfléchissant la lumière en noir ou en brun (dite à tort *pigment*). — Coloration analogue des tissus ambiants dans les épanchements apoplectiques.

Importance qu'il y a à bien séparer l'étude des cas de coagulation de la fibrine seule — de ceux dans lesquels sont entraînés tous les éléments du sang. — Résorption plus rapide dans ce dernier cas, à cause de la présence des hématies. — Mais, dans tous les cas il y a dédoublement de la plasmine en fibrine concrète dans les vaisseaux, ou hors des vaisseaux. — Celle-ci représente un corps étranger, et il en est de même des hématies et des leucocytes quand elle en entraîne au dehors. — Pour qu'il y ait génération, il faut qu'il y ait sortie molécule à molécule de principes immédiats au travers des parois capillaires, avec choix et non en masse.

F. *Issue de la plasmine molécule à molécule avec dédoublement et coagulation fibrineuse à la surface des muqueuses.*

1° Dans l'état général *diphthéritique* sur les séreuses, les muqueuses et la peau.

Coagulation. — Englobement d'hématies ou non, — de leucocytes, — d'épithéliums. — Structure fibrillaire sous le microscope. — Ses modifications successives et passage à l'état grenu. — Réactions sous le microscope. — Différences des mucus concrets, — des plaques du muguet, etc.

État général portant sur exsudation facile avec dédoublement aussitôt ; — s'opérant molécule à molécule, d'où adhérence à la muqueuse (surtout papillaire), soulèvement et englobement d'épithéliums et cessation de sécrétion des glandes muqueuses, — ce qui est un des faits importants. — La fibrine des pseudo-membranes diphthéritiques ne préexiste pas dans le sang.

2° Exsudation et dédoublement fibrineux local en petits flocons blancs dans le poumon, rejetés avec les mucosités.

G. *Modifications accidentelles de la composition du sang* portant non plus sur le dédoublement de la plasmine, mais sur tout le plasma, comme fait dominant tous les autres.

1° *Maladies infectieuses et putrides.* — Par substances venues du dehors. — Sulfhydrates des abcès, ou infection putride. — Gaz absorbés. — Empoisonnement. — Seul cas qui mérite ce nom et qui se rapproche des empoisonnements proprement dits. — C'est là un point des plus importants, mais des plus négligés, parce qu'il exige la connaissance des principes immédiats et semble n'avoir pas de rapport direct avec la pratique.

2° *Infection miasmatique.* — Par intervention de quantités très-petites de substances organiques coagulables altérées en suspension atmosphérique d'eau dans la vapeur. — *D'origine animale* par agglomération d'hommes (typhus, dysenterie, etc.) — *D'origine végétale et animale* des marais, etc.

3° *Infection dite purulente*, pyoémique, typhique, puerpérale.— Leur point de départ est dans l'altération du plasma. — États isomériques. — Troubles sécréteurs et excréteurs. — Cessation de la nutrition et de la génération des éléments anatomiques, d'où mauvaise cicatrisation et cessation de production du pus et des leucocytes à la surface des plaies ; mais il n'y sont pas absorbés.

Production de pus où sont les abcès, mais celui-là n'y est pas mécaniquement transporté et arrêté.

L'injection de pus doit être considérable pour causer des accidents, — plus que n'en peut absorber une plaie ou une veine dans le temps nécessaire pour que surviennent ces accidents. (Batailhé.) — C'est, du reste, par le sérum qu'agit l'injection.

Ce ne sont pas là des intoxications ou empoisonnements, c'est-à-dire introduction du dehors de principes accidentels, comme la toxicohémie phosphorée, etc.

Ce sont des altérations du plasma par modification sur place de ses propres principes. — Modifications isomériques des substances organiques entraînant des troubles assimilateurs généraux. — Troubles de formation, de désassimilation des principes cristallisables de la deuxième classe.—Troubles de l'excrétion de ceux-ci, etc.

Ce ne sont pas des fermentations proprement dites comme l'admettaient les anciens, c'est-à dire des dédoublements catalytiques de quelques principes. — Mais les fermentations du sucre et autres principes du sang peuvent être causées par injections de levûre dans le sang.

Réalité matérielle, mais moléculaire de ces lésions. Les considérations qui s'y rapportent, reposent sur l'examen des propriétés et des changements de la constitution anatomique du sang, elles exigent d'être familier avec l'étude des principes immédiats comme avec celle des organes.

4° *Production dans le sang de granules* isolés, bruns, ocreux ou rouillés, ou foncés, ou en amas, en cylindres; — ou se montrant dans les leucocytes devenant granuleux.—Causent l'état dit *mélanémique* ou de mélanémie idiopathique et de la maladie d'Addison. — Ce n'est pas là un *pigment* analogue à celui de l'œil, — ce sont des corps gras colorés naturellement ou par l'hémaphéine, ou par de l'hématosine même, perdue par les hématies, — comme celles-ci en abandonnent et en déposent dans les parois des capillaires.

5° Phénomènes consécutifs à certaines de ces modifications du plasma entraînant l'hypergénèse des leucocytes ou *état leucocythémique du sang*.— Fait subordonné à celui des changements de composition du plasma, qui est partie constituante fondamentale du sang et non partie accessoire comme les leucocytes.

Ils surviennent dans l'*infection purulente*, la dysenterie.

Dans les hypertrophies de la rate et des ganglions lymphatiques consécutives elles-mêmes à des états généraux fébriles et autres. — Cette hypertrophie morbide ne peut être cause d'hypergénèse des leucocytes, lors même que ce seraient ces organes qui formeraient les hématies (ce qui n'est pas); car toute hypertrophie parenchymateuse entraîne la cessation des actes du parenchyme (mamelle, etc.).

La rate et les ganglions lésés cessant de modifier normalement le sang, le mettent dans les conditions voulues pour que survienne l'hypergénèse morbide des leucocytes dans le plasma, mais ceux qui n'agissent plus ne sont pas cause de ce phénomène. — Erreur consistant à confondre les leucocytes avec les épithéliums nucléaires des ganglions et de la rate.

Importance de l'examen du canal thoracique dans les leucocythémies, pour voir s'il y a des leucocytes en excès dans la lymphe; cette partie des observations est généralement négligée, faute de méthode.

6° Modifications du plasma entraînant la diminution des hématies (chlorose, aglobulie, anémie).

1. *Sérine ou albumine.*

Son origine ou son mode de production dans le sang. — Sa disparition normale.—Son issue morbide par le rein, — l'intestin, etc.

2. *Albuminose.*

Origine par la veine porte et par la lymphe. — Non coagulée par la chaleur. — Coagulée par l'alcool et les sels métalliques. — Issue ou fin en passant à l'état d'albumine ou de plasmine.

3. *Biliverdine et hémaphéine du sang.*

Origine dans le foie par désassimilation de l'hématosine des hématies.—Elles teintent le sérum en jaune. — Issue normale par le rein à l'état d'uro-hématine.

TRENTE-HUITIÈME LEÇON

2-3. *Lymphe et chyle.*

Lymphe, liquide contenu dans les lymphatiques.

Chyle, lymphe intestino-mésentérique surchargée d'absorption intestinale, principalement graisseuse, qui la trouble de temps en temps. — Reprend son caractère de lymphe ordinaire dans l'intervalle des digestions, — digestions pendant lesquelles le chyle prend ses principes au dehors et non au dedans comme la lymphe. — Le chyle est un cas particulier, un état momentané de la lymphe d'une région spéciale; il a surtout frappé à cause de sa couleur.

La lymphe diffère en effet d'une région à l'autre de celles dont elle revient et comme pour le sang veineux, il y a autant d'études à en faire que d'organes où sont les réseaux d'origine.

Organisation de son plasma, — voir celui du sang. — Milieu organisé liquide pour les leucoytes.

Les réseaux *d'origine* des lymphatiques, — tous placés contre les capillaires sanguins qu'ils entourent immédiatement, — ou étalés à la surface des membranes et dans les parenchymes à variations fréquentes de circulation; ou de réplétion (intestin). — Ce rôle est de ramener l'excès du plasma qui sort des capillaires dans ces changements avec ralentissement ou excès de circulation capillaire ou de réplétion et de vacuité; phénomènes ayant lieu grâce à l'énergie des qualités endosmo-exosmotiques de ces divers tubes; — phénomènes qui continuent assez longtemps sur le cadavre pendant le videment des capillaires. — Ce rôle se rapporte à ce que le plasma arrivant égal devant tous les éléments anatomiques, chacun lui emprunte et rend (à lui ou aux lymphatiques) ce qui lui convient (ou non), selon sa composition immédiate propre.

Leur étude, comme pour le sang, doit surtout porter sur l'examen de l'origine et de l'issue, comme du mode d'association, des principes composants pour se rendre compte des causes de variations. — Mais l'issue est toute de déversement dans le sang.

Ce liquide ne faisant que progresser de la périphérie vers le cœur droit, où il se mélange et disparaît sans retour circulatoire, ses variations sont moins nombreuses, moins complexes. — Altérations solidaires de celle du sang et réciproquement.

Rapport de quantité au poids du corps, — il ne peut être fixé comme pour le sang.

Quantité : 60 à 100 grammes par heure pour un vaisseau cervical de 2 millimètres. (G. Colin.) — De 4 à 10 gouttes par minute, selon que l'organe est immobile ou en mouvement.

Densité inconnue; celle du sérum défibriné, 1009. — Fluidité plus grande que celle du sang.

Saveur alcaline ou salée; happe à la langue. Réaction alcaline : saturée, par 0,37 d'acide lactique; sang, par 0,50 pour 100.

Translucide citrine ou opaline (sans reflet rose).

Quand elle est translucide, la lymphe est plus colorée en citrin que le plasma et le sérum sanguin, — par emprunt au plasma sanguin, d'hémaphéine de désassimilation des globules car elle ne peut prendre que là. — D'autant plus colorée que plus près du canal thoracique. — Importance des faits de coloration selon l'origine des réseaux (rate, foie, etc.) et selon les conditions de l'extraction. — Jaune citrin ou *ambré* pâle au scrotum, — testicule, — rein, — lombes, — cou, — poumon, — utérus, — ovaires.

Y devient quelquefois rosée dans l'abstinence, mais non chez les herbivores (G. Colin). — Toujours rosée à la rate, dit-on.

Opaline virant au rose dans les lymphatiques cutanés superficiels et des varices lymphatiques de la jambe et du bras et même au rouge garance; mais les expériences de Colin portent à croire qu'il y a eu mélange de sang.

Laiteuse ou opaline dans lymphatiques, dits chylifères de l'intestin grêle surtout, porte cette teinte dans le canal thoracique gauche. — Transparent, jaunâtre dans les intervalles de la digestion. (G. Colin.)

Causes de la couleur. — 1° Dans l'état de lactescence, granules graisseux, extrêmement fins, absorbés dans les tissus ou peut-être empruntés aux capillaires ; 2° dans la teinte citron (ou rose), matière colorante liquide dans le plasma, insoluble, mais non analysée, restant à examiner.

Coagulation en masse en 5 à 12 minutes. — Sans rétraction. — Séparation du caillot par pression. — Éléments en
suspension. — *Distribution des leucocytes.* — Dans les réseaux
d'origine. — Dans les conduits lymphatiques sans augmentation très-marquée au delà des ganglions avec les vésicules desquels ils ne communiquent pas. — Adhérence aux parois
(peu régulière) comme aux capillaires.

Hématies constantes dans la lymphe ou le chyle, recucillies
par des fistules, varices ou opérations sur le vivant, quelles que
soient les précautions prises. — Jamais, si on prend dans les
lymphatiques entre deux ligatures. — Donc les hématies
viennent d'accident opératoire. — Se resserrent, deviennent
moins larges, plus épaisses, rapidement dentelées. — Privées
d'oxygène, prennent une teinte violacée vineuse, quelquefois
verdâtre, par reflet dans le plasma lactescent.

Composition (voir le tableau et l'expliquer).

Eau de 20 à 60 de plus que dans le sang et moins de sels,
moins d'alcaloïdes surtout et d'albumine.

Principes de 1re classe empruntés au sang, — sauf pour le
chyle, où il en est de pris dans l'intestin par les villosités. —
Iodure de potassium injecté dans le sang, se retrouve vite dans
les lymphatiques, mais non le prussiate de potasse. (Cl. Bernard.)

Principes de 2e classe. — Ils sont empruntés au sang. —
Urée et glycose. — Celle-ci au foie surtout, comme le prouve
l'expérience. — Glycose injectée dans le sang, se retrouve vite
dans la lymphe.

Corps gras aussi, à l'état de savon. — Sauf pour le chyle,
où on en trouve plus ou moins, selon les aliments. — Là non
en dissolution, mais en suspension émulsive, en fines gouttelettes uniformes de 0^{mm},004 au plus — qui troublent le liquide.

Peut-être y en a-t-il d'empruntés aux éléments solides des
tissus.

Principes de 3e classe. — Albumine et *plasmine* empruntées
La plasmine peut en être retirée comme du sang ; — se dédouble *en fibrine.*

On en trouve d'autant plus qu'on prend la lymphe plus près du canal thoracique par suite de modifications que font subir probablement les ganglions, mais non étudiées. — Les ganglions versent en outre probablement des principes spéciaux de la 2ᵉ classe (non recherchés) comme le foie donne de la glycose. — Albuminose, peu ou pas dans la lymphe, — plus ou moins abondante dans le chyle selon la nature des aliments.

Altération de composition non connue amenant la multiplication des leucocytes ;—non étudiée.

Multiplication des leucocytes devenant granuleux dans la métro-péritonite, etc., et rendant puriforme le contenu des lymphatiques.

Réplétion par des leucocytes granuleux dans certaines tumeurs — par des cellules épithéliales énormes granuleuses dans les cas tumeurs dites *cancers*. — Il y a là une vraie génération hétérotopique ; elles sont même parfois de volume ordinaire prismatiques ou pavimenteuses selon le siége de la tumeur.

TRENTE-NEUVIÈME LEÇON

Deuxième groupe des humeurs (voir p. 80)..

A. *Humeurs produites ou sécrétées, ou sécrétions proprement dites.*

Ces humeurs diffèrent des précédentes en ce qu'elles proviennent d'elles, sont produites par des tissus solides, à l'aide et aux dépens des matériaux que fournit le sang. Elles ne sont pas organisées comme elles et ne font que remplir le rôle de *milieu* par rapport aux éléments qu'elles tiennent en suspension et qui peuvent y vivre plus ou moins longtemps. Mais aucune d'elles n'a des éléments qui lui soient propres, comme les hématies le sont pour le sang. Toutes renferment une ou plusieurs substances organiques naturellement liquides aux propriétés desquelles l'humeur doit ses propriétés essentielles, physiques ou chimiques, et son altérabilité accidentelle ou morbide. Tous ces produits *tirent* leurs matériaux du sang, tandis que le sang et la lymphe les tirent du dehors ou des tissus, — sauf l'albumine et la plasmine, qui se forment dans le sang même, à l'aide de l'albuminose. — Une fois formés, ils sont détruits par leur action propre (lors même que quelques-uns de leurs principes sont absorbés) ou rejetés, tandis que le sang est en voie de rénovation continue, ne se détruit pas et n'est pas rejeté.

a. *Produits liquides de reproduction* (voir p. 80).

I. *Ovarine* ou liquide des ovisacs (vésicules de De Graaf).

Produit sécrété, — contenant des éléments en suspension pour lesquels il joue le rôle de *milieu*. — Ce n'est qu'après leur genèse qu'il est sécrété. — Ce sont l'ovule dont la *génération* n'a aucune analogie avec les phénomènes de *sécrétion*. — Épithéliums nucléaires et sphériques ou prismatiques. — L'ovule achève de s'y développer et y mûrit.

Origine des principes, — paroi de l'ovisac qui les sécrète. — *Fin*. — Résorption péritonéale et dans la trompe *sans rejet au dehors*. — (Même fait en théorie *pour le sperme*.)

Liquide des kystes de l'ovaire.

1° Fluide. — Contenu plus ou moins riche en cellules épithéliales sphériques ou polyédriques, — granuleuses ou non. — Gouttes d'huile. — Leucocytes. — Hématies plus ou moins modifiées quand il est brun, etc.

Peu de matières coagulables.

2° Muqueux, tenace, filant, glutineux, gélatiniforme. — Coagulable comme le blanc d'œuf. — Contenu en suspension. — Traînées blanches graisseuses. — Cellules épithéliales diverses, avec ou sans excavations et vacuoles. — Excavations et vacuoles fréquentes avec concrétions homogènes ou grenues dans l'intérieur.

II. *Sperme*.

Définition. — Liquide complexe, blanchâtre, visqueux, d'odeur particulière, produit par les organes génitaux mâles et lancé dans le vagin pour servir à la fécondation de l'ovule.

Nécessité de l'envisager analytiquement d'abord, au point de vue anatomique, pour pouvoir se rendre compte des faits

relatifs à sa composition d'ensemble. L'ovule mâle né par genèse conduit par segmentation de son vitellus à *l'individualisation* des spermatozoïdes. — Fait sans analogie avec les
sécrétions. — C'est là le produit du testicule.

Le reste se compose d'une série de liquides surajoutés par
sécrétion réelle, dont le rôle est de servir de milieu dans lequel
vivent et jouent leur rôle les éléments anatomiques fécondants.
—Milieu complété par les liquides femelles vaginaux et utérins.

Comme toutes les humeurs de l'économie au moment où
elles remplissent leurs usages, le sperme est, lors de l'éjaculation, une humeur très-complexe résultant du mélange de
six humeurs diverses. Ce sont :

1° Le *liquide fourni par le testicule*, d'odeur spermatique,
qui est composé :

A. D'un sérum en quantité très-petite ;

B. De *spermatozoïdes* ;

C. De petites vésicules ou cellules sphériques larges de 10
à 13 millièmes de millimètre, sans noyaux, peu granuleuses :
ce sont probablement des cellules de segmentation provenant des *ovules mâles* ou *vésicules mères des spermatozoïdes*,
et restées stériles par accident au lieu d'avoir donné naissance à un spermatozoïde comme à l'ordinaire ;

D. De granulations moléculaires azotées et graisseuses. Ce
liquide est grisâtre ou gris blanchâtre ou tout à fait blanc chez
beaucoup d'animaux. C'est plutôt une substance demi-liquide
qu'une humeur et les spermatozoïdes la composent pour plus
des neuf dixièmes. En fait, les testicules donnent naissance
aux spermatozoïdes, partie essentielle du sperme, mais non
au liquide éjaculé. Une fois ces éléments produits, les canaux
déférents viennent les verser dans les vésicules séminales ou
les mélanger aux liquides suivants, qui sont le *milieu* dans lequel ils vivent.

2° Le *liquide fourni par les follicules qui déterminent une légère* augmentation de volume *du canal déférent* près des vésicules séminales. Ce liquide est brunâtre ou gris jaunâtre,
plus ou moins foncé, contenant :

A. Un sérum ;

B. Des cellules épithéliales cylindriques et des épithéliums nucléaires ovoïdes ;

C. Des granulations arrondies ou polyédriques, irrégulières, réfractant fortement la lumière , à centre brillant, contour brunâtre foncé.

3° Le *liquide des vésicules séminales* qui est brunâtre ou grisâtre, quelquefois presque opaque, quelquefois gélatiniforme ou un peu grenu au toucher, et contient tous les éléments des liquides précédents ; il renferme de plus des *sympexions* incolores ou rosés, isolés ou soudés en amas aréolaires, plus ou moins abondants, des flocons de mucus ou mucosine, et quelquefois des leucocytes, surtout chez les sujets qui ont eu des blennorrhagies.

4° Le *liquide prostatique*, qui est blanc, crémeux, n'offrant pas de ténacité (mais non transparent, hyalin, et filant comme le décrit Huschke), et qui se mêle au liquide des vésicules séminales au moment de l'éjaculation. Il est versé surtout et même exclusivement au moment de l'éjaculation, ce qui est dû aux fibres musculaires de la prostate. Il se compose :

A. D'un sérum ;

B. De nombreuses granulations d'aspect graisseux, à centre brillant jaunâtre, à contour foncé, auxquelles il doit en grande partie sa couleur blanche ;

C. De granulations moléculaires grisâtres ;

D. De cellules d'épithélium prismatique à cils vibratiles, régulières ou irrégulières, plus ou moins nombreuses, contenant souvent des granulations graisseuses autour de leurs noyaux ;

E. Quelquefois de petites concrétions ou calculs prostatiques à centre grenu ou non, à angles arrondis, à lignes concentriques. C'est au liquide de la prostate que le sperme éjaculé doit principalement la couleur blanche, qu'il n'a pas du tout dans les vésicules.

5° Le *liquide des glandes de Mery* ou *de Cowper*, qui est simple, très-filant, visqueux, auquel le sperme doit sa visco-

sité, que ne possède aucun des fluides précédents. Contraire-
ment à ce que dit Huschke, il n'a aucune analogie avec le liquide prostatique ; il ne se compose que d'un sérum sans
éléments anatomiques en suspension, si ce n'est quelquefois
un petit nombre de leucocytes, surtout chez ceux qui ont eu
des blennorrhagies.

6° Le *mucus du canal de l'urèthre* ou *des glandes de Littre*,
que les liquides précédents entraînent lors de l'éjaculation,
et avec lui quelques leucocytes assez souvent, et ordinairement des cellules d'épithélium pavimenteux. — Ces deux
derniers à l'état de filaments de mucus strié se gonflant peu
ou lentement dans l'eau. — Quelquefois, en outre, il est grumeleux lors d'éjaculation. — Ce qui se voit lorsque le sperme
a séjourné longtemps dans les vésicules séminales. — Quelquefois, grumeleux ou non, il est rougeâtre, même dans les
vésicules. Ce fait est sans importance morbide, mais effraye
souvent. — Différence d'aspect des deux liquides sortant l'un
par les canaux déférents, l'autre par les canaux prostatiques.
— Aspect purulent de ce dernier. — État granuleux dû à des
sympexions, — irrégulièrement polyédriques, à angles
mousses, souvent rougeâtres sur les sujets âgé.

Ces éléments se retrouvent ordinairement dans le sperme
éjaculé, mais les sympexions peuvent manquer. Ce sont les
flocons de mucosine qui ont été décrits à tort sous le nom de
fibrine. On y voit quelquefois des gouttes claires, rosées,
sphériques, d'un diamètre de 10 à 40 millièmes de millimètre, visqueuses, s'allongeant lorsqu'elles rencontrent un
obstacle, et reprenant ensuite leur forme. Elles proviennent
du liquide des vésicules séminales.

On trouve enfin presque toujours, dans le sperme éjaculé,
des cristaux ambrés, prismatiques obliques à base rhomboï-
dale ; soit isolés, soit réunis en croix, en étoile, etc.; à base
bien déterminée ou remplacée par des biseaux allongés donnant au cristal la forme de fuseau, etc. Ils offrent les caractères du phosphate de magnésie. Ne se voient qu'après refroidissement ou desséchement en taches.

Quelquefois des cristaux de phosphate des ammoniaco-magnésiens sont mêlés aux précédents.

Odeur spéciale, — origine inconnue. — N'existe dans aucun des organes des voies génitales à l'état de repos ou cadavérique. — Se développe au moment de l'éjaculation ou dans les actes qui la précèdent immédiatement, — peut-être vient-elle du liquide des vésicules séminales, car les cryptorchides ont un sperme odorant ; pourtant le pollen a une odeur analogue.

Sperme éjaculé ou d'émission. — Opalin plus ou moins grisâtre demi-transparent selon la fréquence de la répétition du coït. Teinte due au liquide prostatique surtout, et aux éléments en suspension.

Mucilagineux, filant plutôt que visqueux et muqueux. — Se prend en gelée par refroidissement, et forme des cristaux de phosphate magnésien. — Non troublé par l'ébullition. — Doit ces qualités à la *spermatine*, dont l'origine précise est inconnue.

D'après Berzelius, la spermatine est une substance liquide qui se trouve seulement gonflée dans le sperme, comme du mucus, dont elle diffère par la propriété qu'elle possède, quelque temps après l'émission du sperme, de pouvoir, en vertu de causes inconnues, se dissoudre dans l'eau, qui n'avait fait jusque-là que la gonfler, et de produire ainsi un liquide clair qui ne se coagule plus par l'ébullition. L'acide acétique concentré la rend gélatineuse, translucide. — Après dessiccation sur un corps dur, il devient écailleux jaunâtre ; — sur les étoffes il empèse le linge, comme les mucus.

Il se gonfle de nouveau au contact de l'eau ajoutée lentement, reprend sa teinte, devient grumeleux, mou, facile à dissocier, mais non visqueux et filant.

Réaction alcaline.

Composition : 10 à 12 p. 100 de solides, — 18 à 20 p. 100 chez le taureau. — Le reste d'eau.

Matières organiques : 6 à 8 p. 100 chez l'homme, — 15 p. 100 chez le taureau.

Le reste se compose de 2 à 3 p. 100 de graisse, — 3 p. 100

de phospate de magnésie et chaux, — 1 p. 100 de phosphate de soude.

Pas d'oxalate de chaux visible.

Fin et rôle du sperme. — Le fluide sert de milieu aux spermatozoïdes jusqu'à l'éjaculation. — Là il se dissocie dans le vagin, où tout reste, moins les spermatozoïdes, qui montent seuls, en abandonnant le milieu mâle pour le mucus utérin, milieu femelle.

La recherche médico-légale des taches est entièrement organique ou anatomique et non chimique ; elle revient au médecin et non au chimiste. — Son but est de déterminer la nature du liquide, son origine séminale ou testiculaire. — Ce qui se prouve par la recherche des spermatozoïdes et non par des réactions chimiques illusoires en cet ordre de choses organiques complexes. — Caractères extérieurs des taches en carte géographique empesées simulés par beaucoup d'autres taches ; de même pour les réactions. — Caractères insignifiants à côté de la recherche des éléments anatomiques fécondateurs caractéristiques.

Sperme des oblitérations déférentielles ou épididymaires doubles et des doubles cryptorchides. — Stériles sans impuissance.

Tous les caractères, même de quantité et d'odeur, — moins les spermatozoïdes, — signe de stérilité.

Présence de nombreux petits noyaux ronds, à contour net, centre pâle, d'aspect annulaire, d'origine épididymaire (car on les trouve dans l'épithélium épididymaire et les kystes).

Kystes ou hydrocèles épididymaires lactescents avec spermatozoïdes mobiles, ou avec ces petits noyaux ronds.

Écoulement avec l'urine de quelques spermatozoïdes normal dès la 3ᵉ semaine d'abstinence, sauf pollution, ou malgré elle. — Quelquefois assez abondant pour rendre grisâtres les dernières gouttes d'urine — (même sans blennorrhagie) ; — par suite, constant à chaque miction durant la blennorrhagie et à sa suite quelquefois. — Spermatozoïdes libres ou dans les filaments de mucus des plis du canal de l'urèthre, — du golfe de l'urèthre surtout normalement, sans spermatorrhée, — ni pollution.

Importance de ces faits dans les cas d'hypochondries idiopathiques ou par suite d'abstinence religieuse, cause d'hallucinations, de monomanies, ou de manœuvres génitales dans le but d'obtenir les effets du coït en se faisant illusion sur le surnaturel ou l'involontarité de l'acte, etc. — Hypochondrie blennorrhagique due à la croyance de spermatorrhée, entraînant l'impuissance sans stérilité.

Spermatorrhée vraie. — Dépôt spermatique à chaque miction dans le fond du vase, — nuageux à fond blanc mat, — formé de spermatozoïdes et d'oxalates, etc.

Écoulements pris pour spermatorrhée sans en être,— montrant parfois quelques spermatozoïdes s'il y a abstinence.

1° Celui des glandes bulbo-uréthrales, — liquide hyalin, filant, visqueux, quelquefois tenace, sortant après sensation de piqûre périnéale, par contraction douloureuse du golfe uréthral. — Homogène sous le microscope ou avec filaments hyalins striés, — avec ou sans leucocytes le plus souvent ; pouvant, s'ils existent en certaine quantité, former une tache blanchâtre au centre, — pouvant se dessécher, puis se gonfler, avec persistance de l'état filant par contact de l'eau ; — même fait chez la femme. — Suite de blennorrhagie en voie de guérison ou d'irritation par excès de coït sans inoculation blennorrhagique.

2° Liquide non filant grisâtre, sortant avec même sensation de piqûre que les précédents, — formé de mucus tenant en suspension des épithéliums et des leucocytes, — provenant de glandes de la muqueuse uréthrale ;

3° Goutte purulente, reste de blennorrhagie.

QUARANTIÈME LEÇON

III. *Lait*. — Ses caractères extérieurs. — Sa composition. — (Voir le tableau et l'expliquer.) — Causes de sa couleur et de ses variations. — Globules de beurre en suspension émulsive (globules de lait). — Origine des principes immédiats constitutifs du lait.

Lait pendant la grossesse et dans les premiers jours qui suivent l'accouchement ou *colostrum*.

Leucocytes, granuleux ou non, qu'il renferme (globules du colostrum). — Lait pendant la durée des abcès du sein.

Liquide des kystes mammaires.

IV. *Liquide de la vésicule ombilicale.* — Ses caractères physiques, — jaunâtre ou opalin, — ses granules graisseux. — Cellules granuleuses ou non qui s'y trouvent aussi.

QUARANTE ET UNIÈME LEÇON

b. — *Humeurs récrémentitielles profondes ou permanentes* (voir p. 80).

Produits fluides sans rapports avec la composition de la paroi propre, et de l'épithélium qui les fournit.

Sans issue normale au dehors. — Quantité toujours minime, sauf dans les cas morbides.

Aucun de ces liquides n'est une *exhalation* ou une *transsudation* simple du plasma sanguin ou lymphatique, comme on l'a dit, ayant lieu tel quel et de toutes pièces. — Ce qui le prouve et prouve en même temps qu'il y a choix et sécrétion de la part des capillaires, choix variant selon leur nombre et leur distribution, avec influence des éléments solides de la trame, qui empruntent et rejettent durant la transsudation, c'est que :

1° Leur composition diffère du liquide *sous-arachnoïdien* à celui des *ventricules cérébraux*. — De ceux-ci à celui de la *plèvre* ; de ce dernier à celui du *péritoine* pris sur le même sujet. — De ceux-ci aux *hydrocèles*, ou au péricarde. — De ceux-ci à la *synovie*. — De ceux-ci à la *sérosité infiltrant* le *tissu lamineux*.

2° C'est que dans aucun de ces produits divers, la composition ne coïncide avec celle des plasmas sanguin ou lymphatique, — et s'il y a égalité de sels d'origine minérale (7 à 8 p. 1000), comme on le voit assez souvent, entre les hydrothorax, l'ascite et le sang, la nature des sels diffère, ou pour les mêmes sels les proportions diffèrent sensiblement. — Ils ne sont lactescents à aucune période, comme le sont par moments le plasma sanguin et la lymphe des membres, et ordinairement le chyle.

3º Ces liquides contiennent toujours plus d'eau, et, par suite, moins de solides que le sang, sauf quelques hydrocèles. — Quelquefois autant que la lymphe, mais avec différence de nature et de proportions des principes composants.

4º Plusieurs contiennent de l'hydropisine, substance analogue à la pancréatine, mais qui ne rougit pas par le chlore et sans action dédoublante sur les corps gras neutres.

I. *Humeur hyaloïde ou vitrée,* — transparente, — peu visqueuse, — presque demi-solide chez les jeunes sujets, — demi-fluide plus tard. — Causes de l'erreur de ceux qui supposent qu'elle constitue un tissu.

Retirée de sa cavité, elle abandonne un liquide et laisse une substance striée analogue au mucus et non aux tissus. — Sans trame se détachant de la face interne de sa membrane. — Face interne qui est lisse. — Membrane mince homogène.— Coagulation comme mucus, par les sels de plomb concentrés surtout et par l'acide chromique. — Non par la chaleur. — Urée et substances azotées. — Leucocytes.— Filaments et chapelets des mouches volantes.

Fluidification morbide.

II. *Humeur aqueuse.* Glycose (Bernard). — Urée (Lehmann, Frerichs, etc.).

III. *Sérosité sous-arachnoïdienne.* — Limpide, très-mobile, incolore. — Saveur salée. — Réaction alcaline. — Non coagulée ou à peine rendue opaline par la chaleur, l'alcool et l'acide azotique.

C'est une sécrétion du tissu lamineux de la pie-mère. — Sa composition. (Voir le tableau et l'expliquer.)

IV. *Sérosité ventriculaire et hydrocéphalique.* — Limpide, à peine citrine ; sécrétion de l'épendyme qui a la structure générale des séreuses.

Plus de sels de potasse et de phosphates, proportionnellement à la quantité des sels, que dans les autres séreuses. — Sa composition. (Voir le tableau.)

V. *Synovie*. — Liquide sensiblement différent de celui des autres séreuses par ses caractères extérieurs et sa composition. — Sa composition. (Voir le tableau.)

VI. *Sérosité pleurale*. — L'urée n'y est pas indiquée ; ni le sucre qui manque dans l'ascite (Lehmann). Sauf en cas de diabète et d'albuminurie.

C'est un liquide citrin, — non filant, ni visqueux.

Éléments en suspension. — Leucocytes rares, mais constants, — pâles, — peu grenus, — pyoïdes, — devenant quelquefois granuleux, — prenant parfois une teinte jaunâtre uniforme ou teinte rosée des noyaux après l'action de l'acide acétique, — parfois hypertrophiés, creusés de vacuoles. — Cellules épithéliales rares.

Coloré ou non par du sang, — par des leucocytes et alors purulent, empyème. — A peu près toujours fibrineux.

Composition. (Voir le tableau.)

VII. *Sérosité péricardique*. — Analogue à la sérosité pleurale. — Pas d'analyse. — Fluide, — non filante, — citrine, — moins que le liquide pleurétique. — Coloré ou non par du sang. — Coloré ou non par du pus. — Péricardite purulente.

VIII. *Sérosités péritonéales*. — Citrines. Souvent rendues filantes par une substance, non coagulée par la chaleur et l'alcool, mais qui l'est par l'acide acétique comme la mucosine.

C'est parfois un liquide mousseux. — Souvent fibrineux. — Se coagule alors en masse gélatiniforme molle, ou on recueille seulement la fibrine par la baguette.

Éléments en suspension, comme dans la plèvre. — Plus souvent épithéliums pâles, granuleux ou non.

Coloré ou non par du sang. — Leucocytes souvent hypertrophiés.

Hypergénèse de leucocytes la rendant purulente dans la péritonite avec production de plasmine qui se dédouble en fibrine, formant des caillots adhérents ou non, englobant les leucocytes.

Sa composition. (Voir le tableau et l'expliquer.)

IX. *Sérosités de l'hydrocèle.*

Citrines, hyalines, ordinairement. — Parfois troublées par de la cholestérine cristallisée et des gouttes d'huile donnant l'aspect de bouillon trouble avec reflets cristallins dus à des groupes de cristaux remontant à la surface.

Diffèrent de celui de l'hydrocèle spermatique ou kysteuse.

Densité considérable. — Composition différente de celle de la sérosité péritonéale. (Voir le tableau et l'expliquer.) — Sels abondants.

Éléments en suspension comme dans les autres.

X. *Sérosités des œdèmes.*

Souvent incolores. — Rarement citrines. — Fluide comme une solution saline. — Non filante.

Riches en sels existant en proportions autres que dans le sang et les sérosités. (V. le tableau et l'expliquer.) — Moins de principes d'origine organique et de substances coagulables dont il n'y a que fort peu. — Ce n'est donc pas une pure exsudation du plasma sanguin, mais une sécrétion, avec choix, se produisant, il est vrai, sous de simples modifications dans les conditions physiques ou de pression circulatoire, mais aussi sous l'influence de troubles nutritifs des solides, de la composition ou du plasma.

Fin. — Résorption.

QUARANTE-DEUXIÈME LEÇON

XI. *Constitution anatomique du pus.*

Humeur de production accidentelle hétérotopique, mais non hétéromorphe; liquide ou demi-solide, variant du grisâtre séreux au jaunâtre crémeux.

Résultat de la double production simultanée : 1° d'un blastème ou sérum fluide ou demi-solide, hétérotopique et accidentel comme la sérosité des œdèmes, quoique d'une composition différente, bien plus riche en principes solides, et, 2° de la génération hétérotopique, par genèse, de leucocytes dans ce blastème, à son aide et à ses dépens, au fur et à mesure qu'a lieu sa production. — Le pus est caractérisé par cette double production qui en montre la nature.

Ces faits, fixant et dominant la question de la nature du pus, n'ont pu être déterminés qu'après la connaissance de ce que sont les sérosités œdémateuses et de la nature des leucocytes, au point de vue de leur propriété d'autogénèse, de leur développement et de leur nutrition, de leur indépendance des hématies, etc., et de toute membrane sécrétante ou pyogénique. — La production de la couche interne des abcès anciens dite pyogénique, toujours postérieure à la génération des leucocytes et du sérum, ne s'oppose pas à cette génération, qui rentre alors, dans le cas où elle a lieu, sur une membrane, mais n'en est pas la condition, surtout la condition première.

Ces faits de production d'un blastème nouveau en rapport avec la constitution du tissu séparent cette double génération hétérotopique et accidentelle de blastèmes ou sérosités œdémateuses et de leucocytes ou du pus proprement dit : — des cas dans lesquels des sécrétions, soit séreuses, soit muqueuses des cavités naturelles, exagérées ou non, sont rendues *purulentes* par la production outre mesure ou *hypergénétique* de leucocytes qui s'y trouvent et y naissent normalement. —Cas qui seront traités plus loin après ceux du pus proprement dit, — et dans lesquels ce n'est pas la présence des leucocytes qui change les propriétés des humeurs, sauf la couleur, mais au contraire dans lesquels il naît des leucocytes, parce que les propriétés des sécrétions naturelles sont changées; naissance de leucocytes qui a lieu par suite de ce changement même.

Ces notions d'hypergénèse et d'hétérotopie nous montrent pourquoi: 1° les leucocytes restent toujours eux-mêmes, conservent partout leur spécificité anatomique et physiologique, ne varient essentiellement que de quantité d'un tissu où d'une condition physiologique à l'autre, et ne donnent au pus que sa couleur physique, mais non sa nature dynamique et chimique ; — 2° pourquoi, au contraire, le blastème liquide ou demi-solide produit molécule à molécule à l'aide et aux dépens du plasma sanguin (avec influence des éléments anatomiques solides interposés aux capillaires), varie d'un tissu à l'autre, tant en nature, comme composition immédiate, qu'en quantité absolue et relative aux leucocytes, — sans varier au point de vue de la composition des espèces d'éléments anatomiques, dont le nombre seul diffère selon que la sérosité s'est produite dans un tissu plus ou moins favorable à la genèse des leucocytes.

La condition médiate de la génération du pus est un trouble de la circulation capillaire soit inflammatoire, soit analogue à l'inflammation, mais de marche plus lente (comme lors des abcès froids), — déterminant la production du blastème (condition immédiate), dans lequel, bientôt, naissent les leucocytes, — et le *résidu forme le sérum*, coloré, rendu purulent par les leucocytes et plus ou moins selon leur quantité, selon l'aptitude plus ou moins grande de ce sérum à la génération d'éléments anatomiques.

Cette production peut avoir lieu immédiatement entre les capillaires et les éléments propres du tissu vasculaire, comme c'est le cas ordinaire, — production toujours compliquée de rupture de capillaires distendus, étirés, ramollis, ainsi que de celle des éléments propres au tissu où a lieu cette production.

Mais elle peut avoir lieu loin des capillaires, dans les tissus non vasculaires, où les matériaux du sérum arrivent de proche en proche. — C'est ce qu'on voit dans la production du pus des abcès de la cornée, — dans la sérosité purulente et le pus des vésicatoires et des pustules varioliques, etc., logées entre la couche cornée ou à cellules sans noyau de l'épiderme et la couche à noyau dite de Malpighi. — Donc le pus n'est pas une provenance des noyaux embryoplastiques, ni des hématies exsudées.

Doués d'autogénèse, comme de toute autre autonomie, les leucocytes et la sérosité du pus n'ont pas besoin, pour naître, de la présence de tel ou tel tissu spécialement, tel que le tissu lamineux, comme on l'a admis. — C'est ce que montre la génération du pus dans la substance blanche et grise encéphalique et entre deux lames épidermiques ou entre l'ongle et la couche de Malpighi sous-onguéale. — Seulement la vascularité et la mollesse des éléments lamineux s'y prêtent mieux que ceux des autres tissus.

Cette double production accidentelle exprime en fait une tendance à la génération d'éléments anatomiques, — avec excès de blastème. — dans des conditions accidentelles et relativement mauvaises pour ceux de la région dont il s'agit, — dans lesquelles naissent d'abord hétérotopiquement et abondamment ceux qui sont doués au plus haut degré d'autogénèse, — c'est-à-dire les leucocytes, — sans qu'en soi le produit soit malfaisant.

En même temps autour, — puis à la place, naissent les éléments qui se produisent le plus facilement après les précédents, c'est-à-dire ceux du tissu lamineux, les capillaires, etc., — d'où induration et cicatrice.

Cicatrisation qui survient bien mieux si le trouble circulatoire n'ayant pas lieu, ne cause pas la génération de leucocytes etc., ou pyogénie.

Cette double production peut être suscitée :

1° Par un trouble circulatoire primitif ou de cause moléculaire et générale, comme dans la variole, les bubons, l'infection purulente, la fièvre puerpérale, etc.

2° Par un trouble circulatoire dû à un corps étranger venu du dehors et à éliminer, — ou à une portion de tissu mortifié, nécrosé, ulcéré mécaniquement ; — etc., qui doit être éliminé et remplacé ; aussi y a-t-il alors génération de beaucoup de leucocytes et production de pus phlegmoneux.

3° Par un trouble circulatoire dû à une lésion d'un tissu enlevé qu'il s'agit de remplacer, comme à la surface des plaies.

— Là il exprime la tendance à la génération d'éléments anatomiques avec blastème en excès (trop considérable pour que les lymphatiques puissent emporter le surplus) et dans des conditions accidentelles amenant la génération de leucocytes en même temps que celle d'autres éléments, ceux de cicatrice seuls nécessaires au fond.

Aussi, lorsque les conditions générales de la production d'un blastème favorable cessent, la génération des leucocytes cesse également à la surface des plaies. — A la vérité il s'en produit, mais peu, dans la profondeur des tissus mal nourris dont les éléments s'altèrent avec troubles circulatoires locaux et épanchements sanguins (abcès métastatiques), mais cela n'est qu'une expression du mauvais état général.

Aussi, dans les ulcères, dans les plaies par mortification ou non-nutrition de certains éléments, la sérosité est produite sans génération de leucocytes, — d'où un pus non crémeux, mais séreux ou sanieux par suite du peu de leucocytes et par addition de sang et d'épithélium.

Bien que le pus ne soit pas malfaisant par lui-même, sa production n'exprime pourtant rien de bon et n'est pas une épuration salutaire; elle doit être évitée toutes les fois qu'on peut le faire sans compromettre une autre série de phénomènes importants.

Dans l'épaisseur des tissus cette double production a pour résultat l'apparition hétérotopique d'une tumeur liquide, — qui se comporte comme un solide, — en ce qu'elle progresse et envahit en déterminant l'atrophie et la disparition des éléments ambiants doués de propriétés végétatives moins énergiques que les leucocytes qui naissent et se développent plus vite, qui se nourrissent plus énergiquement.

A la surface des plaies cette double production pyogénique a pour résultat un liquide inutile en fait, bien que non nuisible par lui-même, mais qui ralentit la génération des autres éléments, — de ceux qui doivent être cicatriciels. — Aussi on peut se passer de cette pyogénie, comme le montre la réunion par première intention. — Liquide variable selon le tissu blessé et l'état du sujet, mais variable surtout par le nombre des leucocytes.

Composition immédiate du pus (voir le tableau).

Sels de 7 à 14 pour 1000. — Le plus souvent 7 à 9. — *Globules secs de* 29 à 36. — *Acide quelquefois libre* (*pyique* de Delore), retrouvé cristallisé en aiguille, coloré en rouge par le chlore, azoté (par Bœdeker qui le nomme *chlorrhodique*), ordinairement à l'état de *pyates*.

Pyine de Gutterbock, — substance du sérum du pus analogue à l'*hydropisine*, à la *caséine*, etc. ; elle n'a pas toujours été retrouvée à côté de l'albumine et paraît être l'un de ces principes altérés.

Ni urée, ni glycose.

Plus riche en principes que les sérosités œdémateuses.

Principes du pus différents de ceux du sang en quantité absolue, — en proportion pour chaque espèce — et en espèces, — *il y a donc autre chose qu'une exsudation, il y a élaboration par influence des éléments ambiants.* — Composition anatomique.

Sérum 710 à 900.

Éléments anatomiques en suspension plus lourds que le sérum, se déposent au fond du vase. — Ils sont d'une densité moindre que celle des hématies (1088), plus que celle du plasma sanguin, qui est 1028, et que celle du sérum du pus, qui va à 1040. — Leucocytes granuleux ou non selon l'ancienneté de la production. — Granulations moléculaires. — Gouttes d'huile. — Cristaux de cholestérine. — Hématies plus ou moins abondantes et pouvant colorer le liquide.

Cellules épithéliales à la surface des plaies.

Détritus d'os en cas de nécrose et de carie. — Grains de phosphate et carbonate de chaux dans les abcès froids et ceux des os. — Détritus de tissus élastiques et adipeux dans les plaies avec hématoïdine qui donne une couleur de rouille ou orangée à ces flocons.

Couleur — causée par les leucocytes.

Odeur fade ordinairement, — analogue à celle du lait bouilli à chaud ; peut devenir fétide.

En résumé : produit accidentel formé de principes et d'éléments homœomorphes, mais de génération facile hors du lieu où ces éléments siégent normalement. — Génération hétérotopique se rattachant à un trouble circulatoire capillaire, rapide ou lent, amenant la production de blastème sur place ou médiatement dans un tissu voisin ; — liquide variant, par suite, d'un tissu à l'autre en raison de l'influence des éléments propres de ce tissu sur l'issue avec choix des principes du blastème.

QUARANTE-TROISIÈME LEÇON

Variétés de pus.

a. Selon les tissus dont il provient.

1. *Pus des tissus du derme, adipeux, lamineux superficiel ou profond.* — Ordinairement produit à la suite d'inflammation autour de la partie mortifiée spontanément, cause du furoncle, ou suscitée par un corps étranger venu du dehors ou du dedans, ou par une contusion. — Dit phlegmoneux, — crémeux, — bien lié, — quoique non visqueux. — Ce qui est dû à la prédominance des leucocytes, dont l'abondance coïncide en effet avec un état général bon et une tendance à la génération d'autres éléments utiles, cicatriciels.

Leucocytes granuleux ou non, selon l'ancienneté de leur génération. — Granulations grisâtres. — Bourbillons ou non. — Granulations graisseuses — et gouttes huileuses. — Hématies pouvant le colorer, — venant des capillaires du foyer ou de l'incision.

Différences d'aspect du jour au lendemain, selon qu'ils sont frais ou anciens dans l'abcès ou sortis depuis plus ou moins longtemps, — portant sur les leucocytes surtout.

2. *Pus des abcès mammaires et lymphatiques.* — Peut contenir des globules de lait. — Ou des cellules et des noyaux d'épithélium mammaire ou ganglionnaire.

3. *Pus de la surface des plaies traumatiques.* — Ordinai-

rement crémeux, bien lié, par suite de l'abondance de leucocytes non granuleux, coïncidant avec un bon état général et tendance à la génération d'éléments cicatriciels, mais avec surabondance de blastème et génération prédominante des leucocytes dont la naissance est plus facile.—Mêmes éléments.
— Plus, des cellules épithéliales à la fin, ou toujours si ce sont des brûlures.

Flocons ocracés ou rouillés, considérés dans les amputations comme d'un bon signe, mais simplement formés de détritus de tissus lamineux, adipeux et élastiques, avec des hématies et des cristaux d'hematoïdine qui s'y produisent rapidement (Zeis).

4. *Pus des abcès froids et par congestion.* — Plus fluide, moins crémeux, parfois grisâtre, — même non fétide ; — sérum moins albumineux. — Moins de globules, qui sont plus pâles, à granules grisâtres plus fins. — Contour moins net par altération, moins régulier.—Peu ou pas d'hématies.—Granules grisâtres toujours plus nombreux, souvent beaucoup. — Granules graisseux, — quelquefois des granules de phosphate et de carbonate de chaux, — de la cholestérine, etc.

5. *Pus des os enflammés, cariés, nécrosés.* — Séreux, — grisâtre, — fluide, — demi-transparent. — Sérum peu albumineux. — Peu de leucocytes, — souvent pâles. — Parfois détritus osseux. — Grains calcaires. — Gouttes d'huile.

6. *Pus des abcès du foie.*
Souvent brunâtre ou rougeâtre et fluide. Couleur due à des hématies et débris de cellules. — Parfois teinte chocolat ou lie de vin par hématies.

Leucocytes, petits, grenus, — peu réguliers. — Granules graisseux. — Parfois de la cholestérine, mais c'est surtout dans les abcès de l'ovaire et du testicule qu'elle se voit.

7. *Pus d'infiltration pulmonaire.* — Demi-solide ; peu ou presque pas de sérum. — Matière amorphe molle, grenue.
Leucocytes ordinairement très-granuleux.
Souvent mêlés d'hématies.

8. *Pus des ulcères cutanés, variqueux, phagédéniques, chan-*

creux, séniles, épidermiques. — Séreux, — grisâtre, — sanieux, parfois rougeâtre.

Granulations moléculaires. — Cellules épithéliales. — Peu de leucocytes, fait en rapport avec la tendance à l'atrophie et à la mortification des éléments, opposée avec la tendance à leur genèse dans le pus crémeux.

9. *Pus de l'œil; iris, choroïde, corps vitré, de la pie-mère et des espaces sous-arachnoïdiens*. — Demi-solide ou demi-liquide primitivement. — Sérum remplacé par de la matière amorphe demi-solide, — réductible en pulpe très-grenue.

Leucocytes relativement peu nombreux, — souvent très-grenus, sans être granulo-graisseux.

10. *Pus concrété de la moelle des os*, d'abord liquide, mais n'ayant pu s'ouvrir une issue et sortir de son foyer, a perdu son sérum, qui a été résorbé. Les globules seuls restent, pressés entre eux, formant une masse d'un gris jaunâtre, pulpeuse, ou de consistance caséeuse ou même plus dure. Ce pus s'observe surtout dans les os, dans le psoas, etc., et il a été pris cinq fois sur sept environ pour du tubercule des os. Les globules du pus concret, pressés les uns contre les autres, deviennent polyédriques, et ressemblent alors un peu aux éléments dits du tubercule : mais l'acide acétique les fait facilement distinguer en mettant leurs noyaux en évidence.

b. Du pus, selon les conditions générales qui influent sur sa production.

1. *Pus des plaies dans l'infection purulente*.

Devient grisâtre, — peu abondant, — sanieux.

Parce que, lorsque l'état général caractéristique de l'infection se manifeste, la tendance à la production du blastème et à la génération des leucocytes cesse.

Peu de leucocytes et sérum très-fluide. — Beaucoup de granulations moléculaires. — Quelques hématies.

Dans ces conditions, il offre cet aspect sur toutes les sortes de plaies.

2. *Pus des abcès métastatiques*.

Fluide, — mal lié, — sanguinolent.

Leucocytes peu nombreux, souvent petits, pâles, irréguliers ou granuleux, à granulations grises ou teintées de rouge, par des hématies altérées, — soit lie de vin, — soit rose sale.

Granulations grisâtres et graisseuses, libres, abondantes. — Hématies aussi.

QUARANTE-QUATRIÈME LEÇON

c. Modifications dans la constitution propre du pus.

1. *Pus bleu.* Modification de couleur seulement, s'observant, soit sur le pus, soit dans les pièces à pansement. — Causée par une matière bleue qu'on retire par l'eau, — et de l'eau par le chloroforme et l'éther. — Bleue dans l'eau et le chloroforme, — verte dans l'éther, — bleu foncé indigo, si elle est solide.

Mêmes faits dans l'étude de la biliverdine. — Elle contient aussi du fer. — Provient de la biliverdine du plasma, plutôt qu'elle n'est une espèce à part, formée durant l'issue du sérum, avec choix des principes; sans formation spéciale de toutes pièces, admise pourtant par ceux qui regardent à tort le pus comme une *sécrétion* réelle, analogue à celles des glandes.

Le pus bleu n'a aucune signification spéciale bonne ou mauvaise. — Se montre dans les vésicatoires, chez les ictériques, durant les pneumonies bilieuses, etc. — Les pièces à pansement peuvent être colorées en bleu ou en vert par des algues microscopiques de la famille des Palmellées.

2. *Pus jaune safrané.* — Se montre dans les états généraux mauvais, avec ou sans ictère ; précède l'infection purulente ou coïncide avec elle (Delore).

Ne donne pas les colorations rouge, violette et verte de la bile par l'acide azotique. — Coloration causée par de l'hématosine en dissolution et par des hématies.

Rien de visible au microscope qui soit spécial.

3. *Pus noir*. — Ordinairement des os cariés et fétide. — Causes de sa couleur, — mal connues.

Peut-être y a-t-il production de sulfures. — L'hématosine noircit au contact des sulfhydrates.

Souvent les leucocytes sont tous détruits et réduits en fins granules.

4. *Pus fétide*.

Plusieurs variétés de fétidité, selon les conditions de formation — et d'altération : 1° du pus des abcès profonds ; 2° des abcès voisins de la bouche, — de l'intestin, — de l'anus, — du poumon ; 3° des abcès ouverts communiquant avec l'air. — Par lui-même le pus n'est pas fétide, se conserve longtemps à 30° sans s'altérer à l'air, dans un vase.

Mais l'arrivée des gaz en dissolution par le sang ou au travers des parois intestinales lui communique l'odeur qu'ils possèdent et favorise son altération en moins de 12 heures, — surtout s'il est produit dans de mauvaises conditions comme dans l'infection purulente, — à laquelle se joint ainsi l'infection putride.

Altération des substances coagulables entraînant la production d'ammoniaque, d'acide carbonique, — et la décomposition des sulfates en sulfures, — qui, décomposés par les acides, forment du sulfhydrate et du carbonate d'ammoniaque, — peut-être de l'hydrogène phosphoré, ainsi que des corps gras volatils.

Effets sur l'organisme — dits *d'infection putride* — par absorption de ces corps ; effets bien différents de ceux dits *d'infection purulente*, qui dérivent d'une altération immédiate et primitive du sang, de ses substances coagulables propres, et non d'un empoisonnement par introduction de principes immédiats accidentels comme dans ce cas-ci.

L'expérience prouve que l'acide sulfhydrique ingéré ou injecté dans les instestins, dans les veines même, ne tue pas, parce que, passant par le foie, il est éliminé par le poumon, sauf excès, et tue s'il est respiré. (Bernard.)

De même ici pour les principes fétides ; mais leur excès

fait que tout n'est pas éliminé, d'où accidents de putridité et présence de sulfhydrates dans l'urine, etc.

Injectées dans le sang, ses substances organiques, déjà altérées, altèrent celles du sang et amènent un état analogue à l'infection dite purulente ou pyohémique primitive et spontanée. Autrement il faut des quantités de pus sain énormes, plus que n'en peut produire une plaie d'amputation pendant le temps que les accidents mettent à se développer.

Effets de la putridité sur le pus même.—D'abord génération de vibrion, et de bactéries, comme au dehors et sans signification quelconque. — Fluidité. — Mal lié.

Puis gonflement et pâleur des leucocytes par des liquides faiblement ammoniacaux. — Augmentation des granules moléculaires.

Parfois destruction de la plupart ou de tous les leucocytes, réduits en fins granules colorant toujours le liquide en gris-jaune purulent. — Mais ce ne sont pas eux qui s'altèrent primitivement ; c'est le sérum partie fondamentale.

5. *Pus virulent.* — Variole, vaccine, chancre. — Virulence due comme pour le sang, les mucus, la salive, à une modification moléculaire, *totius substantiæ*, mais portant principalement sur les substances coagulables ;—elle n'est pas due à des solides dissous ou en suspension visibles, isolables et pondérables.

Leucocytes ordinaires, dont beaucoup sont *pyoïdes*, comme à la surface de la peau et des séreuses. — C'est comme humeur contenant des substances organiques ou coagulables, et non spécialement comme pus, qu'il est virulent.

Qu'il soit clair, séreux, etc., ou non, les qualités restent les mêmes ; — car elles proviennent du sérum, partie fondamentale, et non des leucocytes en suspension, accessoires ici.

Qualités physiologiques du pus. — Rôle. — Malfaisance.

Malfaisance nulle en soi comme humeur et n'existant qu'autant qu'il agit comme corps étranger, de génération accidentelle et hétérotopique, — ou la nocuité est acquise par putridité ou par virulence.

Du reste, la production du pus est toujours inutile ou nuisible, et non dépuratrice.—Sa production, abondante ou non, n'indique pas une altération ou modification quelconque préalable des humeurs, un besoin de dépuration, etc., comme le croient encore quelques médecins avec le vulgaire.

Humeurs qui ne sont pas du pus, qui sont mélangées accidentellement de pus ou sont mélangées de leucocytes qui leur donnent l'aspect purulent.

1. *Sérosité purulente.* — Génération de leucocytes consécutive à celle de la sérosité péritonéale, etc., qu'ils rendent trouble, jaunâtre ou opaque, et auxquels elle sert de sérum.

Production de plasmine dans les cas de péritonite, etc., plus encore que dans les sérosités pures. — Elle se dédouble et forme après la mort les caillots jaunâtres englobant les leucocytes, — libres dans la sérosité ou adhérents, — mais non formés sur le vivant — et ne s'organisant pas, — et distincts des néo-membranes en voie de génération.

2. *Muco-pus.* — Mucus de sécrétion naturelle troublé, rendu jaune, puriforme par des leucocytes,—sans être du pus — ou sans qu'on sache si le sérum du pus s'y est ajouté.

3. *Sang leucocythémique.* — Peut arriver à être de teinte lie de vin, — grisâtre, puriforme, — par hypergénèse déjà décrite de ses leucocytes sans que le sérum essentiel du pus y soit. — Appelé parfois néanmoins purulent, et pris autrefois pour du pus ou considéré, mais à tort, comme en contenant.

Humeurs puriformes sans leucocytes ou pseudo-pus.

1. *Urine* avec épithéliums en suspension dans les bassinets.

2. *Liquide prostatique* avec épithéliums et granules graisseux, etc.

3. *Liquide des canaux galactophores* des femmes âgées et dans quelques tumeurs mammaires. — Épithéliums. — Granules graisseux. — Grains calcaires.

4. *Liquide du thymus,* — *des amygdales* hypertrophiées, des ganglions lymphatiques hypertrophiés.

Liquide et épithélium nucléaire.

5. *Pseudo-pus fibrineux* des caillots, — déjà décrit.

6. *Matière blanche pâteuse* du psoas en cas de lésions vertébrales anciennes. — Matière amorphe. — Grains calcaires et graisseux. — Analyse à faire.

QUARANTE-CINQUIÈME LEÇON

C. PRODUITS OU HUMEURS EXCRÉMENTO-RÉCRÉMENTITIELS.

Caractères généraux ou communs. — Analogie de composition ou de propriétés avec les épithéliums des parois dans lesquels se forment les principes par excès de désassimilation et y restant accumulés jusqu'à ce que le liquide produit sous l'influence de l'afflux sanguin les entraîne. (Non organisés, remplissent le rôle de milieu.) — De là vient qu'il se produit des mucus sans glandes, — que les muqueuses, comme tout tissu, ont la propriété de sécréter d'une manière générale. — Toutes ces humeurs peuvent devenir virulentes (voir p. 84).

Les venins sont des humeurs naturellement sécrétées et excrétées appartenant au groupe des humeurs dont il est question ici. — Mais c'est en anatomie et en médecine comparatives que leur étude doit être faite. — Il importe de ne pas les confondre avec les virus ni avec les poisons et réciproquement.

I. *Des mucus en général.*

Nom collectif de toutes les sécrétions qui proviennent de la surface des membranes muqueuses et des glandes ouvertes à cette surface, tant que le produit de ces dernières n'a pas de caractères spéciaux qui lui méritent un nom particulier. On réunit sous cette dénomination : 1° les débris de la desquamation continuelle de l'épithélium qui revêt les membranes muqueuses ; 2° le pus qui se forme dans les inflammations superficielles des membranes muqueuses, comme l'écoulement qui a lieu dans le coryza, le catarrhe, la blennorrhagie, les fleurs blanches, et certaines diarrhées dites muqueuses et aqueuses ; 3° la sécrétion liquide des glandes des muqueuses; 4° le mucus proprement dit ou produit de la surface muqueuse inter-glandulaire, ou des muqueuses dépourvues de glandes ; comme la vessie et l'uretère, qui donnent néanmoins du mucus ; plus ou moins, selon les conditions. — Dire la manière dont les séreuses donnent la sérosité malgré le manque de glandes. — Et il y a des différences entre le mucus pur ou proprement dit et les sérosités qui correspondent à des différences de texture.

Caractères généraux des mucus. — Absence de leur étude dans tous les auteurs, malgré que le médecin soit chaque jour appelé à en constater les modifications ou à appuyer son diagnostic sur les états qu'ils présentent.

Constitution anatomique des mucus.

Caractères anatomiques au microscope de leur substance fondamentale ou mucosine.

Naturellement et sans coagulation, elle offre des caractères visibles au microscope, étant presque demi-solide immédiatement ou peu après sa sécrétion.

Magmas homogènes, floconneux, plus ou moins grenus.— État strié. — Stries parallèles plus ou moins rapprochées, — ou filaments hyalins déposés directement, pâles, homogènes, mous, pas ou à peine grenus, englobant des granules, des gouttes graisseuses, etc., et des éléments anatomiques.

Même état strié dans le blanc d'œuf, qui est un mucus de l'oviducte des ovipares.

Ressemblance générale avec la fibrine ou avec les substances organiques coagulables, fluides, comme la fibrine, la sérine et la caséine, coagulées dans certaines conditions.

Mais l'acide acétique ne rend pas homogène la mucosine, sauf addition en excès concentré et chauffé. — Même action sur le blanc d'œuf. — Il leur donne, au contraire, un aspect strié rectiligne, entre-croisé, de plus en plus marqué; ce qui est l'inverse de la fibrine du sang et de la diphthérite.

L'eau coagule et blanchit plusieurs mucus et les rend striés, —directement ou en enlevant les sels de soude, comme on l'admet théoriquement, peu importe. — Mais elle n'agit pas de même sur tous, car elle en dissout plusieurs, le nom commun de mucus englobant plusieurs espèces de liquides correspondant aux espèces de muqueuses qui les produisent.

Importance de ces faits dans l'étude des mucus qui, dans l'économie, passent naturellement à l'*état concret* et d'aspect pseudo-membraneux strié, — que l'acide acétique fait distinguer des pseudo-membranes fibrineuses ou diphthéritiques.

Ceux-là sont versés à l'état demi-solide directement à la surface des épithéliums et par les tubes glandulaires. Leur état demi-solide n'est pas dû absolument à une moindre quantité d'eau, car ils se conservent longtemps dans l'eau avant de se gonfler, et ne se gonflent que lors du début de leurs altérations par putréfaction.

Versés à l'état demi-solide par suite de trouble de l'élaboration (par les épithéliums), des matériaux qu'ils empruntent aux réseaux capillaires, sous-épithéliaux et péri-glandulaires. — Sans que les substances organiques caractéristiques produites soient différentes, elles ont subi des modifications isomériques qui les rendent demi-solides graduellement. — Fait plus ou moins analogue à la coagulation. — Car dans l'œuf ces changements vont accidentellement jusqu'à la coagulation.

Composition immédiate et chimique (Voir le tableau et l'expliquer).

Mucosine. — Envisagée comme espèce de principe immédiat, — elle peut être dissoute ou mieux très-gonflée et atténuée dans l'eau et filtrée, quelquefois coagulée par l'eau (conjonctive, — bronches), qui enlève les sels. — Non coagulée par la chaleur. — Précipitée de l'eau en flocons et à l'état fibroïde par l'alcool, mais se gonfle et redevient visqueuse dans l'eau, qu'elle fixe temporairement.

Les acides minéraux agissent comme l'acide acétique.

Soluble dans les alcalis étendus. — Moins facilement dans les acides concentrés, et en est précipitée par l'acide acétique.

Colorée en jaune par l'acide azotique concentré ; — en bleu par l'acide chlorhydrique à chaud.

Plus riche en oxgyène, moins en hydrogène, carbone et azote que l'albumine du sang et le blanc d'œuf. — Point de de soufre.— 4 p. 100 de cendres (phosphates calcaires et carbonate de soude).

Certaines mucosines sont précipitées de la solution acétique par le prussiate de potasse ; — comme le blanc d'œuf, — peu troublées par l'acide chromique, l'alun, le sublimé et les sels métalliques neutres, — parfois mêlées d'albumine ou d'albuminose pathologiquement ?

Rôle physique des mucus, — très-important à étudier en physiologie.

QUARANTE-SIXIÈME LEÇON

Constitution anatomique des diverses variétés des mucus.

Mélange à des sécrétions qui font qu'il y a des différences considérables, lorsqu'au lieu du mucus de la surface qui produit la mucosine, c'est la sécrétion glandulaire qui domine, comme pour le blanc d'œuf.

Un jour on les étudiera comme autant de sécrétions.

1. *Mucus conjonctival.*

Visqueux, — avec épithélium et leucocytes, mélange avec les larmes. — Exagération inflammatoire de sa production.

Coagulation en blanc et à l'état fibrillaire par l'eau, — d'où pseudo-membrane de fabrication artificielle enveloppant des leucocytes,— épithélium et graisse méibomienne.

Coagulé à l'état fibrillaire par l'acide acétique.

Produit par toute la muqueuse et par les glandes du grand angle de l'œil. — Passage à l'état virulent — dans les diverses formes de conjonctivites purulentes et blennorrhagiques. — Dans la conjonctivo-blépharite catarrhale devenant granuleuse et contagieuse, etc.

2. *Mucus nasal ou pituitaire.*

Filant, grisâtre, visqueux, gonflé par l'eau. — Devient souvent demi-liquide, — filant, — alcalin ; — strié sous le microscope.

Leucocytes en séries ou en amas, — épithélium, — gouttes graisseuses isolées ou en séries. — Tous le rendent jaune, puriforme, selon leur quantité. — Granulations moléculaires.

Passage à l'état demi-solide, adhérent, opaque ; — produit des glandes en grappes simples pituitaires.

Les principales propriétés sont dues à la mucosine et à ses proportions. — Constitution anatomique des crachats et autres excrétions muqueuses d'origine pituitaire.

3. *Mucus laryngo-bronchique.*

Non pulmonaire à l'état normal.

Grisâtre demi-transparent, — moins filant qu'au nez, — aéré, — spumeux, — alcalin, — se mélange à la salive buccale, et forme ainsi les crachats ordinaires.

Cellules épithéliales et leucocytes. — Granulations grisâtres.

Produit par les glandes laryngo-trachéales et par la surface muqueuse interposée.

La pseudo-membrane fibrineuse du croup en fait cesser la production et en diffère par aspect et réactions.

Constitution anatomique des principales variétés de crachats d'origine laryngo-bronchique.

a. Crachats du *hem*, — mucosine striée, — granulations diverses, — leucocytes, — cellules épithéliales. — L'acide sulfurique les gonfle, les rend très-pâles, dissout toutes leurs granulations, même graisseuses, sauf les granules fins de noir de fumée, plus ou moins nombreux, qui rendent bruns ou noirs ces crachats globuleux.

b. Crachats sanguinolents. — Ceux qui sont filants, visqueux, d'origine bronchique, — ou nummulaires, tenaces, d'origine pulmonaire.

c. Crachats purulents, — visqueux de la bronchite. — Composition avec plus de leucocytes, — granulations, — viscosité. — L'état filant indique l'origine bronchique.

d. Crachats puriformes pulmonaires, se dissociant dans l'eau. — Leucocytes plus ou moins granuleux. — Granulations. — Fibres élastiques pulmonaires.

Débris alimentaires.

4. *Mucus buccal et tonsillaire.*

Acide, — peu abondant.

Vient de la muqueuse de la surface des amygdales et de la langue. — Rendu alcalin par la salive. — Épithélium. — Leucocytes gonflés. — *Leptothrix buccalis.* — Vibrions. — *Spirillum.* — Cryptococcus. — Granulations moléculaires.

Accumulations dentaires, — demi-solides. — Accumulations des cavités ou lacunes tonsillaires avec expulsion de temps à autre. — Formées de matière amorphe avec les éléments précédents.

Les *pseudo-membranes* végétales du muguet, celles des aphthes et autres, — par altération du mucus, etc., ne peuvent être bien étudiées sans la connaissance des faits d'anatomie générale qui précèdent. — Indication d'applications médico-légales.

5. *Mucus gastrique* et suc gastrique, au point de vue de leur constitution anatomique.

Constitution anatomique du mucus, des vomissements gastrorrhéïques. — Des vomissements en général et de diverses lésions de l'estomac. — Indication des applications diagnostiques et médico-légales.

6. *Mucus de l'intestin grêle* pur ou mêlé aux sucs pancréatiques et biliaires (suc gastrique).

Leur étude, au même point de vue que le précédent et le suivant. — État concret en filaments ramifiés et anastomosés moulés sur les intervalles des valvules conniventes.

7. *Mucus du gros intestin* au point de vue anatomique.

Grisâtre, — demi-transparent, — peu visqueux parfois, — strié — (fixe beaucoup d'eau). — Variétés selon les conditions de production. — Acide au cœcum.

Floconneux, dans la diarrhée et la dysenterie, le choléra, accompagné de liquides plus ou moins abondants.

Composé d'épithéliums englobés en série à divers degrés de développement. — Parfois groupés en cylindres.

Leucocytes plus ou moins gonflés. — Non grenus.

Granules graisseux et biliaires, isolés ou en amas, ou en

traînées. — *Leptothrix, Cryptococcus*, etc., comme dans les précédents.

Gouttes d'huile entourées de cristaux margariques et stéariques dans le choléra et autres affections, pris pour des productions parasitaires. — Cristaux analogues isolés.

Débris alimentaires. — Œufs d'helminthes. — Cristaux de phosphate ammoniaco-magnésien.

Mucus intestinal concret. — Gris blanc, — tenace, — élastique, — membraneux, — en lambeaux ou tubuleux. — Simples ou bifurqués, selon les dispositions des plis longitudinaux du côlon, — ou plus ou moins courts.

Pris à tort pour des vers, — pour la muqueuse exfoliée avec ses glandes, — pour des épithéliums desquamés, — pour de la diphthérite.

Offre l'état strié et les réactions des mucus. — Disposition en cylindres des épithéliums ou de leurs noyaux et souvent ces éléments sont altérés. — Cellules sans noyaux, — ovoïdes, — colorées par la bile. — Réactions de ces mucus telles que ci-dessus, — sans analogie avec celles de la fibrine.

Se conservent longtemps dans l'eau sans altération ni gonflement. — Passent à l'état floconneux lors de la putréfaction avec odeur sulfurée.

8. *Mucus vésical.*

Floconneux, peu strié, gonflé par l'urine.

Plus dense qu'elle, se dépose en couche nuageuse d'abord, puis bien déterminée, puis l'urate de soude se précipite sur la couche qu'il forme. — Puis, par-dessus, se dépose une autre couche moins dense.

Épithélium, — leucocytes, — gaînes épithéliales. — Cylindres grenus des tubes urinifères, — non fibrineux.

Produit par la surface vésicale et des uretères. — Exagération morbide. — Devient collant, — visqueux, — grisâtre ou est rendu jaunâtre par les leucocytes.

Pseudo membranes fibrineuses : 1° des cystites cantharidiennes; 2° des hémorragies rénales en lobules gris rougeâtre, en filaments, en flocons pouvant être blancs, etc. — Nécessité de la connaissance des mucus normaux pour déterminer la nature et interpréter la signification morbide de ces faits et des précédents. — Indiquer les applications omises.

9. *Mucus du col utérin.*

Bouchon gélatineux. — Tenace, — visqueux, — demi-solide, — peu filant, — se gonfle à peine dans l'eau, — peu strié, — homogène, — parfois rosé à la fin de grossesse.

Hypersécrétion. — Vient des glandes du col.

Kystes. — Sympexions.

10. *Mucus du corps utérin et des trompes.*

Grisâtre, — peu filant.

Épithélium. — Noyaux libres. — Cylindres des follicules du corps utérin qui le fournissent. — Leucocytes.

État durant les lochies. — Leur composition.

État puriforme dans les trompes par l'épithélium en suspension, pris ordinairement pour du pus chez les femmes mortes en couche, etc.

Colorations diverses dans les oblitérations du col ou du vagin, des trompes. — Ses causes anatomiques,

11. *Mucus des kystes ovariens.*

Parfois coagulables par la chaleur, en même temps qu'ils sont visqueux, tenaces, filants. (V. p. 114.)

Leucocytes granuleux. — Épithéliums vésiculeux ou granuleux. — Traînées de gouttes graisseuses.

Colorations et consistances diverses. — Leurs causes anatomiques.

12. *Mucus uréthral.*

Grisâtre, — peu tenace, — peu filant. — Vient des glandes de Littre. — Ses variétés morbides au point de vue de leur constitution anatomique. (V. p .117.)

13. *Mucus vaginal.*

Exsudé par la muqueuse dépourvue de glandes.

Glaires de l'accouchement. — Variétés de ce mucus dans l'état morbide, et à l'époque des règles examinées au point de vue anatomique. — Indication des applications médico-légales.

QUARANTE-SEPTIÈME LEÇON

II. *Des salives en général.*

1° Au point de vue de leur constitution anatomique.

2° Composition immédiate. (Voir le tableau et l'expliquer.)

Éléments anatomiques, cristaux, etc., qu'on peut trouver dans les salives.

Constitution des calculs salivaires.

Variétés de salive. — Parotidienne. — Sous-maxillaire. — Sublinguale, palatine, etc.

Salive mixte. — Liquides des kystes salivaires et des kystes des tumeurs parotidiennes.

III. *Du suc pancréatique.*

L'étudier aux mêmes points de vue.

QUARANTE-HUITIÈME LEÇON

IV. *Constitution anatomique de la bile.*

Couleur variant du jaune verdâtre ou orangé translucide au vert foncé, plus ou moins brun, presque noir. — Due à la biliverdine.

Visqueuse légèrement, — rendue plus ou moins filante par la mucosine cystique. — Densité, 1020. — Filante dans la vésicule, par addition de mucus, mais fluide dans les canaux hépatiques. — Donc les glandules des canaux hépatiques ne sont pas des glandes muqueuses. — Saveur amère. — Arrière-goût douceâtre. — Due au taurocholate de soude, dont c'est la saveur.

Odeur nulle ou presque nulle, si la bile est fraîche, — fade, nauséeuse, tenace, quand elle s'altère.

Non coagulée par la chaleur.

Miscible à l'eau. — Le mélange mousse comme du savon.

Alcaline dans le canal hépathique, lors de sa sécrétion. — Conserve cette réaction quand elle est versée pendant la digestion — due au phosphate ou au taurocholate de soude.

Devient acide par son séjour dans la vésicule, dans les

intervalles de la digestion et même après la mort. — Par dédoublement des taurocholates.

Mélange de bile alcaline et du liquide pancréatique alcalin donnant parfois un mélange acide par dédoublement.

L'acide azotique la fait virer du vert au bleu, — violet, — rouge et jaune.

Action de teinture énergique sur les épithéliums, etc. — Pâlit les cellules épithéliales hépatiques d'abord, mais ne les dissout pas comme on l'a dit, et au bout de vingt-quatre heures les teint en jaune orange très-foncé. — Dissout les hématies, mais lentement, après les avoir rendues sphériques.

Si elle ne s'écoule pas, elle séjourne dans les conduits sécréteurs; sa matière colorante imbibe les cellules hépatiques propres, comme elle le fait énergiquement pour tout élément anatomique et tout aliment azoté.

Injectée dans le sang, elle ne tue pas et diminue le nombre des contractions du cœur, — ralentit le pouls.

Antiseptique de la putréfaction à venir et commencée, et les matières fécales en son absence ont une odeur de putréfaction; — empêche la désoxydation des sulfates et leur passage à l'état sulfures.

Constitution anatomique de la bile, — éléments anatomiques et particules qu'elle tient en suspension.

Composition immédiate, — son importance. — (Voir le tableau, — l'expliquer.)

Pas de sucre, mais il y passe avant qu'il y en ait 3 pour 1,000 dans le sang, c'est-à-dire avant qu'il passe dans l'urine. — L'iodure de potassium et les sels de cuivre aussi (Cl. Bernard), mais non le calomel et le sulfate de quinine. — Pas de sels ammoniacaux avant la putréfaction.

Origine — de la bile considérée en masse; — sécrétion continue, mais elle augmente trois heures après l'ingestion des aliments; — sécrétée par les culs-de-sac de glandes en grappes disséminées, car ils sont toujours pleins de matière jaune biliaire (qui colore leur épithélium et non la paroi propre) qui sert à les déceler. — Les cellules de l'organe glycogène n'ont pas de matière colorante, si ce n'est pathologiquement ; — par teinture et résorption. — Leur influence sur la sécrétion est de nature inconnue, mais certaine.

De plus, leur nombre est en rapport avec le volume des conduits excréteurs, du réservoir, de la quantité versée, tandis que l'organe glycogène est disproportionné.

Les matériaux viennent de l'artère hépatique, car la sécrétion continue après la ligature de la veine porte (Oré), laquelle est d'un volume disproportionné avec la quantité de bile versée et avec le volume des excréteurs et du réservoir, — volume proportionnel au contraire à celui de l'organe glycogène.

Du reste, la bile ne devient filante et visqueuse ou muqueuse que dans la vésicule ; — elle est très-fluide chez le cheval et dans les conduits hépatiques, donc les acini hépatiques ne sont pas des glandes muqueuses, mais biliaires. — D'autant plus filante qu'elle a plus séjourné dans la vésicule, — et si la sécrétion cesse ou si le canal cystique est oblitéré la vésicule se remplit de mucus.

Origine des principes de la bile en particulier. — Les principes caractéristiques ou taurocholates n'existent pas dans le sang; — ils se forment par *sécrétion* dans les parois propres glandulaires. — Leur base est généralement la soude.

Traces de glycocholate, — qui domine chez les ruminants, et d'hyocholate chez les pachydermes, — le porc. — Les taurocholates ont la saveur amère, avec arrière-goût douceâtre, fade, non sucrée à proprement parler, propre à la bile. — Ils dissolvent un peu les corps gras, — mais ne sont pas des corps gras et leurs sels ne sont pas des savons.

Acide taurocholique. — Acide copulé de 1 équivalent de *taurine* azotée sulfurée et 1 d'acide cholalique $C^{17} H^{40} H^{10}$. — (Voisin des acides malique, cholestérique, qui ne sont pas des acides gras; ceux-ci ont O^5; on le dédouble pourtant en palmitique, propionique, acétique). — L'acide glycocholique donne du glycocolle non sulfuré, mais azoté, et de l'acide cholalique, — plus les produits successifs de décomposition.

Ces dédoublements se font facilement dans l'intestin, au contact des matières organiques, — des alcalis et des acides faibles ; — ce qui a longtemps trompé. — Aussi trouve-t-on la *taurine* dans les matières fécales avec des sels cholaliques. —Ils proviennent donc des substances azotées, sulfurées, subissant une action propre dans les culs-de-sacs.

Les taurocholates, etc., qui n'ont rien des corps gras, n'émulsionnent pas et ne dissolvent que des traces de graisse chimiquement. — Ce qui suffit pour dissoudre la lécithine, la margarine, etc.

Les savons n'existent qu'en traces et sont insuffisants pour dissoudre les graisses des aliments. — Il n'y a aussi que des traces d'alcaloïdes, qui passent tout formés du sang, comme le sucre, etc., ainsi qu'ils le font pour diverses sécrétions.

Les corps gras ne sont pas les produits essentiels de la bile, mais c'est le taurocholate de soude. — Aussi, pour savoir s'il y a de la bile, il faut rechercher celui-ci ou la *taurine*.

Toutefois, l'acide pneumique est aussi un acide copulé d'acide lactique et de taurine.

Quand la quantité de graisse dépasse 15 à 20 pour 1000, elle est en gouttelettes visibles dans la bile.

Le rôle de la bile n'est pas émulsif, car elle est versée continûment (Colin) chez les herbivores qui n'ont rien à émulsionner, leurs corps gras alimentaires étant déjà à l'état d'émulsion dans les cellules des plantes alimentaires. — Elle est antiseptique et dissolvant des matières azotées gonflées dans l'estomac.

Matière colorante, — unique ou double selon les modes d'extraction, — parce qu'elle se dédouble en matière bleue et en matière jaune brun (bilifulvine), comme la chlorophylle.

Elle peut passer à l'état de corps cristallin brun bleuâtre, comme l'hématosine en hématoïdine.

Elle contient du fer ; — semble un dédoublement de l'hématosine par désassimilation ; — peut-être se forme-t-elle dans le sang, où elle existe toujours en petite quantité, et n'est qu'éliminée spécialement par les culs-de-sac biliaires ; —peut-être est-elle formée dans ceux-ci pour pénétrer ensuite dans le sang par imbibition de la vésicule (imbibition très-marquée), ou par absorption intestinale.

Il en existe dans le placenta des chiens.

Action tinctoriale morbide de cette substance, — son passage morbide à l'état solide (cirrhose, etc.), dans les tubes hépatiques sous forme de concrétions ramifiées ou non, orangées, brunes, etc. — Leur description.

Fin. — Déversement dans l'intestin d'une manière continue. — La sécrétion comme l'excrétion augmentent trois heures après l'ingestion.

Taurocholate cède sa soude aux acides lactique et chlorhydrique de l'estomac, — puis se dédouble souvent en taurine neutre et en acide cholalique, acide saturé par des carbonates, etc., des aliments.

Les autres principes neutres, gras, etc., n'ont pas été suivis.

La matière colorante teinte les résidus alimentaires azotés, musculaires, etc., et passe à l'état de grains solides, retrouvés dans les matières fécales et excrémentitielles en conservant leur saveur amère.

La matière colorante de la bile est liquide jusqu'au bas du duodénum.

Mais à partir de la fin du duodénum, quel que soit l'état liquide ou demi-solide du contenu, elle passe à l'état de grains solides arrondis, ovoïdes, etc., de 5 à 30 /1000es de millimètre d'un jaune verdâtre, plus ou moins foncé. — De plus en plus nombreux et de plus en plus gros à mesure qu'on approche du cœcum et de là au rectum, — avec beaucoup de cellules épithéliales prismatiques.

On les retrouve dans les matières fécales, — sans cristaux de cholestérine habituellement.

Les acides acétique, chlorhydrique et azotique, ajoutés en petite quantité à la bile, déterminent la production de quelques corps analogues, mais plus petits, après quelques jours de mélange.

QUARANTE-NEUVIÈME LEÇON

Du méconium.

Son étude anatomique se rattache à celle de la bile fœtale,
— importance de cette étude.

Mêmes particularités que ci-dessus dans le méconium à
partir du troisième mois de la vie intra-utérine ; — d'autant
plus de grains de matière colorate biliaire concrète qu'on est
plus près de l'époque de l'accouchement et qu'on examine le
méconium plus bas vers le rectum.

Le reste est formé surtout de cellules épithéliales prismatiques isolées ou en gaînes des villosités (90 à 95 %), qui dans
l'intestin grêle sont rendues granuleuses par la biliverdine
devenue solide, qui, de plus, les colore par teinture ou par
dépôt grenu à leur intérieur.

Mucus demi-solide, grenu, interposé à ces corpuscules avec
quelques leucocytes.

Souvent il y a des cristaux de cholestérine ; trois fois sur
cinq. — Importance en médecine légale, — cristaux acicu-
laires de corps gras analogues à ceux de la margarine ou de
l'acide margarique.

L'analyse montre des acides oléique et margarique, — beaucoup de cholestérine et les principes de la bile.

Méconium neutre ou de faible acidité dans l'intestin grêle,
— acide ou rarement neutre dans le gros intestin.

Altérations de la constitution anatomique de la bile.

Incolore, ou peu colorée, muqueuse filante dans le typhus, etc., lorsque la bile cesse d'être sécrétée, — alors la
vésicule se remplit de mucus.

Plus épaisse dans le choléra, visqueuse ou mieux sirupeuse,
par résorption de l'eau et augmentation du mucus ; mais
avec des différences depuis la vésicule jusqu'aux conduits,
selon l'état de celle-ci et de son mucus que seule elle
fournit.

Variations de couleur du jaune orange ou verdâtre pâle au

vert foncé presque noir, non-seulement par variations de quantité, mais par modifications isomériques et de composition que démontre l'analyse chimique. — Soit dans la maladie, soit par l'influence du calomel, etc.

Concrétions cylindroïdes, ramifiées, etc., d'un jaune verdâtre ou orangé pur ou presque noires formées de matière colorante concrète dans la cirrhose, et le ramollissement de l'ictère grave déjà décrit.

Calculs biliaires. — Leur étude se rattache à celle de la sécrétion et exige qu'on en connaisse les principes immédiats. — Ils sont principalement formés par les deux principes les plus facilement solidifiables et dont on suit la solidification, — la cholestérine et la matière colorante. — Variétés de ces calculs d'après leur composition immédiate.

Caractères que leurs fragments offrent sous le microscope. — Applications de ces notions.

V. *De la constitution anatomique de l'enduit fœtal et des smegmas préputial et vestibulaire.*

Contenu stéatomateux des kystes cutanés. — Commedons. — Liquide meibomien.—Ce sont là des produits glandulaires de composition analogue, anatomiquement et chimiquement.

Sécrétion des glandes pileuses (et des sébacées analogues dans les régions dépourvues de poils).

Mécanisme de la sécrétion laissant échapper les corps gras liquides essentiels.

Ce qu'on voit et analyse, sous forme de matière blanche, suifeuse ou butyreuse, n'est que le résidu de la sécrétion. — Composé d'épithéliums à cellules sans noyaux; — vides ou avec quelques gouttes d'huile (sauf au prépuce). — Vides, plissées, irrégulières ou sphéroïdales.

Le principe spécial caractéristique de la sécrétion est très-probablement graisseux, mais n'est pas connu faute d'analyse convenable. — Tableau résumant leur composition; — l'expliquer.

Les épithéliums forment de beaucoup la plus grande partie

de la masse, parce qu'à l'état frais, l'eau indiquée par l'analyse leur est essentiellement fixée et non aux autres principes, dont il n'y a que des traces physiquement visibles — (sauf les cas de kystes avec cholestérine).

Ce sont les cellules qui, imbriquées, réfléchissent la lumière en blanc de suif ou jaunâtre, mais non les corps gras ; — ceux-ci ne font qu'humecter les cellules et ne sont pas ou presque pas visibles en gouttelettes. Ils rendent les cellules difficiles à isoler et à dissocier.

Aspect blanc nacré dans les kystes ou loupes, — dû à la réflexion de la lumière par les cellules épithéliales surtout.

Aux organes génitaux, odeur par altération des corps gras plus que par sécrétion propre.

Dans les kystes pileux de l'ovaire, etc., par génération hétérotopique et non par inclusion, — même constitution anatomique que dans l'enduit fœtal, et plus de pureté dans le produit qui n'a pas été analysé, au point de vue des corps gras, malgré son importance et sa fréquence. — Mais qui alors contient plus de corps gras que de cellules, ainsi que je l'ai constaté, parce que tout s'y trouve maintenu et réuni.

Cérumen.

Il est surtout produit par les glandes pileuses du duvet du conduit auditif externe et non par les follicules sudoripares de cette région, comme je l'ai cru avec les autres auteurs. — Visqueux, tenace.

Formé de gouttes huileuses, — s'émulsionne plus facilement que les autres matières sébacées, sauf la matière meibomienne.

Quelques-unes des granulations sont demi-solides, polyédriques, irrégulières ; — parfois même, à l'état normal, il y a quelques cristaux de cholestérine ; — poils de duvet.

Beaucoup de cellules épithéliales. — Gaînes épithéliales pileuses.

Les glandes sudoripares de cette région sécrètent comme ailleurs de la sueur qui se mêle au *cérumen*.

CINQUANTIÈME LEÇON

B. *Humeurs excrémentitielles.*

Purement excrémentitielles, — pas de produit ou principe spécial caractéristique fabriqué par le parenchyme excréteur. Tous leurs principes sont formés ailleurs, dans les éléments anatomiques de divers tissus — d'où ils arrivent au sang. Ils préexistent donc à leur passage dans le parenchyme. Ils existent dans son artère, et il n'y en a plus ou il en reste fort peu dans ses veines, parce qu'ils ont été excrétés, séparés du plasma sanguin par le tissu parenchymateux.—Ils ne renferment pas de substances coagulables, ou celles qui s'y trouvent y sont comme accidentelles, surajoutées par des glandes ou des membranes autres que le parenchyme excréteur.

1re espèce. *De la sueur.*

Sa constitution. (Voir le tableau et l'expliquer.)

Nature des sudorates. — Acide sudorique obtenu par décomposition des sudorates de soude et de potasse qui sont des principes immédiats de cette humeur. Il n'existe pas à l'état libre et comme principe constituant de ce liquide. Il forme des sels d'argent bien définis, altérables à la lumière ($C^{10}H^8O^{15}Az$). Il renferme la même quantité de carbone que les acides urique et inosique et que la xanthine. Son équivalent est environ le double de celui de l'acide lactique, c'est-à-dire qu'il exige une quantité double d'une même base pour être saturé.

Pour savoir si la sueur est une sécrétion proprement dite ou un produit excrémentitiel, comme le fait est probable, il reste à savoir si l'acide sudorique ou mieux les sudorates n'existent pas dans le sang, comme le fait est probable aussi. — On ne les y a jamais cherchés, — on ne sait non plus s'il y en a dans l'urine.

Trouvés dans le sang, il faudrait voir dans quel tissu ils se forment par désassimilation. — Origine de la sueur et de ses divers principes. — Éléments anatomiques de l'épiderme qu'elle entraîne.

Altérations de la sueur.

Altérations de couleur. — Noire ou verdâtre.

Aisselle (Landerer ; — Robin).

Pied ; carpe (Billard).

Paupières. — Caractères de la matière brunâtre ou noirâtre de la chromidrose.

Sueur rosée, du cou, de la nuque, du scrotum. (Trousseau ; Reveil.)

Phosphate, sufhydrate, acétate ou lactate d'ammoniaque dans divers cas morbides de sueurs fétides, par altération rapide après sécrétion. — Urates chez les goutteux.

Sueur axillaire.

Seule spéciale (le cérumen étant sébacé et les glandes sudoripares de cette région n'étant que des sudoripares ordinaires).

Alcaline, et non acide.

Odeur caractéristique.

CINQUANTE ET UNIÈME LEÇON

2e espèce. *De l'urine.*

Ses caractères extérieurs, — leurs variations, — causes anatomiques et physiologiques de ces variations. — Réactions de l'urine ; — principes qui les déterminent ; — causes de leurs variations ; — examen de chacun des principes de l'urine dans ses rapports avec sa provenance du sang et avec chacun des tissus d'où il vient pour passer dans le sang, après s'être formé par décomposition désassimilatrice de quelques-uns des principes immédiats constitutifs des éléments de ce tissu.

CINQUANTE-DEUXIÈME LEÇON

Des sédiments urinaires. — Caractères physiques et chimiques propres à chacun d'eux.

Caractères de chaque espèce de sédiment envisagée au point de vue de son origine rénale, urétérienne, vésicale et génitale.

Rapports des sédiments avec les conditions pathologiques de divers tissus et du sang ; — avec celles du régime et celles des altérations morbides diverses du rein ou de la vessie qui en déterminent la production et le dépôt.

CINQUANTE-TROISIÈME LEÇON

Procédés à suivre dans l'étude des dépôts urinaires simples et complexes ou mixtes.

Applications au diagnostic. — Des erreurs de diagnostic les plus fréquentes causées par l'omission habituelle de ce genre d'examen dans les hôpitaux et dans la pratique. — Examen des sédiments urinaires au point de vue de leurs rapports avec la composition des calculs prostatiques, vésicaux et urinaires.

3e espèce. *Du liquide amniotique*.

4e espèce. *Du liquide allantoïdien*.

Étude de ces humeurs aux mêmes points de vue que l'urine.

CINQUANTE-QUATRIÈME LEÇON

C. *Des produits médiats*.

Dire ce qu'on entend par *produits médiats* en hygrologie comparative. — Les énumérer.

Des matières fécales.

Leur constitution anatomique habituelle. — Leur composition chimique. — Rapports et rôle de la cholestérine, de la séroline et de l'excrétine. (A. Flint.)

Modifications des matières fécales dans la diarrhée, — la dysenterie, le choléra, les tumeurs du gros intestin, de l'intestin grêle, du pylore. — Caractères des concrétions et des calculs intestinaux.

Résumé de l'ensemble des faits exposés dans cette première moitié du cours et indication de ceux qui doivent être le sujet de la seconde partie de cet enseignement.

DEUXIÈME ANNÉE

PREMIÈRE LEÇON

DES TISSUS EN GÉNÉRAL OU HISTOLOGIE PROPREMENT DITE.

Les *tissus* sont les parties similaires solides des systèmes qui se subdivisent par simple dissociation en éléments anatomiques ; ou *vice versa*, ce sont des parties solides du corps formées par la réunion d'éléments anatomiques enchevêtrés, ou simplement juxtaposés. L'étude des tissus porte le nom d'*histologie*. (Voir le tableau page 3.)

Les tissus ont pour caractères d'ordre organique d'être formés de matière organisée et d'avoir une structure, savoir : d'être construits de telle ou telle espèce d'élément ; mais, en outre, ils ont un attribut anatomique ou caractère qui leur est propre, une *texture* spéciale, c'est-à-dire un arrangement réciproque déterminé des éléments anatomiques qui les composent. — L'histologie a pour sujet des parties complexes formées de plusieurs éléments et pour but la connaissance de la TEXTURE, de ses lois.

L'histologie ne se confond en aucun point avec l'étude des éléments anatomiques.

Il ne s'agit plus ici de l'étude biographique de chacun de ceux-ci individuellement, mais de les observer en leur place, — groupés plusieurs espèces ensemble, — et il faut voir comment de ce groupement, avec agencement réciproque déterminé, tant entre eux d'une part que par rapport à ceux d'une ou de plusieurs autres espèces qui les accompagnent (lorsque ce fait a lieu), il résulte des corps complexes, distincts des premiers, bien que formés par eux,— corps qui sont les *tissus* — ou à un autre point de vue il importe de voir comment les tissus se subdivisent en éléments. — Nécessité de connaître d'abord les éléments ou objets dont il s'agit d'étudier l'arrangement réciproque pour se rendre un compte exact de la constitution et des propriétés des tissus

Le premier fait qui frappe dans l'étude des tissus, c'est que les éléments anatomiques leur donnent les propriétés physiques, chimiques ou physiologiques que nous avons observées sur eux; ils les emportent avec eux dans les tissus. Mais ces propriétés de couleur, de consistance, d'élasticité, etc., ou physiologiques de nutrition, de contractilité, etc., observables à l'état d'ébauche seulement sur les éléments, se retrouvent avec leur plein développement dans les tissus, — modifiées toutefois par la *texture*, par l'addition, par exemple, à un élément purement *contractile*, d'éléments qui ne le sont pas, mais qui favorisent sa nutrition ou qui sont élastiques, etc. — C'est ce qu'on voit encore pour la nutrition avec sécrétion et absorption. — Réciproquement, toute particularité, normale ou morbide, de consistance, d'élasticité, d'hygrométricité, de couleurs, de réactions, de nutrition, etc., des tissus est reconnue comme étant une résultante de la manifestation des propriétés des éléments constitutifs,—due à celles de tels ou tels de ces derniers qui prédominent; causée par eux; mais modifiée toutefois (relativement à ce qu'on les trouve sur chacun isolément) par la présence d'autres espèces à côté et autour de tel ou tel d'entre eux; modifiées aussi par leur arrangement. — Aussi verrons-nous partout ces propriétés des tissus subordonnées à celles des éléments qui les composent, ou à la texture de ces éléments entre eux. — De là vient qu'en anatomie et en physiologie de même qu'en chimie on détermine la nature des tissus, parties complexes, en découvrant les éléments qui les composent; le problème est le même que pour un sel, corps complexe, dont il s'agit de déterminer la nature par l'isolement des corps simples qui le composent.

Caractères anatomiques ou statiques des tissus (souvent appelés *propriétés de tissus*).

Ceux de *nombre* et de *situation* sont déjà importants. — Cette situation superficielle ou profonde est une des bases de la division des tissus en *constituants* et en *produits* devenant plus nettement caractérisée encore par l'étude de la texture et de la *composition anatomique*. — *Forme* et *volume*, — rien de spécial. — *Durée* transitoire dans quelques-uns.

Caractères d'ordre physique.

1. *Couleur*. Différente de l'un à l'autre. — Très-étudiée ainsi que la consistance, alors qu'on croyait que les tissus étaient des *parties simples*, ou élémentaires. — Due : 1° aux éléments, colorés eux-mêmes par leurs principes immédiats, mais modifiée par la présence d'éléments accessoires (granules graisseux, — pigmentum, etc.), et surtout différente en ce qu'elle est vue par lumière réfléchie (et non réfractée), tant à la surface que par demi-transparence (muscles, — tissus élastiques, — nerveux, — choroïde); 2° due à la texture en cas d'éléments incolores, — texture en vertu de laquelle la lumière est réfléchie avec ou sans décomposition par interférence (tendons, — sclérotique, — *tapis*).

2. *Consistance.*

3. *Ténacité*. Variable de l'un à l'autre des tissus, — en rapport avec celle des éléments constitutifs, — cependant des éléments tenaces, comme des fibres lamineuses peuvent faire un tissu mou en raison de certaines particularités de leur *texture* et de la présence de substance amorphe accessoire.

4. *Extensibité* et 5. *Rétractilité*. Indépendantes l'une de l'autre sur les éléments où il faut surtout les étudier; — *fibres-cellules* extensibles, peu rétractiles; — *fibres striées* rétractiles peu extensibles, — modifiées surtout par la texture, le mode d'entre-croisement. Ainsi les fibres lamineuses peu extensibles forment les tendons : peu extensibles quand elles sont rectilignes, et le tissu lamineux est très-extensible, parce qu'elles sont flexueuses dans son épaisseur, et entre-croisées avec des fibres élastiques.

6. *Élasticité*, — due à certains éléments, — peu modifiée par la texture. — Distincte des deux autres, comme le montrent les os et le cartilage qui ne sont ni extensibles, ni rétractiles et sont élastiques. — Seulement l'élasticité suppose l'existence des deux autres propriétés. — L'élasticité est très-différente de la contratilité; l'anatomie générale apprend à éviter cette confusion erronée.

7. *Densité*. Due aux éléments, — mais peut-être changée par modification pathologique ou sénile de ceux-ci comme dans le foie et le tissu médullaire.

8. *Hygrométricité*. Qualité due aux éléments, en rapport donc dans chaque tissu avec la composition immédiate de ces derniers. — A l'état d'ébauche dans les éléments, où elle est déjà très-visible sur quelques-uns, elle prend tout son développement dans les tissus. — Caractérisée par la pénétration (endosmose) molécule à molécule des liquides ou des gaz se dissolvant avec gonflement des éléments dont toutes les autres propriétés changent plus ou moins, et accompagnée d'issue (exosmose) de quelques gaz ou liquides en moindre proportion; issue dite *exsudation*. — Propriété plus moléculaire ou chimique peut-être que physique proprement dite. — Elle a lieu sans *pores* ni orifices visibles dans les éléments solides comme dans les tissus; sans autres pores que ceux admis par abstraction et hypothèse en physique dans l'or et autres corps simples homogènes. — Il n'y a pas d'autres phénomènes de *porosité* ni *capillarité* que celle-là dans les éléments et les tissus. — *Endosmose* et *exosmose* ne sont qu'hygrométricité dans des conditions particulières de disposition des tissus ou de certaines membranes par rapport aux liquides circulant ou immobiles — faisant qu'il passe du liquide dans un sens pendant qu'il en passe également dans un autre. — C'est une transmission molécule à molécule dans laquelle la composition des membranes et du liquide jouent un rôle, les liquides se combinant de proche en proche à chaque molécule du tissu traversé et le liquide est modifié s'il y a nutrition du tissu. — Différente de la

théorie de la *capillarité.* — Toute substance hygrométrique est endosmotique lorsqu'elle est disposée en membrane.

9. *Odeur.* — 10. *Saveur.*

11. *Impressions* tactiles spéciales d'humidité, de glissement, etc.; doivent être notées, mais elles sont secondaires ici.

Caractères d'ordre chimique des tissus.—Très-étudiés alors qu'on croyait simples ou élémentaires les tissus complexes. — Sont tels que dans les éléments. — Doivent être étudiés sur ceux-ci et non sur les tissus, parties complexes. — *Dessication, racornissement, action* en masse des réactifs, putréfaction, etc.; ne servent plus à déterminer la nature des tissus, comme autrefois. — Sont devenus caractères secondaires comme la *couleur* et la *consistance* normalement et pathologiquement, depuis qu'on peut et doit recourir à la détermination des éléments constitutifs, — ce qui est plus court et surtout plus sûr pour arriver à préciser leur nature.

Caractères d'ordre organique. — L'étude de ces caractères des *tissus* montre qu'ils se subdivisent spécialement en *éléments anatomiques,* ou réciproquement qu'ils sont spécialement constitués par eux. L'étude des mêmes caractères des humeurs montre qu'elles se dédoublent spécialement en *principes immédiats,* ou *vice versa,* qu'elles sont spécialement composées par ces parties, avec ou sans éléments anatomiques en suspension. — Les caractères de cet ordre à étudier dans les tissus sont : 1° la composition par telle ou telle espèce d'élément ; 2° l'arrangement de ceux-ci ou texture; 3° la vascularité, et 4° le mode d'adhésion des éléments dans un même tissu ou d'un tissu à l'autre établissant leur solidarité d'action.

1. LOIS DE LA COMPOSITION DES TISSUS.

Les tissus sont formés par la réunion de plusieurs éléments d'une même espèce ou de plusieurs espèces réunies, comme les composés chimiques, — mais réunis par contiguïté physique et mécanique, et non par union molécule à molécule ou chimique. — Ce qui permet aussi l'isolement et la dissociation physique des éléments sans décomposition chimique. — Sous le rapport de la composition, ils se divisent d'une manière très-naturelle.

a. Les uns n'ont qu'une seule espèce d'éléments, juxtaposés, — tissus inférieurs; — les plus simples doués de propriétés végétatives seulement, — et généralement étendus à la surperficie des autres, même dans les parenchymes. — Ce sont les *produits*, tissus dont la texture est simple comme chez les plantes.

b. Les autres sont formés de plusieurs espèces d'éléments, parmi lesquels sont toujours des vaisseaux. Ce sont les *constituants*, car ils composent essentiellement l'économie, en masse et en action, et les précédents ne sont à côté d'eux qu'un perfectionnement de l'organisme. Mais ils se subdivisent en deux groupes importants.

1° Ceux-ci ont, en effet, tantôt toujours une espèce d'élément fondamental et une ou plusieurs ESPÈCES ACCESSOIRES. Ce sont les *tissus proprement dits;* — de tous les plus abondants. — Ce qui distingue les tissus proprement dits, c'est que tous offrent une espèce (fibre, tube ou cellule, etc.), dite *fondamentale*, en ce qu'elle prédomine quant à la masse, et donne au tissu les principales propriétés physiologiques dont jouit cette espèce d'élément; — propriétés légèrement modifiées toutefois par la présence des éléments accessoires dont les propriétés tendent à masquer un peu celles de l'élément principal.

2° Ou bien ils ne renferment aucune espèce *fondamentale*, mais plusieurs espèces presque en égal nombre, sauf parfois un *tube propre* ou des vésicules tapissés d'épithélium, entre lesquels les éléments précédents forment une trame. Ce sont les *parenchymes* ou *tissus parenchymateux*, — qui ont, en outre, ceci de spécial, qu'une variété d'épithélium particulière pour chacun d'eux entre dans leur constitution, — comme élément accessoire tapissant la face interne de leurs tubes ou vésicules, — épithélium accessoire anatomiquement, — mais non toujours physiologiquement.

En résumé, cette partie du cours comprendra l'étude des tissus en général et celle des systèmes de tissus.

Montrer comment des éléments anatomiques d'espèces diverses s'associent dans un ordre déterminé pour constituer chacun des divers tissus organiques.

De la texture ou arrangement réciproque des éléments anatomiques dans les tissus en général.

Présence dans chaque tissu d'une espèce d'élément anatomique qui prédomine, *élément fondamental* ou principal anatomiquement et physiologiquement, accompagné d'une ou de plusieurs espèces d'*éléments accessoires*.

Subordination de l'arrangement des éléments anatomiques accessoires à celui de l'élément fondamental dans chaque tissu.

CLASSIFICATION DES TISSUS.

A. CONSTITUANTS OU TISSUS CONSTITUANTS.	I. Tissus proprement dits.	1. Blastodermique.	
		2. De la notocorde.	
		3. Embryoplastique.	
		4. Médullaire.	
		5. Adipeux.	
		6. Lamineux.	
		7. Fibreux.	
		8. De la cornée.	
		9. Tendineux.	
		10. Élastique.	
		11. Dermo-papillaire.	
		12. Muqueux.	
		13. Séreux.	
		14. Irido-choroïdien.	
		15. Érectile.	
		16. Musculaire rouge.	
		17. Musculaire viscéral.	
		18. Nerveux.	
		19. Cartilagineux.	
		20. Osseux.	
		21. Phanérophore.	
	II. Tissus parenchymateux.	22. Parenchymes glandulaires.	
		23. Parenchymes non glandulaires.	Rénal.
			Pulmonaire.
			Placentaire.
			Testiculaire.
			Ovarien.

<table>
<tr><td rowspan="8">B. Produits ou tissus produits.</td><td>24. Épidermique et épithélial.</td></tr>
<tr><td>25. Onguéo-cornéal.</td></tr>
<tr><td>26. Pileux.</td></tr>
<tr><td>27. Dentineux ou de l'ivoire.</td></tr>
<tr><td>28. De l'émail.</td></tr>
<tr><td>29. Du cristallin.</td></tr>
<tr><td>30. De la cristalloïde et la membrane de Descemet.</td></tr>
<tr><td>31. Des tubes demi-circulaires.</td></tr>
</table>

DEUXIÈME LEÇON

2. Lois de texture ou d'arrangement réciproque des éléments dans les tissus.

Elles confirment la classification naturelle des tissus par leur concordance avec celles de leur composition.

1° Simple juxtaposition dans les *produits* où la texture est des plus simples, avec ou sans imbrication.

2° Dans les *tissus proprement dits*, selon que l'élément a la forme de cellules ou de fibres, ou de tubes, l'arrangement diffère, la texture est fibrillaire parallèle ou entre-croisée, ou a lieu, au contraire, par simple juxtaposition ; — mais toujours l'élément accessoire est subordonné dans sa distribution à l'élément fondamental, même s'il s'agit des vaisseaux.

3° *Dans les parenchymes* même la trame n'a rien de spécial et reste subordonnée aux dispositions vésiculaires ou tubuleuses fondamentales, y compris l'épithélium.

3. Lois de la vascularité des tissus.

Leur concordance avec les lois de composition et de texture. Les capillaires sont un élément accessoire quant à la texture, comme quant aux propriétés caractéristiques du tissu étudié. Ils ne font qu'apporter mécaniquement les matériaux de rénovation moléculaire.

1° Anatomiquement, la forme des mailles est, dans les tissus proprement dits, subordonnée à la direction des fibres, parallèles ou entre-croisés, à la juxtaposition des cellules adipeuses, des médullocelles, etc. ; 2° elle n'offre rien de spécial dans les *parenchymes glandulaires*; 5° vaisseaux nuls dans les *produits*.

La *richesse vasculaire* se mesure par comparaison du diamètre des capillaires limitants les mailles à celui de l'espace limité ; — elle est variable d'un tissu à l'autre, comme leurs éléments essentiels et la finesse des capillaires mêmes. — Application à l'anatomie pathologique en tant que les capillaires sont accessoires. — L'arrangement réciproque des éléments fondamentaux doit donc être étudié avant celui des vaisseaux, dont le liquide joue le rôle de *milieu intérieur* par rapport aux éléments.

4. Lois des adhérences des éléments dans les tissus.

1° Adhérence latérale par contiguïté ; faible dans les tissus mous. — Modifiée par la consistance et l'abondance des matières amorphes en tant qu'accessoires. — Partout où cette consistance est grande, comme dans les *disques intervertébraux* et dans les *capsules* articulaires, les tumeurs fibreuses, les ganglions périphériques, ce fait est dû à l'interposition de substances amorphes denses.

2° Adhérence bout à bout de tissus différents, sans interposition de substance destinée à les unir, les inégalités de l'un se moulant molécule à molécule à mesure qu'a lieu le développement, sur les dépressions correspondantes de l'autre, — avec légères modifications de structure pourtant, aux points de contact.

Propriétés des tissus, *d'ordre organique ou vital.*

Attributs dynamiques ou physiologiques ; considérés dans les états normal et morbide des tissus. — Les mêmes que celles des éléments qui les emportent avec eux dans les tissus, mais modifiées par la texture et souvent par la présence d'éléments accessoires.

I. *Naissance.*

Loi de la naissance des tissus normaux. — Il faut dire *apparition* des tissus ; — car ce qui naît, ce sont les éléments, et le tissu apparaît lorsque ceux-ci sont suffisamment nombreux. — Ils naissent plusieurs à la fois, mais pas assez pour former masse immédiatement visible. — Chacun apparaît à sa manière, comme chaque espèce d'élément a un lieu, une époque et un mode d'apparition.

Tantôt l'élément fondamental naît le premier, comme dans le cartilage et l'os qui apparaissent avant les vaisseaux, qui sont élément accessoire.

Tantôt les éléments propres naissent au milieu d'autres qui, de fondamentaux en ce point, y deviennent peu à peu accessoires et restent comme tels ; c'est ce que montrent les muscles au sein du tissu embryoplastique ; le tissu élastique dans le lamineux, etc.— Fait important qui se retrouve dans le cas pathologique d'hypergénèse des éléments accessoires prédominant accidentellement peu à peu sur l'élément fondamental de tel ou tel tissu.

Tantôt l'élément fondamental naît avant l'accessoire comme les culs-de-sac et les épithéliums des *parenchymes* avant la trame.

Reproduction ou *régénération*. Tous les tissus, à l'exception des tissus musculaires et de plusieurs parenchymes, jouissent de la propriété de se *reproduire* après une destruction partielle, soit en quantité plus petite, soit en plus grande quantité que la portion enlevée, en sorte que l'organe sur lequel a été opérée l'ablation d'une partie de tissu est déformé plus ou moins, mais le tissu existe. C'est une naissance incomplète. — Elle reproduit les phases de la génération, lente pour les constituants comme on le voit pour les cicatrices du derme, — elle est rapide pour les produits, comme l'épiderme, une fois que le derme étant régénéré, offre les conditions convenables à la naissance des épithéliums. — Ce sont aussi les éléments embryoplastiques qui naissent les premiers , puis les vaisseaux et les fibres lamineuses ; puis les éléments élastiques comme chez l'embryon. — De même, dans la cicatrisation des artères, le sang distend la cicatrice avant que l'élastique de génération tardive l'emporte sur le tissu lamineux.

Apparition des tissus pathologiques. Sa concordance avec la classification des tissus normaux. — Ses conditions sont la seule chose peu connue, parce qu'on ne les a pas étudiées ;

mais au point de vue de la thérapeutique, ce serait le point le plus important.

1° Dans les *produits*. — *A.* Par hypergénèse des épithéliums par exemple, presque toujours avec hypertrophie et modifications diverses de structure, puis envahissement ; texture conservée en général, quant au fond, mais plus ou moins modifiée.

B. Par *hétérotopie* ; fréquente sous le derme, etc. ; coéxiste en général avec l'hypergénèse, surtout par influence de voisinage, mais parfois primitive.

2° Dans les *parenchymes*.

A. Par *hypergénèse des épithéliums*, et des éléments accessoires ; — elle entraîne la dilatation puis la résorption des tubes dans les parenchymes (cancer) ; — presque toujours avec hypertrophie individuelle des noyaux et des cellules d'épithéliums et modifications diverses de leur structure et de leur arrangement réciproque.

B. Par *génération hétérotopique* de toutes pièces ; — hétérotopie de voisinage ou secondaire dans les ganglions surtout, coexistant alors avec l'hypergénèse et avec l'hypertrophie des épithéliums ; — ou hétérotopie primitive avec ou sans hypertrophie des épithéliums (hétéradénisme).

C. Par *hypergénèse des culs-de-sac* avec ou sans modification de nombre et de volume, ou de structure des épithéliums, mais pouvant les présenter secondairement. Ce sont là les hypertrophies glandulaires des auteurs.

D. par *hypergénèse* de tel ou tel des éléments accessoires, c'est-à-dire de la trame (éléments embryoplastique, lamineux, etc.), entraînant ou non l'atrophie des éléments fondamentaux du parenchyme.

3° *Dans les tissus proprement dits.* — *A.* Par *hypergénèse.* L'hypergénèse est un premier fait morbide qui a pour résultat un deuxième, savoir l'apparition d'un tissu nouveau par rapport à celui au sein duquel il naît et nécessairement différent de lui ; de nature insaisissable sans la notion d'élément accessoire, ou si on ne connaît pas l'état des tissus normaux à leurs phases embryonnaires. — On peut constater à côté et dans

le voisinage des masses déjà nées, de petits groupes visibles
seulement au microscope, qui se réunissent ensemble, ou au
premier, puis forment un amas visible à l'œil nu. —Souvent
aussi l'hypertrophie se joint à l'hypergénèse, qui en elle-
même reproduit les lois de la genèse des éléments.

B. Par *hétérotopie;* — habituelle au cartilage; — se voit pour
les éléments embryoplastique dans l'encéphale, etc., reproduisant les aspects embryonnaires du tissu embryoplastique;
— se voit pour le tissu lamineux, etc.

Les données précédentes nous montrent de la manière la
plus nette que chaque tissu comme chaque élément naît, se
développe, se nourrit, vit à sa manière, bien que d'une manière solidaire par rapport à ceux auxquels il est associé
dans un organisme. Comme les éléments, chacun suit dans
son évolution une courbe d'abord ascendante, puis descen-
dante en quelque sorte (sans revenir au point de départ), lorsqu'il arrive à l'état sénile, avec des modifications accidentelles
ou pathologiques en plus, en moins ou aberrantes, entraînant,
par suite, des modifications de texture et diverses déformations. Ces modifications représentent en quelque sorte autant
de points singuliers de cette courbe qui correspondent à autant de changements de la constitution normale des éléments
ou des tissus.

Récidive. C'est la continuation après l'ablation d'un produit morbide, de ce qui avait eu lieu avant, c'est-à-dire de sa
génération; — elle est :

1° Soit l'extension de l'hypergénèse et de l'hypertrophie
aux parties que l'ablation a laissées saines;

2° Soit la continuation, après ablation, d'une genèse hétérotopique. — Phénomènes plus prononcés sur les tumeurs appartenant au groupe des produits et sur celles dont le tissu est
composé de cellules, comme le tissu embryoplastique, tous
éléments doués de propriétés végétatives au plus haut degré.

Généralisation, c'est la continuation après ou avant l'ablation des phénomènes de naissance dans des conditions anormales. -   Elle est :

1° Soit une *hypergénèse* successive dans toutes les parties similaires d'un même système anatomique.

2° Soit une genèse hétérotopique primitive (des produits ou des parenchymes) se continuant peu à peu ou survenant consécutivement à une hypergénèse.

TROISIÈME LEÇON

II. *Développement ou évolution des tissus.*

Lois de l'accroissement des tissus normaux. — Différent de celles du développement des éléments, car il y a ici à la fois augmentation dans les trois dimensions de chaque élément (développement proprement dit), et génération d'éléments nouveaux à côté de ceux déjà nés. — Changement successifs : 1° embryonnaires ; 2° adultes ; 3° séniles pendant la durée desquels surviennent ou non les états morbides. — Changements tels que sans l'étude de la structure et de la texture on pourrait ne pas reconnaître le même tissu et surtout ne pas juger de la nature des produits morbides. — Les changements normaux sont dus à l'augmentation de volume et de nombre des éléments fondamentaux et accessoires ; quelquefois à la diminution de nombre de ceux-ci. — Les changements séniles sont dus à la diminution de volume ou à l'atrophie partielle avec changement de structure. — Courbe tracée qui ne revient jamais à son point de départ. — Changement résultant de ce que dans cette rénovation moléculaire continue, il y a pourtant des modifications qui persistent, et qui font que la durée ne peut être infinie. — Car à peine le summum de la perfection à cet égard est-il atteint dans un tissu donné, que la fixation, par exemple, de certains principes, qui avait amené celle-ci, ne se ralentissant pas, devient une cause de troubles en dépassant ainsi cette perfection. — Dès lors change la direction de la courbe d'évolution, presque aussitôt que son sommet vient d'être atteint. — Les changements morbides sont l'hypertrophie, l'atrophie, ou l'aberration de structure et de forme.

1° *Hypertrophie* par augmentation exagérée de nombre des

éléments fondamentaux, ou par augmentation de leur volume.
— Augmentation de nombre pouvant aller jusqu'à former les masses nouvelles signalées plus haut, qui sont les points singuliers de la courbe d'évolution.

2° *Atrophie.* A. Absolue par les causes précédentes.

B. *Relative* par cessation de génération et de développement pendant que les éléments voisins continuent à naître et à se développer.

3° Changement ou aberration de structure des éléments. — Pouvant aller jusqu'à superfétation morbide, c'est-à-dire à changer la couleur, la consistance, etc., du tissu, à en faire disparaître la vascularité, et certains tissus offrent constamment ces changements. — On a décrit chaque phase comme représentant un tissu à part ; et la même phase de divers tissus comme une seule espèce de tissu accidentel (tubercule). — Ne pas confondre ce développement avec la génération des produits morbides.

Dégénérescence. — Transformation ; valeur de ces mots et des hypothèses qu'ils expriment. — Ce qu'ils signifient placés en face de la réalité aujourd'hui connue.

L'envahissement et *l'érosion* sont une aberration des deux propriétés de naissance et de développement, qui se retrouvent dans les tissus telles que dans les éléments, mais modifiées par la texture. Ce ne sont pas les propriétés à part.

Les faits de cet ordre sont subordonnés à la *génération* des produits morbides et à leur développement ; ils expriment un résultat de ces deux actes, et non une qualité nouvelle. — Le tissu doué au moindre degré des propriétés végétatives s'atrophie et résorbe, comprimé qu'il est par celui qui naît le plus rapidement, se développe le plus vite et se nourrit le plus énergiquement, en enlevant ainsi les matériaux à l'autre. — Tels sont les *produits* et quelques tissus *constituants* composés par des éléments ayant forme de *cellule.*

Ainsi, en résumé de ce qui précède, l'histologie démontre que la plupart des tumeurs proviennent de ce que les éléments accessoires de tel ou tel tissu, atteints d'hypergénèse passent par suite, de cet état à celui d'élément fondamental d'un tissu, nouveau en quelque sorte par rapport à celui au sein duquel ils se sont multipliés outre mesure.

État colloïde de divers tissus morbides.

Classification des tissus morbides basée sur leur nature élémentaire, et sur les lois d'après lesquelles ils dérivent des tissus normaux. — Propriétés des tissus morbides.

III. *Nutrition.*

Elle est ici telle que dans les éléments ; mais se montre avec toute son extension dans les tissus ; caractérisée :

a. Par *endosmose* ou *entrée* suivie d'*assimilation* qui est caractérisée par un acte de combinaison (formation de principes), — faits offrant dans les éléments l'ébauche de l'absorption que nous permet de voir facilement l'étude physiologique des tissus.

b. Par *exosmose* ou *sortie* des principes *formés* par *désassimilation* et de ceux qui ne font que traverser l'économie ; elle offre dans les éléments l'ébauche de la sécrétion qui se montre avec toute son extension dans les tissus.

A. *Absorption*, véritable propriété de tissu ; — dérivation en excès de la pénétration endosmotique qui en est la condition d'existence ; elle diffère de l'endosmose pure en ce que ce liquide est autre en dedans de ce qu'il était en dehors par suite de quelques phénomènes de combinaison assimilatrice ; pénétration propre à tous les tissus sans exception, mais exagérée par certaines dispositions de texture, — comme dans le poumon, où les deux actes endosmo-exosmotiques sont simultanés, — et les muqueuses à villosités, — modification consistant en ce que, aussitôt entré, le liquide est emporté avant l'équivalence de composition et de saturation de l'autre côté.

B. *Sécrétion* aussi ébauchée dans les éléments par l'issue exosmo-désassimilatrice qui en est la condition d'existence ; mais diffère de l'exosmose pure en ce que le liquide qui sort est différent au dehors de ce qu'il était au dedans ; — tantôt par simple choix ou élection chimique comme dans le rein, etc. (choix en rapport avec la texture) ; — tantôt par formation de principes spéciaux comme dans les parenchymes glandulaires, ce qui est un véritable excès de formation désassimilatrice. — Ne prend son plein développement que dans les tissus dont elle devient une vraie propriété, presque imperceptible dans les éléments. — Elle existe dans tous les tissus, mais est favorisée par certaines dispositions spéciales de texture, caractérisant les parenchymes, amenant un excès de l'exosmose et de la formation désassimilatrice. — Texture qui fait qu'il y a excrétion ou départ aussitôt qu'issue du sang, sans permettre l'arrivée à équivalence de composition et de saturation.

La nutrition, l'absorption et la sécrétion ne sont pas plus chacune une *fonction* que la contractilité n'est une fonction. — Dans les *produits*, la nutrition est énergique par emprunt de matériaux de proche en proche aux tissus vasculaires voisins. — Dans les constituants emprunt direct aux capillaires. La nutrition naturellement exagérée dans les parenchymes, quant à la désassimilation, détermine les sécrétions.

Induration des tissus. — Trouble de nutrition des éléments, mais avec génération d'éléments nouveaux ou de matière amorphe entre ceux du tissu dont il s'agit. — Engorgement par production de substance amorphe. — Œdème par exsudation de certains liquides.

Ramollissement des tissus. — Par fluidification des éléments et addition de substance amorphe et de leucocytes parfois.

Ulcération des tissus. — Due à une atrophie et à une liquéfaction des éléments; état des capillaires.

Mortification, nécrose et gangrène. — 1° Cessation de *nutrition* soit comme conséquence de la combinaison de certains principes à la substance des éléments qui la rendent stable, fixe, inapte à la rénovation.

2° Soit par cessation d'arrivée du plasma porteur des principes assimilables (oblitérations vasculaires, etc.).

3° Changements graduels de structure, séniles ou accidentels (manifestés par le passage à l'état granuleux, etc.) tels que la rénovation moléculaire devient impossible.

IV. *Contractilité.*

Elle est ici telle que dans les éléments, mais modifiée par

la présence des éléments accessoires et par arrangement réciproque des uns et des autres.

V. *Innervation*, même remarque.

DES SYSTÈMES DE PARTIES SIMILAIRES, ORGANES PREMIERS OU SIMILAIRES. (Voir le tableau p. 3.)

Un système est le tout continu ou subdivisé en *parties similaires* (dites aussi *organes premiers*, qui, réunis avec un ou plusieurs autres d'espèces différentes, composent les *organes seconds* ou proprement dits) que représente chaque tissu considéré dans son ensemble. Ainsi, l'ensemble des parties formées de tissu musculaire, abstraction faite des tendons, constitue le système du même nom.

Dans l'étude du tissu, c'était la notion de *texture* ou d'*arrangement réciproque* des éléments qui dominait anatomiquement; c'était celle de *propriété de tissu* en rapport avec cette texture qui dominait physiologiquement. — Dans l'étude du système, ou tissu considéré comme un tout, c'est l'idée de conformation générale et de distribution dans l'économie qui domine d'une part; c'est, de l'autre, celle d'attribut ou d'usage général en rapport avec cette conformation et cette distribution anatomique en un *système* de parties distinctes; — soit continues soit discontinues, et alors formant *système* bien plus encore; — mais malgré cela solidaires par l'intermédiaire de ceux des systèmes dont les parties sont continues.

Leur étude est moins importante que celle du tissu, lorsqu'on n'observe qu'un animal isolément, mais elle acquiert une importance capitale en anatomie et en médecine comparatives. — La comparaison les unes avec les autres des parties similaires de chaque système dans le même être, et d'un être à l'autre, a été pour Geoffroy Saint-Hilaire, Serres, de Blainville, R. Owen, etc., le moyen suivi dans la détermination de la nature des parties, mais la valeur de ce moyen est subordonnée à celle de la méthode qui repose sur la connaissance de l'origine et de la fin des éléments anatomiques. Les travaux de cet ordre sont à reprendre aujourd'hui à partir de la connaissance des éléments, en passant par celle des tissus comme intermédiaire.

A l'idée de *système d'organes* premiers, ou de parties similaires d'un même tissu, se rattache, au point de vue statique, l'idée de disposition et conformation générale ; et au point de vue dynamique celle d'*usage général* et de *distribution des propriétés de tissu* (systèmes osseux, musculaire, nerveux, etc.).

L'*anatomie générale*, c'est-à-dire la description des parties constitutives du corps qui sont communes à toutes les autres parties, qui concourent à les former toutes, commence à l'étude des *systèmes*, quand on procède du composé au simple ; dans le cas inverse, elle la termine. Les autres branches de l'anatomie générale sont : l'étude des tissus et des humeurs et celle des éléments anatomiques et des principes immédiats. L'anatomie spéciale ou descriptive se compose de l'étude des organes, de celle des appareils et de la morphologie. (Voir le tableau p. 5.) L'homœomérologie est intermédiaire entre les deux ; elle comble une lacune trop considérable qui existerait si on sautait de l'organe au tissu, ou du tissu à l'organe ; elle les réunit, et fait ainsi de l'anatomie un corps de science homogène, qu'elle permet de parcourir de l'une à l'autre de ses branches avec autant de facilité du composé au simple que du simple au composé, et cela d'un pas égal, sans transition brusque. La description des systèmes n'a rien de spécial ; elle embrasse pour chacun d'eux la considération de tout le corps ; elle se rattache donc à l'anatomie générale plutôt qu'à la spéciale, lorsqu'on doit scinder l'anatomie.

Étudier de chaque système, quand il y a lieu. I. Les *Caractères d'ordre mathématique* ; II. *Physique* : ils peuvent être de structure homogène, c'est-à-dire simple, ou bien ils sont composés de parties similaires, multiples, séparées ; III. *Chimique* ; IV. *Organoleptique* ; V. *Organique*.

L'étude de ce dernier ordre de caractères conduit à reconnaître : 1° Quand on procède du composé au simple, que chaque espèce des *organes premiers* ou *parties similaires* qui formaient les organes seconds, et dont l'ensemble compose un système, est constituée par un même *tissu*, soit seul, soit accompagné d'un *fluide gazeux* ou *liquide* (*humeur*); 2° quand on procède du simple au composé, on voit que l'ensemble de chaque tissu, soit seul, soit avec le concours d'une humeur ou d'un fluide gazeux, constitue un système d'*organes premiers* ou de *parties similaires;* celles-ci, en se réunissant à d'autres d'une autre espèce, forment les *organes seconds ou proprement dits.* Ici, par conséquent, cessent d'être pris en considération les organes et apparaît la notion de *tissu* et *d'humeur*, ou *vice versa.* — Il en est de même pour les notions de *constituants* et de *produits.*

TABLEAU DES SYSTÈMES ORGANIQUES OU ANATOMIQUES (HOMŒOMÉROLOGIE).

A. Systèmes de constituants.	1.	Système blastodermique.
	2.	— de la notocorde.
	3.	— médullaire.
	4.	— du tissu embryoplastique.
	5.	— adipeux.
	6.	— lamineux.
	7.	— fibreux.
	8.	— tendineux.
	9.	— élastique.
	10.	— tégumentaire.
	11.	— séreux.
	12.	— Irido-choroïdien.
	13.	— capillaire.
	14.	— artériel.
	15.	— veineux.
	16.	— lymphatique.
	17.	— érectile.
	18.	— musculaire rouge.
	19.	— musculaire viscéral.
	20.	— nerveux.
	21.	— cartilagineux } ou squelettique.
	22.	— osseux
	23.	— glandulaire.
	24.	— des parenchymes non glandulaires.
B. Systèmes de produits.	25.	— épithélial et onguéo-cornéal.
	26.	— pileux.
	27.	— dentaire.
	28.	— cristallinien.
	29.	— choroïdien.
	30.	— tubulo-otholitaire.

QUATRIÈME LEÇON

De l'ordre à suivre dans la description méthodique de chaque espèce de tissu.

1er groupe. Tissus proprement dits. (Voyez p. 161 et 162.)

.1re *espèce*. — *Tissu blastodermique* ou de la *tache embryonnaire* ou portion formatrice du blastoderme.

Il est composé par les cellules embryonnaires ou de la tache embryonnaire.—Mou, friable.—Bientôt s'y ajoutent des capillaires, puis les éléments nerveux et de la notocorde, etc., en écartent par places les éléments. — Peu à peu le tissu embryoplastique se *substitue* à lui. — Rappel de la théorie de la *substitution*.

Peu frappante anatomiquement dans la série des âges, l'étude du *tissu* et du *système* blastodermique l'est beaucoup physiologiquement et anatomiquement en la suivant dans la série des êtres.

Propriétés végétatives énergiques, comme tout tissu composé surtout de cellules. — C'est un tout continu qui ne forme pas de *système* chez un même individu et qui ne peut être étudié à ce point de vue, qu'envisagé dans la succession des êtres d'une espèce à l'autre. — Attributs relatifs à la reproduction par préparation de matériaux pour la génération des éléments définitifs qui se substituent aux siens qui se liquéfient à mesure.

2e *espèce*. — *Tissu de la notocorde.*

Composé d'une seule espèce de cellules simplement juxtaposées. —Jamais de vaisseaux. — Ses caractères physiques et chimiques sont remarquables ; il est résistant, élastique, demi-transparent. — Se modifie dans la série des âges par la production d'interruptions vertébrales, — par atrophie de la partie céphalique jusqu'à l'axis.

Atrophies sacrée et coccygienne vers 9 à 12 ans.

Phases de cette atrophie intervertébrale par substitution fibreuse plus ou moins rapide, selon les espèces.

Phases des modifications des portions intervertébrales persistantes. — Augmentation de volume des cavités et de quantité des cellules qui se modifient ainsi que le liquide. — Puis modifications séniles du liquide et atrophie avec envahissement fibreux semblable à ce qui avait eu lieu aux âges précédents.

Altération par dépôts phosphatiques. — Propriétés végétatives seulement, énergiques comme tout tissu formé uniquement de cellules — Enveloppe propre de la notocorde. — Son atrophie, lors de la génération des cartilages de chaque corps vertébral, puis des disques, sans qu'elle concoure à les former.

Système de la notocorde. — Composé des parties similaires intervertébrales devenant de moins en moins nombreuses avec l'âge, et finissant par disparaître chez l'homme âgé, — de bonne heure chez les ruminants et les solipèdes ; non chez les carnassiers. — Peu remarquable individuellement, il prend une grande importance dans la série des vertébrés et se retrouve en un organe continu chez les cyclostomes, etc.

Attributs ou usages généraux relatifs à la mobilité de la colonne vertébrale.

Description méthodique de ces cavités des disques intervertébraux ; — de leur mince paroi cartilagineuse ou fibrocartilagineuse avec des saillies villiformes remarquables de ce tissu (Luschka, etc.) ; — de leur contenu et de ses modifications successives à partir de son origine embryonnaire ; — de leurs altérations dans les maladies des vertèbres.

CINQUIÈME LEÇON

3ᵉ *espèce.* — *Tissu médullaire des os.*

a. — *Composition.* 1° médullocelles normales et graisseuses ; — 2° myéloplaxes ; — 3° matière amorphe ; 4° capillaires ; 5° nerfs ; 6° quelquefois trame fibrillaire. — Nécessité d'étudier d'abord les éléments avant d'en rechercher l'arrangement réciproque ; — de connaître d'abord les objets dont on veut étudier le mode de groupement pour se rendre un compte exact de ce dernier.

b. Caractères extérieurs. — Mou, pulpeux, non fluide. — Distribution dans toutes les cavités, jusque sous le périoste, dans les cartilages vasculaires. — Il manque dans un certain nombre de conduits des vaisseaux osseux. — *Couleur.* Trois variétés correspondant à autant de variétés de texture. — 1° *Rouge* (ou fœtale), persistant dans le sternum, les vertèbres et le sacrum; 2° grise ou jaunâtre, demi-transparente, gélatiniforme ; 3° jaune opaque, graisseuse ou adipeuse ou proprement dite. — Variétés d'une espèce animale à une autre. — Quelquefois une des variétés dans le canal des os longs, et l'autre dans les extrémités spongieuses.

c. Caractères chimiques. — Sans importance aujourd'hui, car on attribuait à une seule chose ce qui provient de beaucoup d'éléments et ce qui varie suivant les âges. — Action de l'eau bouillante, — de la coction.

d. Texture. — Myéloplaxes à la superficie et le long des vaisseaux, — surtout chez le fœtus. — Dans le reste, agglomération uniforme de médullocelles avec matière amorphe plus ou moins abondante, interposée, traversée de vaisseaux à paroi adventice épaisse. — Mailles vasculaires polygonales à angles arrondis ; diamètre égal à 3, à 4 fois celui des capillaires limitants ; — pas plus contre les parois osseuses qu'ailleurs. — Pas de couche comparable au périoste, ni dans les os longs, ni dans les aréoles spongieuses, ni le long des canaux vasculaires.

Variétés de texture.

1° *Moelle rouge* (ou fœtale). — Médullocelles et matière amorphe abondante, molle. — Relativement plus vasculaire; — qu'elle soit normale ou atteinte de médullite, et alors les médullocelles sont abondantes. — Elle existe dans les cartilages d'ossification et dans les cartilages costaux des sujets âgés.

2° *Moelle gélatiniforme*, — soit grise, soit jaunâtre. — Prédominance de matière amorphe avec médullocelles ordinaires, ou devenues plus ou moins granuleuses, selon qu'elle est normale. — Atrophie de la graisse avec coloration orangée, fré-

quente dans ce cas. — Trame fibrillaire à corps fusiformes, fibro-plastiques rares et à fibres très-fines, plus fines que dans
le périoste, à centres d'irradiation granuleux. — Fibres allant
de ces centres jusque sur les vaisseaux; — mais rarement à la
face interne du canal; trame indépendante de la tunique adventice des capillaires. — Cette trame délicate manque dans la
moelle du tissu spongieux. — Çà et là, des corps fusiformes,
devenus adipeux, sont encore en continuité avec les fibrilles
et sont isolés ou rapprochés en groupes jaunâtres.

3° *Moelle graisseuse.* — Vésicules adipeuses, distendues,
contiguës entre elles et avec les parois du canal et des aréoles.
— Vascularité relativement et absolument moindre. — La
trame fibrillaire de la variété précédente ne se voit plus ici.
Il y a seulement des vaisseaux qui la traversent. — Réappari-
tion de la trame dans les cas d'atrophie graisseuse. — Beaucoup moins de substance amorphe. — Différences avec le tissu
adipeux. — Pâteuse, molle. — Délicatesse des cellules. —
Minceur de leur paroi. — Retour à la variété précédente ou
à la 1ʳᵉ variété par atrophie graisseuse. — Production de la
matière amorphe et de médullocelles.

e. Propriétés. — Toutes végétatives.

1° *Naissance.* — Au centre de la substance osseuse qui se
résorbe; loin de toute autre sorte d'éléments ayant forme de
cellules. — Les myéloplaxes, d'abord abondantes, cessant de
naître en aussi grande quantité que les médullocelles, deviennent ainsi de moins en moins nombreuses relativement à
celles-ci. — Régénération dans le cal; tissu compacte devenant
spongieux;

2° *Développement;*

3° *Nutrition* énergique.

*f. Énumération des modifications accidentelles ou morbides
directes,* dont l'étude exige la connaissance des faits de texture précédents.

1° *Inflammation.* Couleur rouge par multiplication des médullocelles et de la matière amorphe avec atrophie des cellules graisseuses. — Mêmes modifications avec production de

matière amorphe grenue et d'une trame de corps fibro-plastiques et de fibres lamineuses complètes dans la saillie fon-
giforme des os amputés.

2° *Liquéfaction* dans certaines fractures, tant de la matière amorphe que des médullocelles qui s'écoulent, entraînant la matière grasse en gouttelettes. — Fétidité, — gravité
(Gosselin), — mortification consécutive.

3° *Altération par voisinage* des ulcères, — des *tumeurs
blanches*, — des ostéites, désamputation avec médullite, des
tumeurs diverses des os. Dans ces cas, il y a retour à état
gélatiniforme par résorption graisseuse, augmentation de
matière amorphe et souvent de trame fibrillaire dans os
longs seuls. — Restes d'amas graisseux, jaunâtres.

*g. Énumération des produits morbides dérivant des éléments
du tissu médullaire* (tumeurs myéloïdes; expression exacte
seulement pour les suivantes).

1° Tumeurs formées de médullocelles, — rares, — os longs
et plats, — grises ou gris rosé, — friables, — molles, passant
souvent à l'état *encéphaloïde* par addition de granules graisseux interposés. — Moyenne vascularité. — Envahissement
du tissu osseux et autres. — Tumeurs formées par des médullocelles de la variété noyau surtout.

2° *Tumeurs à myéloplaxes.* — Communes. — Os maxillaires,
os plats et spongieux surtout. — Sous-périostiques. — État
charnu. — Couleur rouge (ostéo-sarcome). — *Marbrures d'un
jaune orangé* par production de granules graisseux, — quelquefois ramollies. — Moyenne vascularité capillaire, mais
gros vaisseaux ditalés causant des battements (au voisinage
des articulations et entre les lobes); quelquefois épanchements sanguins dans l'intérieur mêlés aux marbrures jaunes
avec ramollissement dans le voisinage. — Envahissement. —
Texture. — Myéloplaxes de formes variées, — hypertrophiées.
— Trame lamineuse et à corps fusiformes. — Pas de médullocelles. — Génération hétérotopique des myéloplaxes (non
des médullocelles), dans quelques tumeurs fibreuses;

3° *Tumeurs fibreuses.* — De la trame ou de la tunique ad-

ventice des vaisseaux, — ou peut-être hétérotopiques. — Rarement quelques myéloplaxes ;

4° *Enchondromes;*

5° *Lésions des capillaires*, dilatations variqueuses et d'érectilité passive, entraînant la dilatation des aréoles spongieuses
et l'envahissement de l'os par les parties molles, avec ruptures
capillaires et formation de cavités irrégulières (*spina-ventosa*).

Système médullaire. —Représenté par l'ensemble des portions médullaires de chaque os.—Autant de parties similaires
ou organes premiers que d'os, — diverses, selon l'état spongieux ou autre de ceux-ci. — Attributs physiologiques relatifs à la nutrition des os et à la réplétion des cavités osseuses
amenant la légèreté de ceux-ci en même temps que la solidité
est conservée. — Les affections du système sont locales, limi-
tées à quelques parties similaires et non générales, comme
dans certains systèmes dont l'ensemble est affecté.

SIXIÈME LEÇON

4ᵉ *espèce.* — *Tissu adipeux.* — Définition.

a. Composition. — 1° Groupes de corps fibro-plastiques devenus vésiculeux et pleins de graisse et fibres lamineuses ; —
2° noyaux embryoplastiques ; 3° capillaires.

b. Caractères extérieurs.— (*Distribution et quantité* absolue
et relative traitées lors de l'étude du système.) — *Couleur et consistance* jaune ou rougeâtre, diverses selon les régions, les âges, l'état d'amaigrissement avec ou sans œdème ;
cause visible, selon le degré de résorption du contenu des
cellules qui change de couleur différemment entre les muscles et sous la peau.— *Consistance* et *fluctuation* dont la cause
réside aussi dans les particularités de structure de l'élément
fondamental, qui est une vésicule distensible pleine d'un liquide ne s'écoulant pas. — Solidification après la mort, conséquence de la composition du contenu en stéarine, margarine
et oléine, et du plus ou moins de réplétion des cellules individuellement. — *Densité* subordonnée à la même cause.

c. Caractères d'ordre chimique. — Subordonnés aussi à ceux de l'élément fondamental. — Non-destruction ou lenteur de la destruction dans les gangrènes, avec production de cristaux de margarine. — Saponification dans la putréfaction, subordonnée à la composition de l'élément principal.

d. Texture. — Varie un peu suivant les âges ; facile à comprendre, lorsqu'on suit l'évolution du tissu. — Génération des cellules par groupes, à compter du 60ᵉ jour, au pli de l'aine, aisselle, orbite, etc. — Grains jaunâtres, quand elles sont remplies de gouttes graisseuses. — Capillaires circulairement disposés autour de chaque grain jaunâtre, et dans leur épaisseur ; mailles larges. — Fibres lamineuses à divers degrés et noyaux embryoplastiques entre les grains avec de la matière amorphe donnant l'état gélatiniforme parsemé de lobules sous l'aspect de grains jaunâtres.— En grossissant, ils se compriment, deviennent polyédriques ainsi que les cellules ; les cloisons de tissu lamineux diminuent d'épaisseur, les vaisseaux multiplient à la surface des lobules surtout, qu'ils couvrent en s'épanouissant assez brusquement en mailles plus petites que les cellules, tandis que dans leur profondeur elles ont la largeur de celles-ci ; quelques-unes en manquent. — Dans l'amaigrissement, écartement des lobules, par la production d'un liquide œdémateux ou matière amorphe entre les fibres ; état polyédrique, irrégulier des cellules flétries incomplétement, pleines de liquide incolore avec reste des gouttelettes graisseuses foncées.

e. Propriétés. — Toutes végétatives.

1° *Naissance ;* telle qu'il a été dit (p. 61). — *Régénération* peu énergique dans les cicatrices. — *Hypergénèse* commune ; elle s'accompagne d'hypertrophie des cellules.

2° *Développement.* — Rapide chez les fœtus et les jeunes sujets ; il cesse ensuite pour reprendre lorsque l'assimilation générale se ralentit avant que la désassimilition sénile ne vienne à l'emporter. Son excès marque un trouble général dans les actes d'assimilation envers les principes gras. — Le tissu adipeux offre des changements évolutifs, des différences de l'état fœtal à l'état adulte plus considérables peut-être que tous les autres tissus.

3° *Nutrition* énergique tant assimilatrice que désassimilatrice; la 1ʳᵉ surtout, lorsque la rénovation moléculaire des autres tissus est troublée par l'absence d'exercice ou l'excès soit absolu soit relatif de certains aliments; la 2ᵉ lorsque, pathologiquement, des principes assimilables cessent d'être fournis par l'intestin.

f. Énumération des modifications accidentelles et morbides directes, dont l'étude se rattache d'une manière immédiate à la connaissance des faits de texture décrits plus haut. — Inflammation. — Résistance dans la gangrène. — Mortification et liquéfaction puriforme des vésicules au centre des tumeurs très-volumineuses. — Atrophie du tissu adipeux au voisinage de certaines tumeurs. — Induration.

g. Énumération des produits morbides dérivant du tissu adipeux. — Lipômes. — Hypergénèse locale des corps fibro-plastiques passant à l'état vésiculeux par production de graisse. — Toujours avec hypertrophie des vésicules adipeuses.

1° *Variété fœtale ou gélatiniforme*, dans laquelle le tissu forme des masses conservant l'état fœtal avec grains jaunâtres, dans une trame *colloïde*, pendant toute ou une partie de la durée de ces produits.

2° *Lipôme proprement dit.* — Semblable au tissu normal. — Fausse fluctuation. — Ses causes. — Liquide inclus dans des vésicules à parois extensibles, *incompressible* comme s'il était libre et transmettant le choc ou la pression.

3° *Fibro-lipôme* par cloisons fibreuses ayant augmenté en nombre et en épaisseur.

4° Lipômes mixtes par association uniforme des cellules avec noyaux embryoplastiques et corps fusiformes non graisseux.

Généralisation. — Récidive. — Profonde ou non. — Leur production dans des régions où normalement il n'y a pas de vésicules adipeuses (tissu lamineux rétro-pharyngien, —

pie-mère, — paupières). — Complication de tumeurs glandulaires et autres.

Hypergénèse générale et hypertrophie des cellules formant la polysarcie adipeuse.

Système adipeux. — Ses organes premiers sont :

A. La couche commune sous-cutanée ou pannicule adipeux. — Coussinets plantaires, palmaires et de la pulpe des doigts. — En couche homogène non lobulée sous le cuir chevelu.

B. Les parties similaires adipeuses d'interposition et d'enveloppement : 1° intermusculaires (boule graisseuse de Bichat, et ses prolongements. — Coussinet adipeux de l'orbite, etc.). — État granuleux au pli des grandes articulations; — 2° autour des nerfs, des vaisseaux, des ganglions lymphatiques ; — 3° organes premiers adipeux, — articulaires, — homogènes, — non grumeleux ni lobulés, — d'une disposition trop négligée dans beaucoup d'articulations. — Leur description méthodique au genou, — au cou-de-pied, — à la hanche, — au poignet, — au coude, etc.; — 4° contre certains os ; — 5° organes premiers viscéraux, — sous-péritonéaux, digestifs, urinaires et génitaux, — sous-pleuraux, — sous-péricardiques, — intra-rachidiens, — péritrachéaux — et laryngiens.

C. Organes premiers de *constitution.* — Des muscles (engraissement). — Des glandes. — Des troncs nerveux périphériques. — Organes dans lesquels manquent les parties similaires adipeuses de cet ordre.

Distribution de ces organes premiers dans la série des âges et des êtres. — Selon les sexes. — Le rôle rempli par les lobules adipeux glissant dans les cavités synoviales articulaires, la bourse synoviale du tendon d'Achille, etc., reconnaît pour condition essentielle l'incompressibilité du liquide gras, qui, contenu dans de petites cavités, acquiert ainsi les qualités d'un solide sans perdre celles des fluides. De même pour les coussinets plantaires, etc.

Attributs de ce système. — Les uns mécaniques comme autour des articulations, etc. — Les autres relatifs à la forme du corps. — D'autres sont relatifs à la nutrition des organes, à la constitution desquels concourent ses parties similaires.

SEPTIÈME LEÇON

5e *espèce.* — *Tissu embryoplastique* (tissu plastique, Laurent, 1837).

Les éléments de ce nom, avec un peu de matière amorphe, constituent d'abord presque à eux seuls le tissu du corps de l'embryon (d'où le mot *embryoplastique*), tissu grisâtre ou blanchâtre, mou, friable, pulpeux, demi-transparent, gélatineux, souvent appelé *tissu cellulaire ou muqueux primordial embryonnaire* par les anciens. Peu à peu les fibres lamineuses, les fibres musculaires, les tubes nerveux, les cartilages, etc., se développant dans le tissu embryoplastique, celui-ci est remplacé par les précédents. Cependant les noyaux embryoplastiques ne disparaissent pas, mais restent pendant toute la vie comme éléments accessoires des tissus lamineux, fibreux, musculaire, etc., du premier particulièrement. Ils y ont reçu les noms de *noyaux et cellules* ou *globules et corpuscules du tissu cellulaire,* de *globules* ou *noyaux et cellules ovoïdes fibroplastiques,* etc. Il arrive fréquemment que les noyaux embryoplastiques qui prédominaient chez l'embryon, et sont devenus accessoires des tissus de l'adulte, sont atteints d'*hypergénèse,* chez ce dernier ; — par ce retour, avec erreur de temps, d'une génération exagérée, ils produisent des masses morbides dont le tissu est analogue à celui qui primitivement composait le corps de l'embryon. — Description de ce tissu d'après la méthode suivie pour les autres. — Son importance. — Erreurs inévitables commises par ceux qui n'en tiennent pas compte en physiologie et en pathologie.

Énumération des produits morbides dont l'étude exige le plus la conanissance des faits histologiques précédents.

Tumeurs embryoplastiques (tumeurs fibro-plastiques à noyau).

1re *variété,* grisâtre, friable ; quelquefois déchirure dans un même sens, qui est celui des fibres lamineuses qui s'y trouvent (cutanées, séreuses, névrilème, intermusculaires, cicatricielles ou kéloïdes); — quelquefois très-vasculaires par places;— Végétantes et fongueuses par vascularisation.

2ᵉ *variété*, gélatiniforme. — Tumeurs quelquefois rosées, soit par coloration propre de la matière amorphe, soit par la présence des capillaires.

Dans ces deux variétés, il y a hypertrophie fréquente des noyaux en même temps qu'hypergénèse.

3ᵉ *variété*, blanchâtre, encéphaloïde par granules graisseux. — Vascularisation uniforme ou par places. — (Poumon, — plèvre, — ou les autres cavités par places.) — Molles pulpeuses.

Impossibilité de déterminer leur nature sans la connaissance du tissu embryoplastique normal du fœtus, comme la variété gélatiniforme des lipômes ne peut être déterminée sans la connaissance du tissu adipeux fœtal.

Système du tissu embryoplastique. — Ne peut être décrit qu'en l'envisageant dans la succession des animaux vertébrés. — Alors son étude prend une grande importance aux points de vue anatomique et physiologique.

HUITIÈME LEÇON

6ᵉ *espèce*. — *Tissu lamineux.*

Synonymie. — Cellulaire, — celluleux, — muqueux, — conjonctif, — connectif, — unissant, — générateur, — tissu cellulaire générateur et tissu cellulaire primordial (De Blainville, A. Comte),— plastique (étymologies inexactes).— Laminaire, lamineux, glutineux, aréolaire, reticulé, filamenteux.

a. Composition. — 1º Fibres lamineuses proprement dites ou à l'état de corps fusiformes et étoilés ; 2º fibres élastiques; 3º noyaux embryoplastiques ; 4º cellules adipeuses ; 5º matière amorphe nulle par places ; 6º capillaires.

b. Caractères extérieurs. — Consistance glutineuse, molle, extensible; — rétractilité, — conséquence de sa texture. — Divisible en lamelles. — Coloration grisâtre, demi-transparente.—*Hygrométricité.*—Gonflement par l'eau,—ses causes.

c. *Caractères chimiques.* — Subordonnés à ceux de l'élément fondamental. — Action des acides, — gonflement, — liquéfaction, — putréfaction. — Faits moins importants que la texture pour en déterminer la nature.

d. *Texture.* — Fibres isolées. — Flexuosités. — Fibres en nappes ou couches. — Fibres en faisceaux. — Structure des faisceaux. — Disposition des fibres élastiques par rapport aux faisceaux qui ne sont pas vasculaires. — Subordination de la disposition des faisceaux élastiques et des noyaux *embryoplastiques* par rapport au fibres. — Régions avec ou sans cellules adipeuses. — Interposition de matière amorphe (allantoïde, cordon ombilical, etc.), — ses effets, — suivant les âges et les états morbides. — *Vascularité,* — considérable. — Mailles à angles aigus.

e. *Propriétés,* — végétatives.

1° *Apparition ou naissance.* — Partout, parce qu'il succède au tissu embryoplastique au sein duquel naissent les éléments doués de propriétés vitales spéciales d'ordre physique et animales. — *Régénération,* — énergique, sans passage ultérieur à l'état adipeux des corps fibro-plastiques. — Ses phases. — Souvent c'est du tissu fibreux rigide qui le remplace (dit *tissu albuginé*). — Sa rétraction, — son mécanisme.

2° *Développement.* — Ses phases.

3° Nutrition énergique.

f. Énumération des *modifications accidentelles et morbides directes,* — dont l'étude se lie à la connaissance des faits qui précèdent. — OEdème. — Ses causes. — *Engorgement.* — Matière amorphe (*sclérème*). — *Induration.* — Matière amorphe. — Noyaux embryoplastiques et corps fusiformes.

Atrophie.—*Hypertrophie* par multiplication des éléments en faisceaux, sans augmentation de volume des fibres même, dans l'éléphantiasis du scrotum, de la vulve, du clitoris, du prépuce, des jambes, des lèvres, etc. — *Mortification* inflammatoire et gangréneuse. — Restent les fibres élastiques formant le bourbillon.

g. Énumération des *produits morbides qui en dérivent*.

1re *variété*. — Tissu lamineux colloïde, matière amorphe et granulations prédominantes.

2e *variété*. — Tissu des végétations, ou. bourgeons ou granulations des plaies, des tumeurs blanches, etc.

Variétés nombreuses d'altération de texture.

SYSTÈME LAMINEUX.

Organes premiers.

1° Tissu lamineux de glissement des tendons de la main, etc.

2° Fascia superficialis.

3° Pie-mère.

4° Tunique externe des vaisseaux, — périoste.

5° Tissu lamineux intermusculaire, péri - œsophagien, sous-séreux, etc.

Continuité des parties similaires de ce système.—Organes premiers avec ou sans tissu adipeux. — *Attributs du système*. 1° Physique de glissement et de séparation, plus que de connexion ; car partout où il y a cohérence c'est une texture différente de celle de ce tissu. — *Rôle* de glissement et de mobilité dus aux particularités de texture par mollesse du tissu ; flexuosités des fibres et des vaisseaux ; — prouvé par la cessation de ce rôle lorsque ce tissu est remplacé par du tissu fibreux des cicatrices.

2° Attributs relatifs à la nutrition, à l'apport de matériaux par vascularité considérable des organes premiers de ce système, unis à ceux des muscles, — des tendons, etc., de l'encéphale par la pie-mère pour former des organes seconds ou proprement dits.— Même rôle pour l'*allantoïde* des ruminants et d'autres animaux chez qui elle porte des vaisseaux dans les villosités du chorion. Ce qui prouve qu'il est porteur de capillaires dont il n'a pas besoin pour lui, c'est que le cordon ombilical, *type de tissu lamineux, colloïde normalement*, est dépourvu de vaisseaux. — De même pour le périoste, qui a la texture du tissu lamineux avec quelques fibres élastiques et très-vasculaire; périoste remarquable par ses différences à l'état fœtal et infantile, où il est très-épais, résistant comparativement à ce qu'il est chez l'adulte et le vieillard ; — ici il est réduit à une tunique adventice mince transparente de tissu lamineux ordinaire, par suite de changements évolutifs graduels incessants, tels que ceux qui ont lieu aussi dans l'os. Il diffère de plus, chez l'enfant, d'un os à l'autre pour l'épaisseur, comme du péroné au tibia, au crâne, à la mâchoire, etc. ; de même chez l'adulte.

NEUVIÈME LEÇON

7ᵉ espèce. — *Tissu fibreux.*

a. Composition.—1° Fibres lamineuses ; 2° fibres élastiques, rares dans quelques régions ; 3° noyaux embryoplastiques; 4° matière amorphe dense ; 5° vaisseaux nuls dans quelques régions.

b. Caractères extérieurs. — Consistance ; tenace ; — inextensible et non élastique, quels que soient la forme et le volume. —Couleur blanche, nacrée. — Causes. — Peu hygrométrique par suite de certaines particularités de texture qui ne se trouvent pas dans le tissu lamineux.— Les décrire.

c. Caractères d'ordre chimique. — Subordonnés à ceux de l'élément fondamental. — Action des acides, etc. — Ébullition. — Gélatine. — Résistance à la putréfaction, à la gangrène, etc.— Conséquence de sa texture.

d. Texture. — Faisceaux comme dans le tissu lamineux, mais de volume plus considérable et plus serrés et peu de fibres isolées. — Réunis en faisceaux secondaires, blancs, visibles. — Fibres élastiques rares, sauf dans la dure-mère rachidienne, — Vascularité, — peu considérable en général, — ou nulle. — Conséquences physiologiques et pathologiques de cette particularité. — Disposition des capillaires comme dans les tissus lamineux, mais moins serrée. — Disposition des veines en sinus dans la dure-mère, l'albuginée, sous les expansions des capsules articulaires au col fémoral, etc., et ailleurs. — Absence de vaisseaux coïncidant avec l'existence de matière amorphe, tenace dans les ménisques et les disques intervertébraux. — Fibres en nappes serrées dans les ménisques, la sclérotique et l'albuginée, le tissu fibreux accidentel des cicatrices, etc.

e. Propriétés végétatives.

1° *Apparition.* — *Régénération* lente comme la destruction, en rapport avec le peu de vascularité ; d'où lenteur des affections articulaires, etc., comparativement à celles du tissu lamineux. — Causes de la rétraction du tissu fibreux, régénéré ou engendré à la place du tissu lamineux ou dermique (*inodulaire*). — Régénération moins étudiée que celle des tendons. — Réunion immédiate. — Son mécanisme *physiologique.*

2° *Développement.*

3° *Nutrition* lente, subordonnée à la vascularité ou à son absence : il en est de même de la résistance à l'envahissement par les tumeurs blanches ou autres.

f. Énumération des *modifications accidentelles et morbides directes* dont l'étude se lie aux notions précédentes.—Ramollissement. — Induration. — Mortification. — Résistance. — Atrophie.

g. Énumération des produits morbides qui en dérivent (ainsi que du tissu lamineux).

1° Tissu des végétations, — bourgeons ou granulations des plaies et des tumeurs blanches ;

2° Tissu colloïde proprement dit ;

3° Tumeurs fibro-plastiques ou à corps fibro-plastiques fusiformes et étoilés, ou de fibres lamineuses restées aux premières périodes de leur évolution. — Mêlées de fibres complétement développées.

4° *Tumeurs fibreuses proprement dites.* — Texture, — avec ou sans vaisseaux. — Blanches comme le tissu fibreux ordinaire.—Causes.—Aspect cartilagineux (derme, séreuses, etc.), — ses causes. — État jaunâtre ou phymatoïde, survenant plus ou moins rapidement d'une région du corps à l'autre.

— Du centre à la circonférence, — surtout dans l'encéphale, le testicule, etc. — Causes de cet état. — Ramollissement et perte de vascularité consécutifs.

5° Tumeurs fibro-colloïdes et fibro-kystiques. — Texture des faisceaux et causes de cet état.

Génération sur place par *hypergénèse* fibreuse, — dans le périoste, par exemple, avec des *myéloplaxes*, ainsi que dans la peau, la mamelle, la sclérotique, etc.

Génération hétérotopique, — cérébrale, — médullaire. — Dans l'un et l'autre cas association ou non (quoique rare) de cartilage.

DIXIÈME LEÇON

Du système fibreux.

	a. Aponévrotique.	1. Feuillets des aponévroses d'enveloppe musculaire; connexions avec les tendons.
		2. Feuillets des aponévroses d'enveloppe vasculaire, glandulaires, rein, foie, etc.
Système fibreux (il comprend des systèmes secondaires).	*b.* Fibreux proprement dits.	1. Gaînes et coulisses tendineuses.
		2. Membranes fibreuses allant du derme aux gaînes, dure-mère, etc.
		3. Sclérotique; albuginée testiculaire.
	c. Ligamenteux.	1. Capsules articulaires et ligaments sous forme membraneuse.
		2. Ligaments proprement dits, ou cordons ligamenteux.
		3. Disques et ménisques interarticulaires.

Adhésion avec les tendons, — les os, — les séreuses, etc. — Variétés de texture d'un organe premier à l'autre.

Attributs. — Tous physiques. — Union des os entre eux. — Union des gaînes tendineuses et des aponévroses au derme. — Protection physique de l'œil, du testicule, de l'encéphale, des tendons, des muscles, des vaisseaux.

8° *espèce.* — *Tissu cornéen.*

Composition. 1° Faisceaux de fibres lamineuses et nom-

breux corps fibro-plastiques étoilés à fibrilles anastomosées;
2° matière amorphe homogène donnant de la chondrine;
3° noyaux embryoplastiques allongés, libres, parallèles aux
faisceaux; 4° *nerfs*; 5° cytoblastions.

Description du tissu. — Énumération des altérations directes et produits qui en dérivent et dont l'étude se rattache
à la connaissance des faits précédents. — Ulcérations. —
Ramollissement. — Opacités ou troubles transitoires. —
Taches ou opacités persistantes. — Abcès. — Constitutions
anatomiques des tumeurs (*kératôme*) grisâtres, demi-transparentes, qui proviennent directement du tissu même de la
cornée par hypergénèse des cytoblastions principalement, de
la matière amorphe et des autres éléments, avec production
de myéloplaxes.

ONZIÈME LEÇON

9e *espèce*. — *Tissu tendineux*.

a. *Composition*. — 1° Fibres lamineuses, variété des tendons; 2° rares noyaux embryoplastiques; 3° fibres élastiques, minces, très-rares; 4° capillaires dans les cloisons
seulement.

b. *Caractères physiques*. — Couleur. — Causes. — Inexten-
sibilité. — Causes. — Ténacité longitudinale.

c. *Caractères chimiques*. — Résistance à la putréfaction, etc.

d. *Texture*. — Fibres en faisceaux de fibres immédiatement
juxtaposées, sans faisceaux primitifs microscopiques, contrai-
rement à ce qui est dans les tissus lamineux et fibreux. —
Forme et volume de ces faisceaux polyédriques. — Cloisons
complètes et incomplètes de tissu lamineux, très-vasculaires;
— provenance des vaisseaux; des synoviales ou des tissus
ambiants.

Mode de cohérence des tendons aux os; elle a lieu comme
celle des ligaments avec les os, par contiguïté immédiate et

intime, *juxtaposition* réciproque des saillies et des creux correspondants.

Texture des tendons aplatis, dits aponévroses d'insertion. — Cohésion de quelques faisceaux tendineux, avec le périoste, sur le bord des muscles ; faisceaux qui s'étendent un peu au delà du cordon tendineux principal. — Cohésion de quelques faisceaux, comme l'expansion du tendon du biceps avec les aponévroses d'enveloppe par entre-croisement des faisceaux des uns avec ceux des autres. Rapports avec les muscles ; voir l'étude du tissu musculaire.

Comparaison de la texture des tendons à celle du tissu fibreux de la sclérotique et de l'albuginée testiculaire.

DOUZIÈME LEÇON

e. Propriétés. — Toutes végétatives. — 1° *Génération* première des tendons chez le fœtus. — Faisceaux de corps fibroplastiques fusiformes. — Leurs rapports avec les muscles naissants et le squelette cartilagineux. — Régénération, — ses phases.

2° *Développement* des tendons chez le fœtus.

3° *Nutrition,* — lente, — subordonnée à la texture. — Résistance à l'envahissement. — Conséquence de leur texture.

f.-g. Énumération des lésions directes du tissu tendineux et des produits morbides qui en dérivent.

1° Altération causant l'état dit doigt en massue ou à ressort ; ses variétés selon son siége à l'extrémité ou sur la longueur du tendon. — Substance grisâtre amorphe, grenue, vasculaire, traversée par les faisceaux tendineux.

2° Tumeurs fibreuses sur le trajet.

3° On ne voit pas de tumeur formée de tissu tendineux, comme il y en a qui sont composées de tissu fibreux. — Ces différences montrent combien chaque tissu différent vit différemment.

Système tendineux. — Uniformité de texture dans tous ses organes premiers. —

1° Organes premiers sous forme de cordes tendineuses.

2° Sous forme de lames d'insertion (aponévroses d'insertion) du tendon sur l'os, du tendon sur le muscle. — Applications des notions précédentes à l'anatomie descriptive, qu'elles simplifient.

TREIZIÈME LEÇON

10e *espèce*. — *Tissu élastique.*

a. Composition. — 1° Élastique, fibreuse et lamelleuse ; 2° fibres lamineuses ; 3° capillaires dans quelques-uns seulement des organes premiers qu'il forme.

b. Caractères physiques. — Couleur jaune ou blanche. — Ténacité. — Élasticité.

c. Caractères chimiques. — Résistance à la plupart des agents.

d. Texture. — 1° Dans les ligaments et les membranes des muscles, de la verge, etc. — Fibres lamineuses dans lesquelles sont les capillaires, entre les faisceaux élastiques, anastomosés. — Cohérence avec les os et les tendons. — 2° Dans les tuniques artérielles. — Élastique et fibres-cellules sans tissu lamineux ni vaisseaux. — Fibres minces ou élastique lamelleuse, fenêtrée ou réticulée des artères, de la veine porte, des veines pulmonaires, de l'endocarde.

e. Propriétés. — Toutes physiques et végétatives.

1° *Génération.* — Ses phases chez le fœtus dans les ligaments des arcs postérieurs des vertèbres, — dans l'aorte et dans l'endocarde de l'embryon. — Régénération imparfaite ; — lente comme la génération originelle.

2° *Développement.* — Lent et graduel.

3° *Nutrition.* — Lente. — Résistance à l'envahissement. — Ramollissement dans les ligaments vertébraux et les artères.

f.-g. Lésions directes.

Produits morbides d'origine élastique. — Nuls.

1° Dépôts granuleux de matières grasses. — Surtout dans

les artères, mais aussi dans les ligaments à l'état sénile.

2° Incrustations calcaires. — Également dans les artères.

SYSTÈME DU TISSU ÉLASTIQUE.

SYSTÈME DU TISSU ÉLASTIQUE. Les organes premiers qu'il forme sont les :

1° Ligaments de l'aile des oiseaux.
2° Ligaments rétracteurs de la phalangette des carnassiers.
3° Ligament cervical postérieur.
4° Ligaments des arcs postérieurs des vertèbres, etc.
5° Enveloppe des corps caverneux et suspenseur de la verge.
6° Ligaments de la coquille des mollusques.
7° Enveloppes des muscles et tendons larges.
8° Paroi moyenne artérielle.
9° Endocarde.

Variétés de texture d'un organe premier à l'autre. — Largeur et incisures transversales des fibres dans les ligaments des arcs vertébraux et dans les couches élastiques tapissant les aponévroses abdominales, etc., ainsi que les tendons des muscles obliques de l'abdomen du bœuf, du cheval, etc.

Attributs purement physiques d'élasticité. — Les organes premiers formés de ce tissu existent partout où cette propriété physique est très-manifeste dans l'économie.

QUATORZIÈME LEÇON

11° *espèce*. — *Tissu dermo-papillaire.*

Commun à la peau et aux muqueuses à épithélium pavimenteux.

a. Composition. — 1° Faisceaux de fibres lamineuses; 2° fibres élastiques presque autant; 3° noyaux embryoplastiques; 4° matière amorphe; 5° vaisseaux capillaires et lymphatiques; 6° nerf; 7° fibre-cellules.

b. Caractères physiques. — Résistance. — Élasticité. — Couleur des deux faces et du milieu. — Gris blanchâtre au milieu et à la face profonde. — Gris rougeâtre à la face papillaire. — Prétendue porosité.

c. Caractères chimiques. — Action des acides. — Résistance à l'eau chaude. — Action du tannin, de l'alun, etc., rendant imputrescibles les fibres lamineuses et faisant perdre leur élasticité aux autres éléments de ce tissu.

d. Texture. — 1° Trame élastique. — Ses caractères. — Varie en richesse. — Prolongement dans quelques grosses papilles. — Prolongement dans les faisceaux fibreux d'insertion de la face profonde.

2° Entre-croisement et anastomoses des gros faisceaux serrés, types de faisceaux de tissu lamineux, avec noyaux embryoplastiques et prolongement de nappes de ces fibres dans beaucoup de papilles et dans les *lames fibreuses se jetant sur les aponévroses.*

3° Faisceaux anastomosés de *fibre-cellules* à la face profonde avec faisceaux lamineux entre eux.

4° Matière amorphe de plus en plus abondante, surtout à la surface externe, à laquelle elle donne une couleur grisâtre ou rougeâtre ; elle prend là une part notable à la formation des papilles (corps, couche ou rangée papillaire) avec prolongement de fibres lamineuses et élastiques dans leur épaisseur. — Vaisseaux et nerfs mentionnés plus loin. — Indiquer le rôle que cette matière joue dans la production des saillies rouges, demi-transparentes, vasculaires de la *blépharo-conjonctivite granuleuse contagieuse,* de diverses *granulations* des muqueuses, vaginale, etc.

Papilles. — Couleur. — Consistance.

Forme et volume. — Divisions d'après cette forme :

1° Dans la peau des extrémités des membres. { Simples.
{ Composées.

2° Dans celle du reste du corps. — Simples.

3° Aux lèvres.

4° A la langue. — Simples, — composées. { Filiformes.
{ Fongiformes.
{ Caliciformes.

5° Dans les autres muqueuses à épithélium pavimenteux. Elles peuvent être simples, enterrées sous l'épithélium, ou composées à sommet bifurqué ou trifurqué libre (pharynx, œsophage, etc.).

6° Vaisseaux dans le corps du derme. — Subordonnés dans leur distribution aux éléments fondamentaux. — Dans les papilles. — Disposition spéciale. — Papilles vasculaires sans nerfs.

7° Nerfs. — Subordonnés dans leur distribution aux dispositions des faisceaux de fibres. — Subdivisés dans le corps du derme jusqu'à la base des papilles sans y pénétrer sur la plus grande étendue du corps, d'où non hypéresthésie des végétations dermiques condylomateuses. — Terminaison par de petites cellules multipolaires. — Papilles nerveuses non vasculaires.

QUINZIÈME LEÇON

Texture et propriétés du derme.

Corpuscules du tact (description au point de vue, de la distribution, du nombre, du volume, de la structure, se rapportant surtout à l'étude du périnèvre et de la terminaison des nerfs sensitifs en général). — Corpuscules et terminaisons dans les papilles de la langue.

Papilles vasculaires des muqueuses à épithéliums pavimenteux (œsophage, — prépuce, gland, urèthre, jusqu'au trigone vésical, vagin, col utérin). Sans nerfs, malgré leur longueur. — Disposition des vaisseaux.

e. Propriétés végétatives. — 1° Génération première du derme. — Ses phases vers le quarantième jour, apparition tardive de sa trame élastique et des papilles, phases de l'évolution de celles-ci. — Régénération, — cicatrices, — structure, — rétraction, — hypertrophie. — Kéloïdes cicatricielles représentées tant par des hypertrophies des cicatrices que par des tumeurs fibreuses et embryoplastiques nées au sein de la cicatrice ; — 2° *développement* ; — 3° *nutrition*. — Absorption. — Sécrétion.

f. Propriétés animales. — 1° *Contractilité.* — Ses causes ; 2° *Sensibilité.* — Ses causes. — Ses variétés. — Leurs causes.

g. Énumération des lésions directes du derme dont la détermination exige le plus immédiatement la connaissance des dispositions de texture décrites précédemment : 1° inflammations ; 2° kéloïde spontanée, 3° prurigo ; 4° esthiomène ou lupus ; 5° hypertrophie papillaire, simple, dermique et muqueuse, — verrues, etc. ; 6° hypertrophie condylomateuse et végétante des muqueuses (col vésical, etc.) ; 7° tumeurs fibreuses et autres ; 8° molluscum.

h. Produits morbides de texture dermique. — Génération hétérotopique : 1° kysteuse dans l'ovaire, le testicule, etc., dite parfois par *inclusions fœtales* ; 2° sous forme de tumeurs sous cutanées, intra-ganglionnaires, etc., avec saillies papillaires, couche épidermique et organes sous-cutanés, tels que couche adipeuse avec glandes sudoripares et appareil pileux.

SEIZIÈME LEÇON

12ᵉ espèce. — Tissu du chorion des muqueuses.

a. Composition : 1° faisceaux de fibres lamineuses ; 2° fibres élastiques rares, peu anastomosées ; 3° noyaux embryoplastiques souvent abondants ; 4° matière amorphe abondante en général ; 5° capillaires sanguins et lymphatiques ; 6° fibre-cellules à la face profonde et dans l'épaisseur ; 7° nerfs.

b. Caractères d'ordre physique. — Mollesse, — peu de ténacité, — peu d'élasticité, aussi y a-t-il des plis dans les organes où la muqueuse doit subir de grandes distensions. — Couleur variable, aspect différent des deux faces.

c. Caractères d'ordre chimique. — Peu de résistance aux acides et à l'eau bouillante, — putrescibilité ; — non susceptibles d'être tannées, mais sont digestibles.

d. Texture. — Sensiblement variable d'un organe premier à l'autre, par suite de ce que, presque toutes ont des glandes incluses et sous-jacentes, ce qui les distingue du tissu dermo-papillaire cutané et muqueux.

Caractères communs. — Une trame lâche de fibres lamineuses avec matière amorphe et peu de fibres élastiques, mais au contraire, une certaine quantité de fibre-cellules, — puis vaisseaux parallèles entre eux et aux glandes nombreuses, tous relativement assez gros, à mailles longitudinales par rapport à l'épaisseur de la muqueuse, avec réseau superficiel sous-épithélial variable d'une muqueuse à l'autre. — Nerfs sous-jacents avec prolongements rares dans le chorion.

—Absence de muqueuse dans les conduits excréteurs malgré la présence d'un épithélium. — Variétés à suivre dans chacun des organes premiers.

1° *Muqueuse naso-trachéale*. — Plus voisine des dermo-papillaires, que les autres, mais lisse. — Trame fibreuse, — plus de fibres élastiques mais peu anastomosées. — Fibre-cellules rares à la face profonde et non dans l'épaisseur. — Glandes sous-jacentes. — Chemise élastique sur un seul rang de fibres ramifiées et anastomosées entre la muqueuse et les cerceaux cartilagineux , cette couche élastique est adhérente en haut seulement et non aux cartilages ; elle se prolonge en bas jusqu'à la trame élastique du poumon, au point où cessent la muqueuse et les cartilages. — Vaisseaux du système artériel général à mailles polygonales, à angles nets, réseau superficiel, avec cercle autour des orifices glandulaires. — Nerfs en faisceaux. — Réseaux du nez. — Glandes incluses.

2° *Dans l'intestin*. — *a*. Muqueuses sans villosités. — Follicules inclus dans toute l'épaisseur ou dépassant un peu leur face profonde. — Trame interposée. — Artères se terminant à la face profonde en capillaires parallèles aux glandes,—capillaires épanouis en réseaux à la superficie, avec veines grosses relativement ; — elles descendent aux réseaux sous-muqueux. — D'où absorption et sécrétions *simultanées*. — Estomac. — Gros intestin.

b. *Muqueuses à villosités*. — (Du pilore à la valvule iléo-cœcale seulement.) Trame de celle-ci. — Fibres et matière amorphe. — Fibre-cellules longitudinales par rapport aux villosités dans l'épaisseur de celles-ci. — Lymphatique simple à extrémité en cul-de-sac. — Réseau capillaire sous-épithélial. — Diversité de formes des villosités. — Villosités larges avec bords garnis de petites villosités coniques ou en massue. — Nerfs à cellules multipolaires sous-muqueux. — Muqueuse biliaire.

3° *Muqueuse utérine*. — Trame avec matière amorphe et noyaux embryoplastiques nombreux qui lui donnent un aspect spécial. — Cellules spéciales. — Vaisseaux tortueux ou spiroïdes comme dans tout l'appareil. — Peu ou pas de fibres élastiques, sauf au col. — Modifications dans la grossesse.

Muqueuse du corps. — Atrophie sénile. — Modifications menstruelles. — Modifications pendant la grossesse, amenant la caducité. — *Caduque*.

Muqueuse du col chez l'enfant, l'adulte et durant la grossesse.

e. Propriétés végétatives : 1° Apparition des muqueuses. — Régénération. — Cicatrices peu rétractiles ; 2° développement ; 3° nutrition, — énergique.

Absorption. — Favorisée par la disposition de la texture vasculaire surtout ; elle offre là son summum, son siége principal.

Sécrétion due principalement à des glandes intérieures ou sous-jacentes, mais la trame propre sécrète aussi un peu de liquide muqueux.

f. Propriétés animales : 1° Contractilité, — ses causes dans les muqueuses et dans les villosités pourvues de fibres musculaires longitudinales et circulaires nombreuses ; 2° sensibilité, — ses causes. Sensibilité spéciale du nez, — sensibilité générale du larynx et de la trachée, — ses caractères particuliers dans l'intestin, — nulle dans la muqueuse du corps de l'utérus.

g. Énumération des lésions directes dont l'étude exige d'une manière immédiate la connaissance des faits histologiques précédents. — *Inflammation*. — *Induration*, hypergenèse des éléments fibreux de la trame et atrophie glandulaire. — *Ramollissement*, n'est pas toujours une lésion glandulaire des muqueuses. — *Ulcération*, souvent d'origine glandulaire. — *Cicatrices*, lisses sans villosités, ni glandes ; — fibreuses avec beaucoup de matière amorphe. — Difficulté d'accollement d'une face à l'autre en raison de la présence des glandes, tandis qu'elle a lieu au vagin, etc., dont la maqueuse est dermo-papillaire, et dans les séreuses dont le tissu manque de glandes.

h. Énumération des produits morbides qui en dérivent. — Principalement d'origine glandulaire et n'offrant, en général, rien de propre à la trame de la muqueuse dans leurs caractères, sauf la situation, qui quant au reste ne joue qu'un rôle secondaire. — D'où la forme *polypeuse*, quelle qu'en soit la nature fibreuse ou glandulaire. — Dans la peau au contraire, les altérations glandulaires jouent un rôle secondaire.

Du système tégumentaire.

Système tégu-mentaire.	*a.* Externe ou cutané, bucco-œsophagien, conjonctival, vaginal, uréthral, vésical.	
	b. Interne ou muqueux ; chorion des :	1° Muqueuse intestinale.
		2° Trachéale.
		3° Des fosses nasales, des voies lacrymales.
		4° Muqueuse des voies génitales mâles.
		5° Muqueuse des voies génitales femelles.
		6° Des voies biliaires.

Non-continuité avec le système glandulaire. — Discussion des hypothèses contradictoires émises sur cette question.

Bien que continus, les systèmes dermique et muqueux ne peuvent être confondus en un seul. — Chacun forme un ensemble d'organes premiers distincts, bien qu'offrant un petit nombre de particularités communes. — Notions générales sur ces systèmes, autrefois cherchées dans des analogies entre leurs diverses parties, analogies qu'on exagérait ; — elles existent, mais ailleurs que dans une notion de similitude des surfaces, etc., ou que dans celle de deux cylindres inscrits l'un dans l'autre.

DIX-SEPTIÈME LEÇON

13ᵉ *espèce.* — *Tissu séreux.*

a. Composition : 1° fibres lamineuses isolées et en faisceaux ; 2° noyaux embryoplastiques ; 3° fibres élastiques : 4° vaisseaux sanguins et lymphatiques ; 5° nerfs ; 6° substance amorphe.

b. Caractères d'ordre physique : lisse, — transparent, grisâtre ; — facile à rompre.

c. Caractères d'ordre chimique.

d. Texture. — Trame simple par entre-croisement et riche vascularité semblable ou très-analogue à celle du tissu lamineux. — Matière amorphe interposée surtout dans des feuilminces épiploïques, arachnoïdiens-spinaux, etc., avec faisceaux et fibres entre-croisés ; — son rôle dans les adhésions des séreuses avec elles-mêmes, et dans la production des néomembranes, des granulations de la surface des séreuses, etc. Trame élastique dans la plèvre, le péricarde, etc.

Variétés de texture à suivre dans chacun des organes premiers séreux.

e. Propriétés végétatives : *1° Apparition.* — Régénération facile en rapport avec sa texture qui est assez voisine de celle du tissu lamineux et avec sa vascularité ; ce même fait cause de faciles adhérences, — mode de production de celles-ci ; 2° développement ; 3° nutrition, absorption et sécrétion (actives toutes deux).

f. Énumération des lésions directes dont l'étude exige d'une manière immédiate la connaissance des dispositions histologiques précédentes. Inflammation.

Néo-membranes. — Leurs caractères. — Évolution. — Vaisseaux lymphatiques et sanguins. — Différence des pseudomembranes et de la fibrine. — Néo-membranes des synoviales et végétations dans les tumeurs blanches. — Néo-membranes arachnoïdiennes ou de la pie-mère ; leur adhérence à la dure-mère, leurs *hémorrhagies.* — Taches et épaississements ou plaques blanchâtres, laiteuses du péricarde, etc. — Néo-membranes avec épaississements de la tunique vaginale. — Leurs hémorrhagies.

g. Énumération des produits morbides qui en dérivent. — Végétations synoviales et grains riziformes. — (Tumeurs épithéliales à cellules très-larges, très-minces, translucides, avec ou sans excavations, pleines de liquide ou de corps solides arrondis hyalins ; fréquentes dans l'arachnoïde cérébrale ;

contenant de nombreux globes épidermiques). — Tumeurs colloïdes des séreuses.

Du système séreux.

Système séreux.	*a.* Péritonéal et testiculaire.	1° Pariétal.
		2° Viscéral.
		3° Épiploïque ; non-exist. de 4 feuillets.
		4° Mésentérique et méso-génital.
	b. Arachnoïdien.	1° Pariétal ; nul.
		2° Viscéral.
	c. Ventriculaire cérébral et médullo-spinal (épendyme).	
	d. Péricardique.	1° Pariétal.
		2° Viscéral.
Système synovial.	1° Articulaire-non-clos. — Ses replis vasculaires.	
	2° Des coulisses et gaînes tendineuses, pariétal et tendineux.	
	3° Des bourses séreuses ou synoviales sous-cutanées.	

Nombreuses questions d'anatomie descriptive subordonnées aux précédentes et à reprendre. — Dépression entre les faisceaux fibreux (mais pas de glandes) conservant leur épithélium tant dans les séreuses que dans les synoviales. — Terminaisons vasculaires en anses au pourtour du cartilage ou s'avançant sur lui. — Exagération de ce fait dans les cas morbides avec néo-membranes interposées aux deux cartilages et leur adhérant par contiguïté immédiate.

14ᵉ *espèce.* — *Tissu et système irido-choroïdien.*

Fibres lamineuses en nappes onduleuses. — Pas ou presque pas de fibres élastiques. — Corps fibro-plastiques fusiforme et étoilés avec ou sans granulations pigmentaires incluses. — Granules pigmentaires libres. — Vaisseaux artériels et veineux. — Réseaux capillaires. — Fibre-cellules iriennes surtout. — Faisceaux et tubes nerveux isolés.

Tapis, dispositions de texture qui le produisent. — Membrane de Ruysch. — Rapports avec la couche épithéliale pigmentaire choroïdienne. — *Ligament falciforme* des poissons. — *Peigne* choroïdien des oiseaux.

Nature de la substance de la membrane pupillaire et vaisseaux capsulo-pupillaires ; leurs modifications évolutives.

Tumeurs ou *végétations* molles, d'un gris rougeâtre, iridiennes ou choroïdiennes. — Matière amorphe finement grenue, transparente. — Nombreux capillaires. — Fibres lamineuses en nappes et à l'état de corps fibro-plastiques. — Fibre-cellules souvent très-grandes dans le voisinage du ligament ciliaire. — Noyaux embryoplastiques. — Cytoblastions. — Granulations pigmentaires libres ou en amas, avec ou sans granules graisseux.

DIX-HUITIÈME LEÇON

Système capillaire.

Distinct des systèmes artériel et veineux, avec lesquels il est continu de part et d'autre et auxquels il est interposé. — Distinct anatomiquement et physiologiquement. (V. p. 65.)

a. Composition. Représenté par les capillaires à une et deux tuniques, ni artériels, ni veineux, non parallèles. — Ceux à trois tuniques commencent à offrir le parallélisme de direction et l'accolement artério-veineux et des différences de structure en tant qu'artérioles et veinules. — Il n'y a pas de tissu qui ait les capillaires pour élément fondamental, sauf certaines formes de tumeurs et de plaques érectiles accidentelles.

La caractéristique de ce système est à la fois anatomique par la structure et la composition du liquide sanguin et physiologique par le rôle rempli qui est complexe ; — car il est de transfert mécanique et d'échange endosmo-exosmotique énergique, tandis que les systèmes artériel et veineux ont un rôle de transport mécanique pur.

b. — c. — d. Il y a en fait autant d'organes premiers de ce système que de tissus dont les capillaires sont des éléments accessoires, au point de vue des propriétés caractéristiques. Les capillaires sont subordonnés dans leur distribution aux éléments fondamentaux des tissus dont ils font partie, sauf certaines muqueuses, et quelques parenchymes non glandulaires. — Différences de largeur des capillaires d'un tissu à l'autre, c'est-à-dire d'un organe premier de ce système à l'autre. — Variétés correspondantes des phénomènes de nutrition, d'absorption et de sécrétion.

1° Capillaires généraux. — Modes divers (cutanés, glandulaires, etc.) de communication des artères aux veines par ces capillaires aux doigts, aux articulations, aux oreilles, nez, etc.

2° Capillaires-porte, modes de communication.

3° *Capillaires de petite circulation ou pulmonaires.*

e. *Propriétés végétatives.* — 1° *Apparition*, postérieure à celle de l'élément fondamental de chaque tissu chez le fœtus. Les capillaires naissent après le blastodermé; après les cartilages, etc. ; — mêmes particularités dans les néo-membranes de génération pathologique. — *Régénération*, semblable à la naissance, ainsi qu'on le voit dans les néo-membranes ; — elle est rapide et facile. 2° *Développement*. — Hypertrophie. — Atrophie. 3° *Nutrition*. — Propriétés endosmo-exosmotiques énergiques, ce qui se voit jusque sur le cadavre, etc. — Nutrition propre.

Sécrétion et absorption. Le rôle qu'ils jouent dans ces phénomènes est purement physique, ou de transport d'un liquide; — de transport des matériaux qui pénètrent et qui sont emportés ou d'apport du centre vers la périphérie de ceux qui sont sécrétés. — *Contractilité.* — Ses causes. (V. p. 65.)

f. Énumération des lésions directes des capillaires qui se rattachent d'une manière immédiate aux notions histologiques précédentes :

1° *Inflammation.* — Trouble circulatoire capillaire à décrire en physiologie, relatif à la contractilité des capillaires. — Dire ici seulement ce qui concerne les changements histologiques consécutifs : 1. Resserrements et dilatations vasculaires, d'où rougeur, chaleur, gonflement; — 2. accumulation de globules avant qu'ils s'arrêtent, puis arrêt d'où troubles d'échanges normaux, d'où douleur ; — 3. exsudation de principes du plasma ; — production de blastèmes infiltrés, d'où gonflement œdémateux. — Capillaires devenant cylindres pleins d'hématies dilatés avec cessation du cours du sang d'où trouble et cessation nutritives pouvant aller jusqu'à mortification quand les globules sont cohérents. — *Congestion* représentée par les phénomènes 1 et 2 temporaires.

Phénomènes : 1° nutritifs, 2° atrophiques, hypertrophiques, 3° et générateurs consécutifs qu'il ne faut pas confondre avec le *trouble circulatoire* caractéristique, quelque indirectes que soient les *causes* de ce trouble.

Génération de matières amorphes et éléments divers (embryoplastiques et lamineux), d'où induration et augmentation de volume dite hypertrophie (de la peau, du tissu lamineux, etc.). — D'où atrophies musculaires, glandulaires, etc. — Génération de leucocytes quand le blastème surabonde, d'où suppuration; — puis destruction et *envahissement*, par le pus, des éléments qui naissent et se développent moins vite et se nourrissent moins énergiquement.

1° *Troubles nutritifs*. — Arrêt des globules; — continuation d'afflux du liquide qui *exsude*, — d'où œdème et engorgement et troubles nutritifs, manifestés par l'état granuleux des éléments ambiants, etc. — Troubles nutritifs variables selon l'état du sang, normal, virulent ou empoisonné. — Troubles nutritifs consécutifs dans les tissus non vasculaires qui empruntent les matériaux de proche en proche. — Réciproquement, lésions directes de ces tissus entraînant des troubles circulatoires, causant l'inflammation. — Trop prolongés ou sur une trop grande étendue ou dans des tissus trop contus, ils sont suivis de *mortification* ou *gangrène* par cessation d'échanges nutritifs.

2° *Troubles évolutifs du tissu enflammé*. — Différents selon chaque espèce de tissu. — *Induration* par solidification de blastème avec ou sans *génération d'éléments* anatomiques, — principalement des noyaux embryoplastiques avec ou sans leucocytes (néoplasmes de Burdach et Lobstein). — Consécutivement, *atrophie de l'élément fondamental*, avec presque toujours dépôt de granules graisseux ou calcaires dans la matière amorphe — (atrophie et dépôts granuleux dits à tort *métamorphose régressive*).

3° *Troubles générateurs*.— Phénomènes communs avec différence d'un tissu à l'autre, selon sa texture fondamentale et sa vascularité.

Suppuration. — Génération de leucocytes au centre de la partie dans laquelle a lieu l'exsudation, entraînant compression et atrophie jusqu'à résorption ou liquéfaction des éléments du tissu entre lesquels ils sont nés, — d'où foyer — (induration des tissus voisins). — Atrophie progressive du tissu, cause la migration de l'abcès. — Résistance des tissus riches en éléments élastiques à texture serrée et lents à se régénérer. — Génération d'éléments du tissu lamineux, de vaisseaux, d'où induration persistante et néo-membranes, — non pendant l'inflammation même ou au centre du tissu enflammé, *mais loin,* à la surface des membranes ; — ou survenant seulement *quand l'inflammation cesse,* c'est-à-dire là où il y a du blastème exsudé avec continuation de la circulation. — Quant au phénomène *inflammation* lui-même, loin d'être cause de génération, il est un obstacle à la génération, — de même dans les plaies. — Génération de néo-membranes loin du tissu enflammé à la surface du cristallin non vasculaire ; à la surface de l'arachnoïde avec adhérence à la dure-mère.

Tumeur, — douleur, — chaleur et rougeur (explication), — (de la prétendue irritation inflammatoire), — (de la prétendue inflammation adhésive); — (Différences entre l'inflammation et la nutrition. — Erreur commise par ceux qui les confondent. — Causes de cette confusion mises à découvert par les notions histologiques exposées plus haut.)

Retour à l'état normal. — Ses phases. — 1. Les capillaires reviennent à leur diamètre normal ; — 2. désagrégation des globules. — Rétablissement du cours du plasma chargé de globules.

Inflammation chronique, soit en raison du peu de vascularité de certains tissus, — soit due à **ce** que les phénomènes précédents s'accomplissent lentement. — Lésions qui lui sont attribuées et qui sont des générations de tissus morbides dans les muqueuses, les circonvolutions cérébrales, etc.

2° *Incrustations graisseuses et calcaires* des capillaires. Les décrire ainsi que celles des artères. — Marquent un trouble de la rénovation moléculaire nutritive, de la désassimilation surtout.

Dépôts d'hématosine, de graisse, etc., dans la tunique musculeuse et dans la tunique de fibres lamineuses des capillaires de 2ᵉ et de 3ᵉ variétés. — Variétés de dilatations ampullaires hors des cas de productions érectiles.

Ramollissement de la paroi des capillaires.

g. Des produits morbides qui dérivent des capillaires.

Tumeurs érectiles. — Érectilité passive, — subordonnée aux troubles de la circulation des vaisseaux du membre. — Débute, comme dans toutes les taches rouges cutanées, par des capillaires qui deviennent de 2 à 15 fois plus larges et tortueux en conservant leur structure de capillaires les plus fins au lieu de modifier leur volume et leur structure corrélativement comme à l'état normal. — Hypergénèse coexistante du tissu lamineux ambiant. — Modifications consécutives dans le foie et les muscles chez les vieillards. — Variétés des dilatations proprement dites et ampullaires. — États des parois propres.

Autres lésions des capillaires. — Altérations de ceux-ci dans les ulcères et influence de ces modifications sur l'ulcération des téguments, des tumeurs, etc. (Voir page 102.)

DIX-NEUVIÈME LEÇON

Système artériel.

Lois de sa constitution et de sa distribution.

a.-b.-c.-d. Composition, caractères physico-chimiques et structure.

1º *Épithélium* se montrant un peu au delà du point où les vaisseaux artériels et veineux deviennent distincts des capillaires. — Conditions de sa présence et de son absence.

2º Tunique commune aux systèmes artériels veineux et au cœur, qui à l'origine n'est qu'un conduit replié sur lui-même. — Tunique de Bichat ; — avec l'épithélium elle forme la membrane interne, qui n'a aucunement la texture ni les propriétés des séreuses. Caractères de cette tunique pseudoséreuse. — La structure des vaisseaux, pour être comprise, exige qu'on sache que tout vaisseau, quelque volumineux qu'il soit, a commencé par être capillaire, par avoir la structure d'un capillaire et ne débute jamais par une structure artérielle ni veineuse.

3° *Tunique moyenne.* — Tissu élastique avec fibre-cellules, — fibres élastiques de plus en plus minces et à réseau anastomotique de plus en plus serré, de la surface externe vers la profondeur avec couches d'élastique lamelleuse. — Différences d'un vaisseau à l'autre et selon le diamètre. — Fibres musculaires examinées selon le diamètre des vaisseaux ; seules d'abord, puis avec addition de fibres élastiques, et leur nombre augmente d'abord pour diminuer ensuite dans les gros vaisseaux. — Surface externe peu lisse. — Les capillaires de la tunique externe ou lamineuse rampent à sa surface sans y pénétrer.

4° *Tunique externe ou lamineuse* (dite adventice). — Différences d'une région du corps à l'autre et selon le volume des vaisseaux.

5° Tunique spéciale des capillaires et des artères et des veines de petit volume encéphalo-rachidiennes.

e. Propriétés. — 1° Génération, régénération ; 2° développement ; 3° nutrition ; 4° contractilité. — Ses causes. — Ne pas la confondre avec l'élasticité.

f. Énumération des lésions directes du système artériel, dont l'étude se rattache d'une manière immédiate à la connaissance des données histologiques précédentes.

1° Concrétions et plaques graisseuses, — de même nature que dans les capillaires. — Ici, elles influent sur les propriétés physiques seulement, sur l'élasticité surtout. — Dans les capillaires, leur influence s'étend aux actes endosmo-exosmotiques de leurs parois, nécessaires à la nutrition, aux sécrétions, etc.; — diverses lésions, attribuées à des embolies capillaires, sont dues à l'impossibilité d'échange nutritif dans une plus ou moins grande étendue des capillaires d'un tissu.

2° Concrétions calcaires. — Effets sur l'élasticité des parois.

3° Artérite (inflammation de la tunique externe, seule vasculaire, dite adventice), — ramollissement, — rupture.

4° Mortification et ramollissement en cas de dénudation.

VINGTIÈME LEÇON

Système veineux.

Lois de la distribution des organes premiers qui le composent. — Veines et sinus.

a.-b.-c.-d. Composition. — Caractères physico-chimiques et structure.

1° Épithélium (tumeurs épithéliales à l'intérieur des veines).

2° Tunique commune, telle que dans les artères; plus mince.

3° Tunique à fibres longitudinales et valvules. — Fibres élastiques, minces ; nappes de tissus lamineux. — Vascularité, sauf dans la veine ombilicale qui est riche pourtant en fibres musculaires. — Inflexion dans les valvules. — Vascularité de celles-ci. — Fibres de la tunique circulaires à la base. — Cette tunique commence aux vaisseaux de un demi-millimètre seulement. — Division en veines et en sinus. — Dans ceux-ci, elle tapisse les os, le tissu fibreux. Elle manque dans la trame du tissu érectile.

4° *Tunique à fibres circulaires.* — Elle débute aux capillaires, d'abord tout musculaire. — Tissu lamineux, riche en fibres élastiques et avec des fibre-cellules en faisceaux non isolées dans toute son épaisseur. — Différences d'une veine à l'autre. — Veines superficielles. — Veines méningiennes, réseau élastique. — Veine cave. — Veine porte et ombilicale ; élastique lamelleuse et autres variétés dans ces veines. — Veines sus-hépatiques, — leurs fibres musculaires. — *Veines pulmonaires.* — Fibres élastiques et musculaires.

Cette tunique est mince dans les veines utérines. — Nulle dans celles de la muqueuse *caduque.*

Veines du bassin et de la pie-mère riches en fibres musculaires.

5° *Tunique extérieure ou adventice.* — Réellement adventice ; formée de tissu lamineux. — Fibres musculaires longitudinales dans les sous-cutanées et les veines caves et sus-hépatiques.

Endocarde. — 1° Épithélium ; 2° tunique de Bichat ; 3° couche de minces fibres élastiques à réseau élégant et serré ; 4° couche ou trame de fibres lamineuses vasculaire.

Valvules auriculo-ventriculaires, — fibreuses. — Vaisseaux de deux sources ; — des orifices et des oreillettes dans la portion membraneuse de l'endocarde ventriculaire, le long des colonnes charnues et des tendons, pour rejoindre les précédents.

Valvules sigmoïdes, — fibreuses, — toutes vasculaires, sauf l'extrême bord et les tubercules d'Arantius. — Capillaires de provenance endocardique.

VINGT ET UNIÈME LEÇON

Système lymphatique.

Composition. — *Origine.* — *Chylifères* en cul-de-sac dans les villosités. — Mince couche homogène adhérente aux éléments voisins et non simples conduits creusés. — *Origine générale* sur les réseaux capillaires sanguins appliqués contre leurs rameaux sous forme de mince couche homogène, formant ensuite des sinus contre les artères surtout, tant qu'ils ne constituent pas encore des troncs isolés. — Subdivisions dans les ganglions reproduisant les mêmes particularités contre les corps glandulaires. — Impossibilité de rupture capillaire ou d'exosmose capillaire sans communication avec les lymphatiques quand ils existent.

1° Épithélium pavimenteux à petites cellules allongées dans les réservoirs et les conduits jusqu'auprès des réseaux d'origine.

2° Couche élastique, circulaire et couche fibreuse, intimement adhérentes. — La couche élastique est en dedans ; la fibreuse longitudinale en dehors et vasculaire. — Couche longitudinale dans le réservoir de l'ecquet et dans les canaux thoraciques.

15ᵉ *espèce.* — *Tissu érectile.*

Composition. — 1° Trabécules lamineuses, élastiques et

musculaires ; 2° nerfs ; 3° artères et capillaires en spirales ou hélices ; 4° sinus veineux. — Dans le reste des organes génitaux, les veines, comme les artères, sont disposées en spirale. — Caractères d'ordre physique et d'ordre chimique.

Texture. — Épanouissement brusque des artères, — flexueuses et enroulées en fins capillaires, comme dans la muqueuse utérine ; les veines qui leur font suite sont des sinus intertrabéculaires tapissés d'épithéliums.

Propriétés physiques, — causes. — Contractilité due aux fibre-cellules. — Érection causée par influence nerveuse, réflexe ou involontaire, spontanée, mécanique ou après impressions de sens divers, toucher, vue, audition ou seulement mémoire et réflexion.

Lésions inconnues.

SYSTÈME ÉRECTILE.

Les organes premiers chez l'homme et chez la femme. — Leurs analogies de situation et de connexion générales, et d'évolution fœtale surtout. — Importance de l'étude embryogénique de ces organes premiers au point de vue de leur comparaison chez l'homme et chez la femme, et pour se rendre un compte exact de la texture de ce tissu chez l'adulte. — Importance de l'étude des organes premiers de ce système, examinés comparativement chez les divers vertébrés.

VINGT-DEUXIÈME LEÇON

16ᵉ *espèce.* — *Tissu musculaire rouge.*

a. Composition : 1° faisceaux striés considérés comme simples dans l'étude de l'arrangement réciproque, parce que les vaisseaux ne les pénètrent pas, mais portant avec eux deux éléments et deux propriétés, — la contractilité d'une part avec les fibrilles, — et l'élasticité d'autre part avec le myolème ; 2° fibres lamineuses et vésicules adipeuses ; 3° fibres élastiques rares ; 4° noyaux embryoplastiques ; 5° vaisseaux, 6° nerfs.

Constitution des faisceaux striés. — Dimensions. — Caractères physiques. — Causes de l'aspect strié et de ses variétés en long, en travers et ponctuées. — Substance amorphe et noyaux entre les fibrilles dans le cœur et ailleurs. — Noyaux entraînant de petites masses étoilées de substance amorphe après coagulation convenable. — Granules jaunes surtout dans le cœur. — Ramifications dans le cœur et dans la langue. — Anastomoses dans le cœur.—Mollesse des fibrilles ; résistance du myolème ; différences dans le cœur par suite de l'absence de myolème. — Ruptures transversales. — Rapports de résistance et de flexuosités entre le myolème et les fibrilles.

b. Caractères physiques. — Consistance. — Densité considérable. — Hygrométricité,— faible. — Élasticité, — due au myolème. — Dans le cœur, elle n'existe que dans les parois considérées en masse et elle est due à l'endocarde et au péricarde. — Couleur. — Ses causes individuelles et différentielles.

c. Caractères d'ordre chimique. — Action des acides, — des alcalis. — Putrescibilité. — Digestibilité.

d. Texture. — 1° *Muscles ordinaires.* — Faisceaux secondaires.—Contiguïté.—Terminaisons vasculaires et nerveuses dans ces faisceaux. — *Périmyzium.* — Couche de tissu lamineux. — Disposition des cellules adipeuses. — Vaisseaux du périmyzium comme dans le tissu lamineux. — Forme polyédrique des faisceaux primitifs et secondaires. — Forme des mailles, — leur situation par rapport aux faisceaux. — Disposition des terminaisons nerveuses.—Ramifications des faisceaux et des tubes.

Continuité des mailles des réseaux inter-musculaires dans les cloisons inter-tendineuses avec changement de caractères. Terminaison du cylindre-axe en pointe ou avec un léger élargissement assez loin de la fin du tube médullaire à la surface du myolème sans le traverser. — Noyaux de celui-ci plus nombreux autour de la terminaison qu'ailleurs.

VINGT-TROISIÈME LEÇON

Adhésion des éléments musculaires : — Longitudinale faible ;
1° bout à bout des fibrilles et du myolème. — Du myolème
et du faisceau du tendon se prolongeant plus ou moins dans le
muscle considéré entier. — Plusieurs faisceaux striés s'unis
sent sur le bout d'un seul faisceau tendineux dont l'extrémité
est creusée en cupules multiples. — Adhésion latérale sur la
longueur des fibres, des tendons ; 2° adhésion du myolème
au périoste ou au périchondre sans tendon, jamais d'adhésion
au tissu élastique. — *Mécanisme* par cohésion ou attraction
moléculaire due à la contiguïté immédiate sans interposition.

Résultats de ces dispositions influant sur le mode d'insertion de faisceaux rouges multiples à un seul tendon, devant
simplifier la manière de les décrire et l'interprétation de l'action des muscles.

2° *Texture dans le cœur.* — Faisceaux striés moins nets,
plus granuleux.— Augmentation de volume des faisceaux de
la surface interne vers la surface externe. — Absence de myolème ; — d'où différences de consistance, de ténacité et d'élasticité, dues ici à l'endocarde élastique et au péricarde avec couche élastique intime et sous-séreuse. — Anastomoses des
faisceaux primitifs en faisceaux secondaires anastomosés eux-
mêmes ; disposition en rapport avec l'absence d'adhésion sur
leur trajet. — Minces cloisons (ne passant pas entre les mailles
contiguës des faisceaux primitifs). — Avec fibres-cellules et
peu ou pas de fibres élastiques ni de cellules adipeuses. —
D'où différences de consistance, couleur, etc.

Adhésion directe aux anneaux fibreux et aux tendons val-
vulaires ; mal étudiée. — Influence des anastomoses des faisceaux entre eux sur le mode de contraction réellement péristaltique des parois du cœur ; malgré sa rapidité et son énergie.

e. Propriétés : 1° Apparition. — Régénération, — nulle ;
2° développement. — Changements successifs et notables
d'aspect ; 3° *nutrition,* — mécanisme ; 4° *contractilité.* — Les

vaisseaux ni les nerfs ne pénètrent dans la substance même qui se contracte, qui se raccourcit ; 5° *sensibilité*.

f. Énumération des lésions directes dont la connaissance se lie d'une manière immédiate à celle des faits histologiques précédents :

1° *Inflammation*. — Causes anatomiques de la couleur d'un noir verdâtre dont elle détermine l'apparition, qu'il y ait ou non suppuration, mais surtout dans ce cas. — Causes anatomiques de la rigidité du tissu musculaire enflammé.

2° *Arrêt de développement* du pied-bot portant sur les faisceaux striés seulement, qui offrent la pâleur de l'état fœtal presque sans granules, pendant que le périmyzium continue son développement (cette lésion est dite à tort transformation fibreuse, mais il n'y là aucune transformation, le muscle ne s'étant pas encore développé), avec ou sans exagération adipeuse. — On naît pied-bot généralement, on ne le devient pas.

3° *Atrophie* (progressive). — Causes diverses. — Phases semblables, sauf l'état grenu primitif. — Suivie ou non de substitution adipeuse, selon les causes. — État de l'élément contractile. — Perte de la contractilité. — État du myolème. — État des éléments accessoires.

4° Atrophie de l'amaigrissement et de certains états morbides analogues, réduisant les faisceaux jusqu'à n'avoir plus que le dixième de leur diamètre sans perte des stries ni de la contractilité.

5° Hypertrophie. — Dans les muscles ordinaires et dans le cœur, par augmentation du volume des faisceaux. — Il n'y a pas de tumeurs qui soient formées de tissu musculaire.

6° *Altérations de voisinage*. — Tumeurs. — Abcès. — Ruptures et sections déterminant l'atrophie conoïde avec aplatissement des bouts coupés des faisceaux, avec production de noyaux embryoplastiques dans la substance fibrillaire contractile devenue grenue, perdant ses stries ; noyaux en séries, en plaques ou en petits groupes.

7° *État granuleux*. — Dans le cœur. — Éviter la confusion de l'état finement grenu normal très-marqué sur les faisceaux de la face interne des parois ventriculaires, et auriculaires surtout de l'état granuleux morbide.

État granuleux avec production de granulations graisseuses, rendant les faisceaux jaunâtres, friables, le myolème facile à rompre, bien qu'il soit conservé, — s'observant dans le voisinage des abcès ou des corps étrangers, etc., des muscles ; — état granuleux pouvant aller jusqu'à la destruction complète des fibrilles contractiles. — Altérations analogues, mais moins prononcées toutes les fois que la nutrition est troublée, comme dans divers empoisonnements (par le phosphore, le mercure, etc.), sans modifications sensibles des éléments accessoires.

VINGT-QUATRIÈME LEÇON

17ᵉ *espèce*. — *Tissu musculaire viscéral.*

a. Composition : — 1° Fibres-cellules en faisceaux ; 2° fibres élastiques ; 3° fibres lamineuses ; 4° noyaux embryoplastiques ; 5° vaisseaux ; 6° nerfs.

Constitution des faisceaux de fibres-cellules. — Contiguïté immédiate des fibres entre elles dans chaque faisceau. — Formes ; dimensions. — Sans enveloppe. — Sans adhésion par leurs extrémités. — Longueur inconnue et, au lieu d'insertions proprement dites, enchevêtrement des extrémités dans tous les tissus qu'ils forment, qui sont disposés en couches soit circulaires, soit en réseaux, soit plus rarement en bandes longitudinales. — Noyaux allongés des fibres-cellules et leur parallélisme servant à faire découvrir ces faisceaux au milieu d'autres tissus.

b. Caractères d'ordre physique. — Consistance. — Couleur. — Hygrométricité. — Élasticité. — Ses causes. — Densité.

c. Caractères d'ordre chimique.

d. Texture. — Disposition des *faisceaux primitifs* en *faisceaux secondaires* polyédriques de dimensions variables d'une région à l'autre. — Interposition de tissu lamineux à fibres élastiques fines et nombreuses. — Formes des mailles vas culaires ne pénétrant pas dans les faisceaux primitifs et rampant à leur surface. — Terminaisons nerveuses peu connues.

Texture dans l'intestin et ses dépendances. — Grande vascularité du tissu lamineux interposé aux faisceaux secondaires et fins capillaires entre les faisceaux primitifs. — Fibres élastiques ramifiées et anastomosées le long des faisceaux primitifs et secondaires. — Faisceaux longitudinaux adhérents par entre-croisement avec ceux des sphincters. — Couche circulaire.

Texture dans la vessie et ses dépendances. — Richesse en fibres élastiques, écartement et volume des faisceaux secondaires. — D'où différences de couleur. — Par leur entre-croisement oblique est obtenu le résultat qui dans le cœur est obtenu par anastomose des faisceaux striés. — Sans adhérence des faisceaux bout à bout avec des tendons, mais adhérence par enchevêtrement.

Texture dans l'utérus. — Absence ou rareté des fibres élastiques. — Faisceaux entre-croisés obliquement. — Fibres lamineuses à l'état de corps fusiformes et matière amorphe en nappes.—Noyaux embryoplastiques nombreux. — D'où différences de couleur. — Causes des changements de texture durant la grossesse. — Fibres-cellules et vaisseaux changeant également d'une manière graduelle.—Faisceaux volumineux. — Différents de la face interne à la face externe. — Productions granuleuses intra et extra-fibreuses dès le milieu de la grossesse sans atrophie ultérieure des fibres.

e. *Propriétés* : 1° Génération, — ses phases dans l'intestin. — Régénération,— peu étudiée; 2° développement.—Alternatives d'hypertrophie normale et d'atrophie dans l'utérus. — Ses causes; 3° nutrition; 4° contractilité. — Ses différences avec celles des muscles rouges et sans transition de l'une à l'autre, bien que le raccourcissement commençant aussi sur un point, court vermiculairement d'un bout à l'autre. — Contraction péristaltique en rapport avec divisions et anastomoses des faisceaux secondaires. — Énergie des effets de la contraction obtenus par la lenteur et la continuité de celle-ci, tandis que dans les muscles à faisceaux striés l'énergie des effets est obtenue par la rapidité d'une contraction de courte durée. — Comparaison avec la contraction des muscles ordinaires, des sphincters, du pharynx et du cœur. — 5° Sensibilité.

f. Énumération des lésions directes dont l'étude se rattache le plus immédiatement à la connaissance des faits histologiques ci-dessus : 1° Inflammation ; 2° *atrophie* par compression, etc. ; 3° *hypertrophie* — par augmentation de volume des fibres et des faisceaux primitifs et par multiplication probable des fibre-cellules, dans les indurations fibreuses du pylore, etc.

g. Énumération des produits morbides qui dérivent de ce tissu.

1° Tumeurs par *hypergénèse*. — Fait sans analogue avec les muscles volontaires. — Dans l'*utérus et les ovaires* (corps fibreux). — Évolution. — Texture. — Leur ramollissement central. — Leur état phymatoïde central. — Leur vascularité. — Faisceaux musculaires circulaires ou obliques concentriquement. — Matière amorphe. — Fibres lamineuses.

2° Génération hétérotopique. — Elle n'est pas très-rare. — Tumeurs cutanées ou muqueuses profondes purement fibreuses, avec couche musculaire contractile formée de ce tissu.

VINGT-CINQUIÈME LEÇON

DU SYSTÈME MUSCULAIRE.

SYSTÈME MUSCU-
LAIRE.
{
1° De la vie animale (centre charnu de tous les muscles).
2° Profond de la vie animale [De Blainville] (ventricules et oreillettes).
3° De la vie organique (paroi musculaire de tous les viscères creux et tubes excréteurs), muscle ou ligament ciliaire.
}

Mode d'association des organes premiers de tissu musculaire rouge aux organes premiers tendineux, aux nerfs moteurs et aux vaisseaux pour former chaque muscle volontaire.

— Suivre pour chacune de ces subdivisions du système mus-culaire le mode de distribution des organes premiers mus-culaires qu'elles renferment.

18ᵉ espèce. — *Tissu phanérophore ou phanérogène.*

Tissu composé d'une substance amorphe finement granu-leuse, parsemée d'un très-grand nombre de petits noyaux ovoïdes régulièrement espacés, qui forme la partie fonda-mentale des bulbes pileux, plumeux et dentaires. Les vais-seaux et les nerfs ne s'y développent que lorsqu'ils acquièrent un assez grand volume. Dans celui des dents, il se produit chez l'adulte des concrétions calcaires, arrondies, mamelon-nées. Ce tissu devient le point de départ de tumeurs, obser-vées surtout à la mâchoire inférieure, prises ordinairement pour des tumeurs fibreuses. On en distingue deux variétés principales, selon qu'elles ne renferment pas ou presque pas de concrétions calcaires, mamelonnées ou qu'elles en con-tiennent assez pour prendre une teinte jaunâtre opaque et un état finement grenu. Elles distendent et amincissent les maxillaires avant de faire saillie hors des loges alvéolaires. C'est surtout chez les jeunes sujets qu'on les observe.

SYSTÈME PHANÉRO-PHORE ou pha-nérogène.	1° Follicules et bulbes dentaires, des aiguillons des Sélaciens, etc. 2° Follicules et bulbes pileux et plumeux. 3° Matrice des piquants. 4° Organes premiers analogues des Articulés et des Annélides.

VINGT-SIXIÈME LEÇON

19ᵉ espèce. — *Tissu nerveux périphérique.*

a. Composition. — 1° Tubes nerveux ; 2° fibres lamineuses ; 3° périnèvre ; 4° vaisseaux périphériques aux faisceaux pri-mitifs.

b. Caractères d'ordre physique. — Couleur, résistance en long, déchirure en travers, dépendant de la texture.

c. Caractères d'ordre chimique. — Résistance aux acides étendus, etc. Même cause.

d. Texture. — Causes des variétés de couleur et de consistance.

Faisceaux primitifs. — Tubes, fibres lamineuses. — Différence de quantité des tubes minces et larges réunis dans le
même faisceau. — Périnèvre. — Volume et subdivisions terminales avec épaississement corrélatif du périnèvre lors des
subdivisions des faisceaux primitifs. — Élasticité du périnèvre faisant saillir les tubes à la surface de la coupe.

Corpuscules de Pacini. — Leur constitution ; leurs variétés.

Constitution des cordons. — Réunion des faisceaux primitifs
par du tissu lamineux dit *névrilème*, très-vasculaire, à mailles
longitudinales. — Ramifications par simple écartement.

Constitution des racines par des faisceaux primitifs presque
sans ce tissu lamineux ou névrilème, d'où l'état filamenteux.

Constitution des plexus (et anastomoses) par division et
anastomoses des tubes de névrilème entraînant le simple accolement des tubes nerveux qui ne se divisent pas là.

Texture spéciale des diverses sortes de cordons nerveux.

1° *Constitution des filets blancs* SYMPATHIQUES.—Tubes minces.
— Tubes larges en moindre nombre et périnèvre.

Constitution des filets gris, artériels, glandulaires, etc. —
Tubes minces. — Rarement des tubes larges et fibres de Remak nombreuses. — Pas de périnèvre. — De ces dispositions anatomiques résulte l'altérabilité de ces cordons au
contact des acides, etc.

2° *Constitution des ganglions.* — Réunion en un point de
cellules bipolaires, unipolaires et multipolaires. — Matière
amorphe, trame de fibres lamineuses à l'état de corps fibro-
plastiques avec substance amorphe grenue. — Mailles vasculaires polygonales plus rares que dans le névrilème, mais
répandues entre chaque cellule par suite du manque de périnèvre.

e. Propriétés.

1° *Génération* en faisceaux de paroi propre précédant l'apparition du cylindre-axe, puis apparition de la substance médullaire. — Périnèvre naissant presque aussitôt après, mais

postérieurement; il entoure de bonne heure les faisceaux primitifs difficiles à dissocier. — De leur réunion immédiate.

Régénération. — Elle reproduit les phases de la génération, tubes restant plus minces. — Sur toute la longueur, d'où retour du mouvement quand il y a des nerfs différents placés bout à bout. — Rapports de la régénération avec la névragmie. — Régénération nécessaire des divers ordres de tubes d'après la connaissance des faits de névragmie et concernant le retour des propriétés.

2° Développement. — 3° *Nutrition*. — Indirecte ou de proche en proche.

4° Transmissibilité motrice et motricité propre, — et 5° transmissibilité sensitive faisant corps avec le nerf, si l'on peut dire ainsi, jusqu'au centre moteur volontaire ou involontaire et aux centres de perception; mais ces transmissions ne sont pas représentées par quelque chose venu d'en haut qui court jusqu'au bout.

f. Énumération des lésions directes dont l'étude se rattache d'une manière immédiate à la connaissance des faits histologiques précédents. — 1° Inflammation. — 2° Passage de la substance médullaire propre des tubes à l'état granuleux après leur section, etc., mais non par dépôt de graisse venue du dehors ou transformation graisseuse, ou passage à l'état graisseux, comme on le dit à tort; — puis amincissement graduel par atrophie des tubes. — *Névragmie.* — 5° *Névrôme toruleux ou vermiculaire* par hypertrophie du névrilème autour des plus fins faisceaux et passage à l'état grenu du périnèvre épaissi (périnée, — cuir chevelu, — prépuce, etc.). — 4° Passage sénile et morbide du périnèvre à l'état granuleux.

g. Énumération des lésions indirectes (névrômes).

1° Tumeurs fibreuses, sous-cutanées ou à corps fusiformes.

2° *Tumeurs embryoplastiques* (nerfs profonds). — Écartement des faisceaux primitifs et résistance due à leur périnèvre surtout et à leur peu de vascularité.

3° Génération hétérotopique de masses épithéliales papilliformes ou non, à épithélium prismatique ou autre, — de masses glandulaires à tubes propres, avec épithéliums (hétéradéniques). — Les unes et les autres entre les tubes même, dans la cavité du périnèvre, ou entre les faisceaux.

VINGT-SEPTIÈME LEÇON

20° *espèce.* — *Tissu nerveux central.*
a. Composition.

TISSU CÉRÉBRAL OU nerveux central.
- 1° Tubes et cellules nerveux.
- 2° Cellules et noyaux propres ou myélocytes.
- 3° Matière unissante amorphe.
- 4° Vaisseaux.

b. Caractères d'ordre physique. 1° Comparativement aux nerfs périphériques, — causes des différences ; 2° en rapport avec la composition, — causes de leur mollesse, etc., de leur couleur blanche ou grise.

c. Caractères d'ordre chimique.

d. Texture générale. — 1° *Substance blanche.* — Cloisons de matière amorphe qui n'est pas du tissu lamineux. — Faisceaux polyédriques irréguliers de tubes un peu onduleux. — Les uns de tubes minces, les autres de tubes larges ; parallèles à peu près ; mais séparés par des cloisons incomplètes.— 2° *Substance grise.* — Matière amorphe. — Myélocytes. — Cellules multipolaires diverses ; leur groupement.

Vaisseaux capillaires propres. — Forme des mailles dans les deux substances. — *Tunique propre, hyaline,* entourant les vaisseaux jusqu'aux plus fins capillaires. — Contenu liquide et noyaux sphériques très-petits entre la surface extérieure des vaisseaux et cette tunique, qui s'étend des vaisseaux de la pie-mère jusque dans la profondeur de la substance cérébrale. — Minceur, résistance. — Richesse en fibres musculaires. — Altérations de ces capillaires.

Grains ou concrétions dits amyloïdes, — azotés, — sans aucune analogie avec les isomères de la cellulose. — Leur distribution.

1. *Texture de la moelle épinière en particulier.*

1° *Faisceaux latéro antérieurs.* — Tubes larges verticaux. — Mais les plus internes descendants sont horizontaux à l'entrée pour aller aux cellules de la substance grise et à la sortie sur les bords de celle-ci pour former les racines et les anastomoses descendantes.

Commissure blanche antérieure ou motrice, entre-croisement des racines antérieures. — Épaisse aux renflements. — Tubes profonds recourbés horizontalement vers le plan médian. — Cette commissure résulte de l'entre-croisement de haut en bas des tubes moteurs anastomotiques ; mais le tube d'origine ou de sortie est droit et horizontal.

2° *Faisceaux postérieurs.* — Tubes minces principalement ; plus flexueux.

3° *Substance grise.* — Composition. — Elle renferme déjà quelques tubes à substance médullaire.

Corne antérieure. — Grosses cellules avec cylindre-axe ramifié et tubes complets avant de sortir, mais plus minces, plus nombreux en avant et en arrière.

Cornes postérieures. — Cellules sympathiques plus petites. — Substance gélatineuse de Rolando. — Ses cellules sont petites, dites sensitives d'aboutissement et d'anastomose ; elles rencontrent au delà encore d'autres cellules.

4° *Racines antérieures.* — Tubes horizontaux ou à peu près, plus épars, mêlés aux faisceaux verticaux médullaires, disposés souvent en deux faisceaux. — Parallèles. — Paroi propre de chaque tube, se montrant dès l'issue de ces tubes dans le sillon antéro-latéral.

5° *Racines postérieures.* — Tubes plus serrés, — plus distincts des faisceaux propres de la moelle.

VINGT-HUITIÈME LEÇON

6° *Canal central de la moelle.* — Dilaté aux renflements cervicaux et lombaires. — Pyriforme à grosse extrémité antérieure. — Épithélium prismatique. — Paroi fibreuse à fibres fines avec corps fibro-plastiques étoilés. — Ses deux vaisseaux latéraux. — Couche amorphe, tenace, peu vasculaire, à petites cellules irrégulières.

7° *Ligament coccygien.*—Partie terminale de la moelle,—du canal central surtout.—Tubes en haut.—Puis cylindre-axes.

En résumé. — Les racines motrices, sensitives et sympathiques, ont leur origine réelle dans les cellules de la substance grise formant un centre, et elles sont anastomosées transversalement et longitudinalement, — non au hasard, mais d'une certaine manière. — De ces cellules partent des tubes horizontaux, puis verticaux, flexueux, ascendants, grossissant la moelle, dont quelques-uns, antérieurs, passent du côté opposé en formant la commissure blanche, mais non tous.

Racines grossies par le tube médullaire s'ajoutant au cylindre-axe à la sortie de la substance grise et par l'addition de la paroi propre à leur issue de la moelle.

2. *Texture de la protubérance et de la moelle allongée.*

1° Écartement des faisceaux blancs antérieurs et postérieurs, sous forme de faisceaux secondaires pyramidaux ou olivaires.

2° Subdivision profonde en fascicules, auxquels s'interpose la substance grise qui continue.

3° Suraddition de cette dernière pour former les olives et les *noyaux d'origine* des paires nerveuses bulbaires.

4° Addition de tubes transverses anastomotiques des parties surajoutées ci-dessus, formant les raphés et les fibres arciformes.

1° *Olives.* — Petites cellules granuleuses, jaunâtres. — Tubes des faisceaux postérieurs.

Olive supérieure ou noyau rouge de Stilling, aux deux tiers supérieurs de la protubérance.

2° *Corps ou noyau cendré* des corps restiformes, à nombreuses petites cellules, comme celles de la substance gélatineuse d'origine des cornes postérieures.

3° *Plancher du 4° ventricule.* — Substance grise, avec beaucoup de tubes, et surtout de grosses cellules du prolongement cendré, — du *sinus rhomboïdal*, — du *locus ferrugineus* ou *cœruleus*, colorées par des granules graisseux foncés, dits à tort pigmentaires. — Substance grise des pyramides près des olives. — Substance grise dans les cordons olivaires à grandes cellules, d'où sortent des tubes minces.

L'origine réelle des nerfs est, comme à la moelle, représentée par un groupe ou *noyau*, ou *ganglion interne* de cellules pour chacun, surtout au plancher du 4e ventricule. — Anastomoses de ces cellules à celles de la substance grise de la moelle.

Fibres blanches transversales. — 1° Arciformes des pyramides et des olives ; 2° raphé antéro-postérieur, reste de la commissure blanche antérieure ; 3° fibres allant de ce raphé aux deux moitiés correspondantes des fascicules blancs.

3. *Texture du cervelet* (même ordre que dans les descriptions précédentes). 1°. Pédoncules ; 2° substance blanche ; 3° corps rhomboïdal du cervelet.

VINGT-NEUVIÈME LEÇON

4. *Texture du cerveau* (même ordre que pour les descriptions précédentes).

1° Couche optique et tubercules quadrijumeaux. — Valvule de Vieussens. — Tubes minces entre-croisés, flexueux.

2° Corps striés. — Substance blanche formée par des tubes d'arrivée et d'issue. — Substance grise formée par des cellules et des myélocytes rares.

3° Corps calleux. — Tubes minces, flexueux. — Non en faisceaux.

4° Substance blanche. — Tubes minces, flexueux. — Non en faisceaux.

TRENTIÈME LEÇON

5° *Texture des circonvolutions*. — Couches successives au nombre de 6 ou mieux de 2, subdivisées en trois rangées de même texture.

a.
- 1° Rouge jaune. — Cellules volumineuses, comme aux olives.
- 2° Blanche. — Substance hyaline.
- 3° Rouge jaune. — Cellules volumineuses.

b.
- 4° Couche blanche. — Substance hyaline.
- 5° Grise. — Myélocytes et petites cellules, perceptives.
- 6° Couche blanche. — Substance hyaline.

c. Propriétés végétatives du tissu nerveux central.

1° Génération. — De la substance grise d'abord. — Matière amorphe et myélocytes. — Puis, cellules multipolaires et bipolaires.

2° Développement.

3° Nutrition.

4° Innervation.

TRENTE ET UNIÈME LEÇON

f. Énumération des lésions cérébrales directes dont l'étude exige le plus immédiatement la connaissance des dispositions histologiques des centres nerveux.

1° Inflammation. — 2° Ramollissement. — Il porte sur la substance même des tubes et sur la matière amorphe grise plus que sur les cellules qu'on retrouve. — Leucocytes granuleux ou non; — ils sont constants. — 3° Sclérose; sa trame fibrillaire. — Indurations grises, rouges et jaunes.

g. Énumération des lésions indirectes dont l'étude se lie à la connaissance des faits histologiques précédents.

1° Tumeurs à myélocytes. — Texture. — Modifications phymatoïdes et *indurations* jaunes. — 2° Tumeurs fibreuses. — Texture. — Modifications phymatoïdes. — 3° Tumeurs fibroplastiques très-vasculaires, avec des vaisseaux capillaires nombreux, longs, parallèles ou (indurations rouges) passant rapidement à l'état phymatoïde (induration jaune ou inflammatoire chronique suppurée du cerveau de quelques auteurs).

Du système nerveux

Description générale du *système nerveux*, d'après les modifications apportées à sa connaissance par l'histologie.

1° Système nerveux central (organes premiers encore peu nettement déterminés).

2° Système périphérique; — cordons et plexus nerveux, — ganglions; — corps de Pacini, — épanouissement en membranes de terminaison, dans le limaçon, dans l'œil, etc.; — les comparer.

3° Système nerveux ganglionnaire ou sympathique.

21ᵉ espèce. — DU TISSU RÉTINIEN.

Constitution et texture de chacune de ses couches. — Comparaison à celles des circonvolutions cérébrales et cérébelleuses et au mode de terminaison du nerf acoustique.

Tumeurs de la couche à myélocytes de la rétine (cancer de la rétine par hypergénèse de cette espèce d'éléments). — Leur vascularité. — Amas de granules calcaires.

Passage à l'état granuleux de diverses sortes des éléments cellulaires de la rétine, formant des amas et des plaques dites à tort *dépôts ou exsudations plastiques* de la rétine.

TRENTE-DEUXIÈME LEÇON

22ᵉ espèce. — TISSU CARTILAGINEUX.

a. Composition. — 1° Substance fondamentale amorphe ou fibroïde. — 2° Cavités ou chondroplastes ou leurs cellules. 3° Vaisseaux (pas partout).

b. Caractères d'ordre physique. — Couleur, — ténacité, — élasticité sans extensibilité (partout où existe ce tissu ces 3 conditions se retrouvent. — Consistance variable suivant les âges, et mêmes faits se reproduisant dans les tumeurs; quelquefois consistance demi-fluctuante.

c. Caractères d'ordre chimique. — L'ébullition donne de la chondrine avec cartilage ordinaire. — Chondrine et géline avec les fibro-cartilages. — Portion limitant les chondroplastes plus lente à se dissoudre. — Les cellules sont très-résistantes. — Cellules se flétrissant au contact de l'iode, d'où fausse comparaison à la forme des ostéoplastes d'après de simples aspects physiques superficiels et grossiers.

d. Texture. — Cartilages articulaires, la plus simple. — Cavités et cellules plus petites. — Substance fondamentale

finement grenue. — Cartilages costaux et naso-laryngo-tra-
chéens. — Puis, fibro-cartilages de l'oreille et de l'épiglotte.
— Puis, cartilages d'ossification. — Canaux vasculaires.

Distribution des vaisseaux; elle diffère de ce qu'elle est dans
les os. — Moelle cartilagineuse. — Terminaison des vaisseaux
près du cartilage articulaire. — Différence de celui-ci et de
celui d'ossification même avant la production des vaisseaux du
cartilage. — Au point de vue de la texture, le cartilage n'est
pas le moule de l'os. — Différences au contact du périchondre.

Différences qui le séparent du tissu de la notocorde chez les
sélaciens et les autres animaux. — Les confondre est une
erreur. — Cavités inter-vertébrales et des articulations sym-
physaires avec végétations cartilagineuses et fibrocartilagi-
neuses (Luschka). — C'est lorsque les restes de la notocorde
dans les cavités vertébrales s'atrophient que se produit à leur
place du cartilage chez le chien et autres animaux.

e. Propriétés.

1° *Naissance* du cartilage vrai et du fibro-cartilage semblable
au fond, mais différences originelles de la trame. — Elle n'a
pas lieu par cellules se soudant. — Régénération. — Génération hétérotopique fréquente.

2. *Développement.* — Ses phases normales. — Modifications
de forme, de volume et de nombre des chondroplastes, surtout
dans les cartilages d'ossification. — Ces phases s'accompagnent
d'une augmentation graduelle de consistance.

3° *Nutrition.* — Emprunt de proche en proche. — Lente,
d'où résistance à l'influence de diverses lésions voisines, bien
qu'il y ait résorption graduelle.

f. Énumération des lésions directes dont l'étude exige la connaissance des faits histologiques précédents.

1° *Séniles* et morbides. — Passage à l'état fibroïde (non
semblable aux fibro-cartilages). — Fines stries en forme d'ai-
guilles entourant les chondroplastes. — Souvent, même état
dans le rachitisme. — Altérations chez les goutteux.

2° *Fissuration* en lamelles minces de la substance fondamentale allant jusqu'à ouvrir les chondroplastes et mettre en

liberté les *cellules devenues granuleuses*. (Redfern.) — Production de tissu lamineux entre ces parties (dans les maladies articulaires et dans l'état sénile).

3° *Atrophie*, dans les ankyloses et tumeurs blanches, par résorption de substance, ouverture des chondroplastes, — production de tissu lamineux en couches ou végétant ; continu aux cartilages ; mais cette continuité fréquente en pathologie comme à l'état normal, n'implique ni la provenance ou transformation directe, ni l'identité de l'un de ces tissus par rapport à l'autre.

4° Passage à l'état granuleux de la substance fondamentale.

5° *Incrustations calcaires* granuleuses sans ossification (chondromes de la thyréoïde, etc.), prouvant la différence qu'il y a entre l'ossification et les incrustations.

6° Production, dans l'état sénile et chez les goutteux, de petites saillies polypiformes ou villiformes simples ou ramifiées, à peine visibles à l'œil nu, principalement vers la périphéric du cartilage articulaire ; offrant une structure fibroïde ou cartilagineuse avec des chondroplastes remplis de cellules petites et souvent nombreuses, surtout vers les extrémités arrondies ou renflées de ces productions, qui se détachent souvent du cartilage et flottent alors librement dans la synovie.

g. Lésions indirectes du tissu cartilagineux.

1° Chondrome et enchondrome. — Génération hétérotopique dans le canal médullaire et hors de l'os, d'où ces deux noms. — Tantôt vasculaire, tantôt non. — Mollesse embryonnaire, avec chondroplastes fœtaux ou non, — avec demi-fluctuation. — Variétés des chondroplastes et des cellules granuleuses ou non. — Grandeur et élégance de ces cavités. — Tissu purement cartilagineux ou fibro-cartilagineux, — ou mixte, ce qui est commun.

Différences qui séparent ce tissu des néo-membranes fibreuses dures de la tunique vaginale, de la plèvre, du péritoine.

2° Cartilage compliquant les tumeurs hétéradéniques parotidiennes et autres tumeurs. — Continuité ou adhérence des fibres de la trame, avec le cartilage disposé en noyaux épars n'impliquant pas l'identité des éléments continus, malgré une transparence égale, pas plus qu'elle ne l'implique entre les os et les tendons. — Lois de ces adhésions dans les tumeurs, comme à l'état normal.

3° Cartilages des générations hétérotopiques embryomorphes, testiculaires, ovariques, etc. — Chondroplastes fœtaux triangulaires, fusiformes, etc.

Système cartilagineux.

1° Système d'organes premiers précédant les os et de même forme, mais pleins. — Différences qui les séparent de l'os qui remplace chacun d'eux, et que l'on suppose représenter le squelette d'enfants à divers âges.

2° Systèmes d'organes premiers articulaires adhérant aux os. — Mécanisme de l'adhésion. — Couche à la surface des ménisques comme à la surface des os, mais très-mince.

3° Systèmes d'organes premiers de cartilages persistants. — Libres dans la plus grande partie de leur étendue. — Cartilages costaux et appendice xyphoïde. — Cartilages nasaux, laryngiens et trachéens.

4° Système d'organes premiers fibro-cartilagineux. — Cartilages de l'oreille. — Épiglotte.

Usages généraux ou attributs. — Élasticité et résistance sans extensibilité.

TRENTE-TROISIÈME LEÇON

23° *espèce*. — Tissu osseux.

a. Composition.

1° Substance fondamentale amorphe.

2° Cavités ramifiées ou corpuscules osseux ou ostéoplastes.

3° Vaisseaux dans leurs canalicules.

b. Caractères d'ordre physique.

c. Caractères d'ordre chimique. — Sels. — Ostéine différente de la gélatine, son isomère. — Différente de la cartilagéine, et de la chondrine, par 12 à 14 p. 100 d'azote en plus, 4 à 5 d'oxygène en moins. Il y a donc substitution de tous les principes immédiats essentiels de l'os à ceux du cartilage et non simple addition de phosphates ou incrustation.

d. Texture.

Tissu compacte. — Canaux vasculaires, subdivisions de ceux qui sont visibles à l'œil nu ; les plus rapprochés sont à $1/10^e$ de millimètre les uns des autres. — Couches concentriques des canaux. — Couches concentriques superficielles.

Substance éburnée du rocher et des tumeurs par rareté de canaux vasculaires et amas sans couches concentriques. — Direction générale du grand diamètre des ostéoplastes parallèle à celle des couches. — Canalicules s'anastomosant et aboutissant à la superficie.

Tissu spongieux par lamelles et trabécules ayant la structure du tissu compacte quand elles ont plus de $2/10^e$ de millimètre d'épaisseur et homogènes au-dessous.

Ostéoplastes à parois séparables par les acides et l'ébullition. — Rôle nutritif. — Différences qui les séparent des corps fibroplastiques prétendus plasmatiques.

e. Propriétés. — Toutes physiques et végétatives.

1. Génération.

Mode de génération des ostéoplastes, — déjà connu (Voy. page 72). — Différences qui les séparent des corps fibro-plastiques des noyaux embryoplastiques, — et des cellules du cartilage même rendues irrégulières par l'iode, etc. — Ce ne sont pas des restes ou résidus de ces trois choses aussi diverses. — Les corps fibro-plastiques, les noyaux embryoplastiques et les cellules du cartilage ou chondroplastes sont plus petits ou plus grands qu'eux.

Contradiction des hypothèses anciennes de la métamorphose. — Hypothèse de Leibnitz, Bonnet, Boërhaave, de Blainville. — Ils étaient logiques en faisant passer l'os par l'état de cartilage et dériver celui-ci du tissu lamineux dit *générateur*, de ses faisceaux de fibres fondamentales et non de l'un de ses éléments accessoires et ainsi des autres tissus.

Génération osseuse ayant lieu toujours par véritable autogénèse dans les *conditions* principales qui suivent :

Conditions de substitution.

1° Chez l'embryon et le fœtus, au centre du cartilage vertébral, etc., encore non vasculaire auquel il se *substitue;* loin des tissus fibreux ou lamineux ou du périoste, comme on le voit dans les vertèbres et dans la rotule, etc.; — et débute alors que ces os n'ont pas encore d'enveloppe lamineuse périchondrique ou périostique, bien qu'ici il n'y ait pas de prétendues cellules plasmatiques, ni des noyaux embryoplastiques, dits du tissu lamineux.

Passage de l'os à l'état aérolaire dit *ostéoïde,* à aréoles contenant encore les cellules du cartilage, avant qu'il atteigne les caractères d'os parfait à ostéoplastes radiés, — tissu de variété compacte avant de devenir spongieux par résorption.

Conditions d'envahissement.

2° Sans cartilage préexistant vers le 45° ou le 50° jour dans le tissu embryoplastique, mou et avec quelques rares fibres lamineuses des mâchoires inférieure et supérieure, — de l'os jugal, etc., — et ils restent longtemps sans périoste. — Les conditions de génération se rencontrent là aussi bien que dans le cartilage.

3° Sans cartilage préexistant vers le troisième mois dans les enveloppes alors fibreuses, de la voûte crânienne que l'os dédouble, et autour de la racine des dents (cément); dans les tendons et les ligaments. — Les conditions de génération de l'os existent encore là aussi bien que dans le cartilage, sans cellules plasmatiques ni noyaux du tissu lamineux et *vice versa.*

Dans ces deux dernières conditions l'os prend dès l'origine l'état de tissu osseux parfait, compacte aussi, à ostéophastes immédiatement formés et limités, de petites dimensions et radiés, sans passer par la phase aréolaire dite *ostéoïde.*

Lorsque l'os a atteint la surface du cartilage et le périchondre devenu périoste, ou lorsque l'os né dans le tissu lamineux s'est entouré de périoste, celui-ci représente les conditions de génération mieux que la moelle, — et l'os naît à sa face profonde, se substituant à lui, pendant qu'il se régénère à l'autre face. — Le périoste présente ces conditions, ainsi que le tissu fibreux crânien, assez bien pour que, enlevé et transporté comme lambeau autoplastique, il soit le siége de régénération au même titre que normalement et primitivement dans le tissu mou des mâchoires et le tissu fibreux du crâne. — Même fait lors des productions de stalactites osseuses péri-articulaires ou d'insertion des tendons chez les oiseaux et les vieillards, ou des stalactites morbides autour de certaines tumeurs, de corps étrangers, de tumeurs blanches, etc.

En aucun cas les corps fibro-plastiques ne sont rangés autour des vaisseaux comme le sont les ostéoplastes supposés en provenir.

TRENTE-QUATRIÈME LEÇON

Régénération osseuse. — Cicatrisation ou formation du cal.

1° Après l'ablation ou la mortification des os elle a lieu par autogénèse sans transformation du périoste, qui reste et fournit seulement les conditions telles qu'elles étaient à la génération première. — Conditions analogues lors de la régénération du péroné, du tibia, etc.

2° Après les fractures (formation du cal), on peut constater la production de l'os sous le périoste ; — ou après la production de tissu lamineux dans le canal médullaire ; — ou souvent entre les deux bouts rompus à mesure qu'a lieu la résorption du sang ; — quelquefois là aussi après une production préalable de cartilage.

Rien ne vérifie, dans ces conditions multiples de génération l'hypothèse de la transformation du tissu lamineux en cartilage ni en os. — Historique. — Hypothèses contredites par la diversité des maladies des tissus lamineux, cartilagineux et osseux, chacun ayant son individualité normale comme son individualité morbide et *vice versa*; — individualité que prouvent les analogies et les différences de nature des tissus et des éléments.

Ces hypothèses ont été émises avant la connaissance des faits. — Les observations embryogéniques seules peuvent éclairer ces questions.

2. *Développement*. — Résorption incessante au centre de l'os d'abord compacte et génération de la moelle. — Génération à la surface, surtout aux points d'attache, pendant que le périoste envahi se régénère à la face opposée. — 3. *Nutrition* énergique; rôle des ostéoplastes et de leurs canalicules.

f. Énumération des lésions osseuses directes dont l'étude se rattache le plus immédiatement à celle des faits histologiques précédents.

Tumeurs qui dérivent du tissu osseux : 1° exostoses éburnées ou non ; 2° stalactites. Elles ne sont pas précédées par un cartilage de même forme et naissent dans les conditions dites d'envahissement.

1° *Nécrose*. — Cessation de nutrition. — Caractères physiques et de texture conservés.

2° *Carie*, état grenu noirâtre de la substance et des ostéoplastes autrefois clairs.

3° *Ostéomalacie*. — Atrophie ou résorption de la substance qui individuellement conserve sa texture et sa fermeté ; mais l'os est devenu plus faible en tant qu'organe.

4° *Rachitisme*. — Trouble du développement amenant la production du tissu spongieux où il devrait être compacte, ou l'alternance de tissu compacte et de tissu spongieux, puis compacité consécutive ou éburnation anormale.

g. Productions osseuses. — Tumeurs osseuses de la peau, des ganglions dans la mamelle, sous les plèvres, etc., de génération hétérotopique.

Du système osseux.

Système osseux (autant d'organes premiers que d'os).	1° Longs, ou des membres locomoteurs.
	2° Plats ou de protection ; tronc, tête.
	3° Courts ou articulaires principalement.
	4° D'insertion ou libres ; hyoïde, styliens, os du cœur.

TRENTE-CINQUIÈME LEÇON

2ᵉ groupe. — Parenchymes ou tissus parenchymateux. (Voy. p. 161 et 162.)

Ils ont spécialement pour attribut anatomique de ne posséder aucun élément fondamental caractéristique, sauf une forme spéciale de leur épithélium, et quelquefois leurs tubes ont une paroi homogène distincte (rein); ils ont pour attribut dynamique correspondant la propriété de sécréter par modification spéciale du mouvement de décombinaison ou désassimilateur. En général, partout où existe un parenchyme, s'opère une sécrétion spéciale, distincte des sécrétions générales qui ont lieu dans les autres tissus, tels que les séreux, muqueux, etc., et souvent le produit contient quelque principe immédiat particulier.

Exposer leurs caractères généraux de *texture.*

Il y a dans les organes que forment les parenchymes glandulaires et non glandulaires deux sortes d'organes premiers, deux choses différentes, ayant chacun leur structure propre. C'est, d'une part, le tissu sécréteur représenté par les culs-de-sac de chaque *acinus* ou tubes sécréteurs, *portion sécrétante;* — il y a, d'autre part, la *portion excrétante* ou *conduits excréteurs.* — Chacune de ces portions a un épithélium différent : pour la mamelle, par exemple, il est nucléaire dans les *acini* ; pavimenteux dans les conduits excréteurs. — Ces différences entre la portion sécrétante et la portion excrétante portent sur l'épithélium, — sur la paroi propre, — sur la disposition des vaisseaux. — Leur génération est distincte et successive. — Leurs maladies sont distinctes.

1ʳᵉ section. — *Parenchymes glandulaires.*

PARENCHYMES GLANDULAIRES (normaux et hypertrophiés pathologiquement)	1° Épithélium spécial, nucléaire ou autre. 2° Paroi amorphe des tubes ou vésicules closes. 3° Vaisseaux. 4° Fibres de tissu-lamineux. 5° Nerfs de la trame et vaso-moteurs.

Classification. — Les diverses espèces de glandes sont :

A. *Follicules* : 1° *en cœcum* ou *non enroulés* ; 2° *glomérulaires* ou *enroulés*. B. *Glandes en grappe* : 1° *simple*, ou à *acinus* unique ordinairement ; 2° *composée* ou à *acini* multiples. C. *Glandes sans conduits excréteurs* ou *vasculaires* (rate, ganglions lymphatiques, thymus, thyréoïde, capsules surrénales, plaques de Peyer). — Leurs connexions avec les vaisseaux font que par suite leur rôle physiologique est relatif à la constitution du sang des veines portes.

TRENTE-SIXIÈME LEÇON

A. *Follicules.*

Leurs caractères généraux.

a. Follicules simples, en cœcum ou non enroulés.

1. *Follicules de l'estomac.*—Souvent bilobés ou multilobés. — Différence de leur épithélium du fond et près de la surface ou portion excrétante. — Rapprochés, — parallèles entre eux.

Paroi isolable finement granuleuse.

Vaisseaux artériels épanouis à la face profonde du cul-de-sac.

2. *Follicules de l'intestin grêle.* — Isolés, épars, — longs de 0,17, larges de 0,04. — Renflés vers le fond ; orifice étroit, — pleins d'épithélium. — Non bilobés.

Paroi isolable.

3. *Follicules du gros intestin.* — Rapprochés en série régulière ; par groupes de 4 à 6 chez les carnassiers.

Même forme que les précédents, un peu plus renflés au fond, — plus rapprochés les uns des autres. — Orifice étroit.

Volume de moitié au double plus grand que les précédents, — presque tous lobés une ou plusieurs fois au rectum, surtout près de l'anus.

Épithélium prismatique à longues cellules laissant un canal central étroit. — Tumeurs qui en dérivent.

4. *Follicules du col de l'utérus.* — Accompagnés de glandes en grappe simple de même structure, aussi nombreuses au

moins que les follicules mêmes.—Paroi mince, très-adhérente à une couche propre de tissu lamineux qui la double. — Forme aplatie ; orifice étroit ou large en boutonnière. — Volume jusqu'à 2 millimètres pendant la grossesse.

Épithélium prismatique ; il devient sphérique ou pavimenteux dans les cas d'hypertrophies glandulaires, végétantes, etc., avec multiplication des lobes en énormes culs-de-sac, en forme de bouteille. — Sécrètent le bouchon gélatineux utérin. — Existent jusque sur les lèvres du col, où ils sont plus petits, nuls au vagin. — Forment les *œufs de naboth* par dilatation, sans perdre leur orifice. — Persistent sous forme de petits kystes muqueux et visqueux dans quelques épithéliomas, même très-ramollis, du museau de tanche ou du col.

Leur hypergénèse végétante.

5. *Follicules du corps de l'utérus.*— Longueur variable. — Flexuosités. — Largeur allant à 1/3 millimètre et demi pendant la grossesse. — Paroi propre. — Striée, isolable pendant la grossesse. — Cul-de-sac rarement bilobé chez l'homme malgré les descriptions contraires ; mais l'est chez les animaux avec spirales. — Épithélium nucléaire passant à l'état pavimenteux d'une manière variable, selon qu'il s'agit de dilatation kysteuse ou de grossesse.

Modifications de l'épithélium aux diverses phases de la grossesse.

6. *Follicules du canal déférent.* — Cylindriques de 1/10ᵉ de millim. — Épithélium nucléaire. — Sécrétion brunâtre. — Dans une étendue de 2 à 3 centimètres de la dernière portion du canal déférent.

b. Follicules enroulés ou glomérulaires.—1° *Sudoripares* cutanés et du conduit auditif externe.—Longueur du glomérule 5 à 7/10ᵉ ; — largeur 3 à 4/10ᵉ ; — tube large de 5 à 6/100ᵉ.

Logés dans le tissu adipeux sous la peau. — A une profondeur variable, — égale environ à l'épaisseur du derme de la région. — Liquide acide.

Paroi propre homogène, isolable, résistante ; surtout isolable chez le fœtus, aussi nette que celle des tubes urinipares.

— Épithélium nucléaire ovoïde avec matière amorphe interposée ; — pavimenteux dans la portion dermique excrétrice. — Conduit flexueux dans le derme ; spiral dans l'épiderme.

2° *Follicules enroulés axillaires.* — Appliqués contre le derme. — Volume double en tout point par rapport aux précédents. — Épithélium pavimenteux. — Contenu jaunâtre, granuleux, alcalin.

TRENTE-SEPTIÈME LEÇON

B. *Glandes en grappe ou acineuses.*

Simples ou composées, c'est-à-dire à un ou plusieurs *acini.* — Toutes sont sous-tégumentaires. — *Acinus* à deux ou plusieurs culs-de-sac dont chacun est généralement plus gros que le conduit commun auquel ils aboutissent. — Culs-de-sac soit cylindriques soit plus souvent plus gros au fond qu'à leur abouchement, dès l'état fœtal. — Fond régulier ou bosselé.— Paroi propre, nette et isolable dès l'état fœtal, et surtout alors. — Épithélium variable d'une espèce à l'autre.

Acinus par groupement des culs-de-sac. — Enveloppe commune de fibres lamineuses avec fibres-cellules, rendant difficile sur quelques-uns l'isolement des culs-de-sac.

Vascularité commune à tout un *acinus* et même à deux dans une unique enveloppe. — Enveloppe parfois nulle dans les glandes en grappes simples.

Différences entre le cul-de-sac et le conduit excréteur : 1° relatives à l'épithélium ; 2° à la paroi propre qui est toujours sans muqueuse.

a. Glandes en grappe simple.

Presque chaque espèce offre en certains points ou d'un animal à l'autre le passage à l'état de glandes en grappes composées et d'autres à la forme de *follicules.* — Plusieurs espèces ont été confondues avec les follicules.

1. *Glandes urèthrales* ou de *Littre.*

2. *Glandes sébacées.* — 1° Pileuses proprement dites — et

de la caroncule, du duvet nasal, etc.; 2° de l'auréole du mamelon ; des petites lèvres. — Larges de 1/4 de millimètre à 2 millimètres, — situées sous la peau.— Variétés de forme. Volume en raison inverse de celui des poils annexés. —Abouchement vers la face profonde du derme ou le milieu dans le follicule pileux. — Différences dans les follicules du duvet où elles manquent par places.

Culs-de-sac renflés au fond, — peu réguliers, — de volume inégal dans une même glande au nombre de 1, 2 à 10, rarement plus. — Larges de 6 à 55/100°°. — Longueur double, variable sur chacun. — Canal excréteur large de 1/10° de millimètre en moyenne ou au-dessous, dans les poils, petites lèvres, etc., mais double au nez. — Paroi propre translucide, à peine granuleuse, assez friable, épaisse de 4 à 7 millièmes de millimètres. — Épithélium pourvu d'une cavité et d'un contenu ; — pas de noyau ; matière huileuse dans le canal.

Énumération des lésions diverses communes, d'aspects variables, en raison de leur siége, qui en proviennent directement.—Hypertrophie (*exdermoptosis*).—Acné varioliforme ou molluscoïde. — Acné pédiculé ou molluscum pendulum. — Molluscum athéromateux.— Loupe.— Contenu.— Athérome. — Tannes et autres kystes. — Cornes dans ces kystes.

3. *Glandes de Meibomius.* — Forme, — dimensions, — analogues aux précédentes par leur paroi, mais leur épithélium est à cellules plus petites, plus finement grenues et à noyau. — La sécrétion meibomienne est notablement différente de la matière sébacée. — Réseau capillaire serré sur une seule couche autour des culs-de-sac.

4. *Glandes conjonctivales et de Harder.* — Au pli oculopalpébral du grand angle. — Composée chez quelques animaux.— Épithélium nucléaire sphérique. — Mucus visqueux. — Nulle autre glande conjonctivale.

5. *Glandes naso-trachéales.* — Différences de volume seulement. — S'étendent du nez jusqu'à la voûte du pharynx ; — quelques-unes dans les sinus des fosses nasales. — Différences avec l'âge ; — comparaison à celles de l'épiglotte et

de la trachée. — Écartées ici les unes des autres, à la trachée surtout. — Paroi propre transparente, isolable. — Épithélium nucléaire sphérique épars à la trachée, remplissant les culs-de-sac dans celles des fosses nasales. — Mucus visqueux, strié.

Produits morbides qui en dérivent au nez.

Acinus appliqué à la face interne même de la muqueuse trachéale. — Différences de dimensions de ces glandes chez les jeunes sujets et les vieillards ; hypersécrétion chez ces derniers.

6. *Glandes œsophagiennes.* — Dans tissu lamineux sous-muqueux. — Jaunâtres. — Un millimètre ou environ de largeur. — Culs-de-sac à paroi propre, nette et mince. — Épithélium à cellules très-petites ; — noyaux ovoïdes.

TRENTE-HUITIÈME LEÇON

b. Glandes en grappe composée.

Acini, — forme, — volume, — *trame ambiante.*

Culs-de-sac. — Leur paroi propre, — leurs dimensions. — Leur épithélium. — Ses modifications selon les conditions de vascularité dans lesquelles se trouve l'organe. — Généra-tion de culs-de-sac sous les muqueuses chez le fœtus ; celles-ci existent longtemps avant la glande, — puis canal excréteur allongé, grêle, — puis multiplication des culs-de-sac à chaque extrémité. — Leur apparition tardive par rapport aux autres espèces de tissus.

Canal excréteur sans muqueuse interne, directement tapissé par l'épithélium. — Sans fibres musculaires pour quelques glandes, mais ayant une trame élastique à fibres fines sou-vent anastomosées. — Il se vide par trop-plein et par retrait graduel dû à cette élasticité. — Ce sont les acini surtout qui ont des fibres-cellules dans la couche extérieure qui entoure cha-cun d'eux en masse, et qui se contractent indépendamment des vaisseaux de la glande — Réseau capillaire sanguin autour de chaque acinus.

1. *Glandes salivaires.* — *Acini* volumineux polyédriques,— culs-de-sac plus gros que le conduit qui en part,—allongés,—

arrondis au fond. — Mince cloison lamineuse avec fibres-cellules entre chaque acinus.

Épithélium nucléaire avec matière amorphe non segmentée ou segmentée en cellules polyédriques à un ou deux noyaux plus ou moins granuleux selon les états de repos et d'activité.

Canal excréteur. — Paroi fibreuse et élastique. — Épithélium pavimenteux à cellules polyédriques, courtes ; analogues, sans être identiques aux cellules prismatiques.

Glandes salivaires soit simples (dites muqueuses), soit composées. — Texture plus serrée dans les glandes sous-maxillaires, palatines, etc., à salive visqueuse.

2. *Pancréas* principal et accessoire. — Acini à culs-de-sac plus larges et plus courts presque sphériques. — Paroi molle, fragile. — Épithélium polyédrique beaucoup plus granuleux, à cellules molles, friables, à un ou deux noyaux sphériques. — Canal excréteur sans fibres-cellules, à trame élastique. — Épithélium prismatique court.

Acini isolés sur son trajet. — Autres sur le canal cholédoque.

3. *Glandes de Brunner.* — Simples ou composées selon les espèces animales et sur une même espèce. — Différences à côté de celles du pancréas. — Épithélium pavimenteux à petites cellules. — Culs-de-sac longs. — Grand volume de ces glandes chez les ruminants.

TRENTE-NEUVIÈME LEÇON

4. *Glandes lacrymales.* — Acini serrés, rapprochés ; — trame intermédiaire dense. — Culs-de-sac allongés ; paroi propre, mince, peu résistante. — Épithélium polyédrique granuleux, serré, presque prismatique, limitant un canal central étroit.

5. *Glandes de Méry ou Cooper, bulbo-uréthrale et de Bartholin ou vulvo-vaginales.* Trame serrée. — Culs-de-sac allongés. — Épithélium partie nucléaire, — ovoïde et pavimenteux.

6. *Mamelle.* — Acini. — Leur forme, leur volume. — Leurs rapports avec la *trame*. — Texture de celle-ci pendant la grossesse et pendant l'état de vacuité de l'utérus. — Culs-de-sac.

—Forme souvent bosselée peu régulière. — Volume 5 à 8 centièmes de millimètre. — Différences pendant et après la lactation. — Paroi propre homogène finement grenue. — Épithélium nucléaire. — Sa présence et son absence. — Conditions qui amènent ces différences. — Passage à l'état pavimenteux.

Différences remarquables des caractères du tissu mammaire pendant la lactation et dans ses intervalles.— Conduits galactophores. — Épithélium pavimenteux, trame élastique sans fibres-cellules. — Énumération des altérations mammaires dont l'étude se lie d'une manière immédiate à la connaissance des faits histologiques précédents.

QUARANTIÈME LEÇON

7. *Prostate.* — Trame musculaire. — Nerfs sympathiques nombreux et volumineux.— Culs-de-sac disséminés.— Formes et dimensions remarquables.—Paroi propre mince très-adhérente.—Épithélium nucléaire et sphérique.—Conduits excréteurs à épithélium prismatique cilié. — Dispositions remarquables des capillaires de la trame et autour des culs-de-sac.

8. *Foie biliaire.* — Simplicité de sa texture. — Causes de la complication de ses descriptions.

Présence de deux espèces de parenchymes glandulaires, l'un en grappe, l'autre sans conduit excréteur dans le foie.

Différences normales et pathologiques entre ces deux parties distinctes de l'organe.

1º *Organe biliaire.* — Glande en grappe disseminée en petits acini à forme feuille de fougère, épars dans les cloisons lamineuses interlobulaires, se jetant chacun directement dans le canal biliaire excréteur. — Masse petite en somme, mais proportionnelle à celle du liquide sécrété et de la vésicule. — Acini sans connexion de continuité avec lobules glycogènes, auxquels ils sont seulement contigus. — Influence réciproque certaine, mais inconnue. — Artère hépatique ; elle leur est entièrement distribuée.

Le foie étant plus gros que les deux reins, s'il sécrétait autant que ce parenchyme non glandulaire ou qu'une glande quelconque, verserait certainement plus de bile qu'on ne lui en voit produire ; aussi, au lieu d'une vessie n'a-t-il qu'une vésicule. — L'organe biliaire est souvent malade indépendamment de l'autre, et réciproquement celui-là est fréquemment très-altéré, celui-ci ne l'étant pas. — Atrophie de l'un, laissant l'organe biliaire par places à l'état de *vasa aberrantia*.

Acini. — Forme. — Longueur, 1 à 2 dixièmes de millimètre environ au plus. — Culs-de-sac de 5 à 6 centièmes de millimètre plus larges que le conduit axile qui les reçoit. Sans communication avec les grains, ou acini polyédriques glycogènes. — Paroi propre homogène tenace. — Épithélium pavimenteux très-petit, incolore ou nucléaire avec matière amorphe interposée non encore segmentée. — Contenu central faiblement jaunâtre, devenant foncé jaune orange ou verdâtre par les acides.

Conduits *hépatiques* ou biliaires excréteurs anastomosés à épithélium prismatique cilié. — Paroi musculaire avec tissu lamineux et élastique accompagné d'acini de plus en plus rares jusqu'à sa jonction avec le canal cystique. — Le cholédoque en manque, mais il offre quelquefois des lobules pancréatiques.

Artère hépatique ; elle se jette sur les acini surtout, peu sur les conduits, et les réseaux vont dans la veine porte.

Lymphatiques.

Conduits et vésicule sans villosités. — Vésicule à muqueuse plissée. — Villosités sur les muqueuses absorbantes seules, comme celle de l'intestin et de l'utérus des mamifères non autres que les bimanes et les quadrumanes ; papilles dans les couches tégumentaires muqueuses ou cutanées pourvus d'une trame élastique.

QUARANTE ET UNIÈME LEÇON

C. Glandes vasculaires, ou sans conduits excréteurs.

Annexées à l'appareil circulatoire sanguin ou lymphatique comme les autres glandes aux appareils ouverts au dehors. — Produits ; fabriqués à l'aide du sang artériel, ou porte, ou par la lymphe afférente, puis ils sont versés, dans le sang veineux ou la lymphe efférents. — D'où modifications ou perfectionnement de ces liquides dans dans un sens encore indéterminé.

Deux divisions au point de vue de la texture. 1° Celles qui qui sont formées par des cellules polyédriques immédiatement juxtaposées, disposées ou non en grains et immédiatement contigus aux vaisseaux. — Tels sont le foie glycogène et les capsules surrénales. 2° Celles à vésicules, closes soit pénétrées par les capillaires (glandes de Peyer), soit entourées à la superficie seulement (thyréoïde).

a. Glandes vasculaires sans vésicules closes.

1° Foie glycogène ou proprement dit.

Organe glycogène ou glande vasculaire sanguine. — Lobules ou acini polyédriques formés de cellules immédiatement juxtaposées entre lesquelles passent directement des capillaires comme dans plusieurs autres glandes sans conduits excréteurs. — Mailles polyédriques élégantes autour de chaque cellule, ou d'un petit nombre de cellules groupées. — Formées exclusivement par la veine porte, ; leurs réseaux se réunissent au centre de chaque lobule, ou grains glanduleux en un tronc commun, ou veines sus-hépatique intra-lobulaire. — Réseau élégant, à la fois péri et intra-lobulaire de même aspect sur les coupes faites dans tous les sens. — Entre les lobules minces sont des cloisons de matière amorphe (mais pas de paroi propre vésiculaire comme sur autres glandes vasculaires) et de fibres lamineuses traversées par les réseaux lobulaires, allant de l'un à l'autre ; elles conduisent au tissu lamineux qui accompagne la veine porte et les vaisseaux biliaires. — Grandes différences d'épaisseur ou de développement d'un animal à l'autre.

Couleur rouge brun uniforme chez les jeunes sujets et les animaux. — Distinction, avec l'âge, en substance jaune et substance rouge chez l'homme, ne tenant pas à des particularités de texture, ni de substance jaune et rouge différentes, mais à la production de granules huileux dans les cellules de la périphérie principalement, des lobules ou acini ; ce qui change la couleur, sans modification de la texture propre.

État gras, dépôt huileux de gouttes plus grosses et réagissant autrement, distendant les cellules et atrophiant les réseaux, en respectant l'organe biliaire.

Ramollissement rapide, — *aigu ou de l'ictère grave.* — Passage à l'état de substance amorphe, de toutes les cellules, sans atrophie ; — avec production de tissu lamineux, — et persistance de la graisse, si elle existait. — Graisse jaune, comme dans les cas dits de cancer, — autre que celle du foie gras. — Lésions des vaisseaux non recherchées. — Troubles digestifs n'étant pas ceux de l'ictère avec cessation d'excrétion biliaire.

Cirrhose, hypergénèse du tissu lamineux des cloisons avec atrophie des cellules des acini glycogènes. — Compression et atrophie des réseaux-porte. — État grenu jaune verdâtre, graisseux, des cellules plus petites persistant encore. — Atrophie et compression simultanées de l'organe biliaire et réplétion de ses conduits par la substance biliaire concrète.

État ou aspect cireux : 1° par atrophie ; 2° par production de concrétions azotées considérées à tort comme formées par des composés ternaires.

2. *Capsules surrénales.*

Trame lamineuse envoyant des prolongements dans le tissu adipeux ambiant.

1 Substance corticale jaunâtre ou marbrée de jaune ;

2° Substance médullaire ou interne brune, marron, bistre.

Vaisseaux en forme de sinus volumineux à paroi mince, granuleuse, fragile, à mailles polyédriques dans la *substance médullaire.* — Ils deviennent fins, parallèles, à mailles allongées étroites dans la substance corticale, et de plus en plus fins vers la surface. — Groupes de cellules immédiatement contiguës aux vaisseaux sans le tissu lamineux dans la substance *médullaire*. — Cellules petites, irrégulières, à noyau nucéolé ; souvent chargées de granules brunâtres. — Rupture et communication réciproque des vaisseaux minces ou sinus, amenant la production de la cavité centrale avec la boue lie de vin formée de cellules et de sang. — Substance corticale jaune marbrée.

Groupes de grandes cellules, séparés par du tissu lamineux ; sans vésicules closes. Cellules à deux ou plusieurs noyaux ronds, leur substance est très-friable. — Granules jaunes, brillants, réfractant fortement la lumière ; pourtant ils ne sont pas graisseux. — Vaisseaux se subdivisant en capillaires fins à mailles allongées parallèles, tranchant avec les mailles polyédriques à gros vaisseaux ou sinus de la substance brune centrale, dite médullaire.

Énumération des lésions dont l'étude exige d'une manière immédiate la connaissance des faits histologiques précédents.

QUARANTE-DEUXIÈME LEÇON

b. Glandes sans conduits excréteurs à vésicules, formant des grains solides et à vaisseaux intra-vésiculaires.

1. *Glandes de Peyer et vésicules closes du gros intestin* (épars jusqu'au rectum).

Isolés ou *agminés* en plaques dites de Peyer dans la trame de la muqueuse. — Entourés de follicules ou de leurs orifices disposés en cercle. — Villosités éparses entre eux, manquent à leur niveau, d'où dépression ; quelquefois elles sont disposées en cercle autour d'eux. — Parfois il y a des villosités à la surface de ces grains glanduleux s'ils sont isolés. — Légère saillie bombée du côté intestinal. — Pyriformes à base tournée vers l'extérieur de l'intestin. — Larges de 1/2 à 1 millimètre, — 2 à 3 millimètres dans le gros intestin avec absence de 5 à 4 follicules à leur niveau. — Toujours isolés dans le gros intestin.

Paroi amorphe ou à peine striée avec petits noyaux ovoïdes. Assez tenace. — Vaisseaux rares, mais volumineux à la surface, traversant la paroi, et formant des mailles de capillaires flexueux, à grand axe, dirigé vers le centre de la vésicule ou grain solide. — Entre les mailles, épithélium nucléaire à noyaux sphériques ou un peu ovoïdes de 7 à 8 millièmes de millimètres, et quelques cellules sphéroïdales grisâtres finement grenues. — Le tout forme une matière demi-liquide d'un blanc grisâtre. — Substance amorphe très-granuleuse, à granules jaunes solubles dans les acides interposé aux noyaux. — Augmente durant la fièvre typhoïde ; distend les vésicules et les rompt, puis se détruit, etc., d'où les ulcérations.

2. *Thymus.*

Grains ou vésicules polyédriques de 1 à 2 millimètres de diamètre. — Souvent à paroi ou cloison commune. — Réunis par du tissu lamineux lâche. — Paroi épaisse de 1 à 2 centièmes de millimètre, molle, facile à rompre, uniformément grenue, sans noyaux, ni stries, mais à fibres lamineuses superficielles, et interposées très-adhérentes.

Vaisseaux à mailles semblables à celles du tissu lamineux traversant la paroi, et formant des mailles semblables dans l'intérieur. — Entre les mailles contenu grisâtre demi-liquide formé de noyaux libres de 8 à 9 millièmes de millimètre finement granuleux, sans nucléoles. — Cellules à 1 ou 2 noyaux semblables larges, de 1 à 2 centièmes de millimètre. — Cellules épithéliales pavimenteuses. — Cavité centrale non constante. — Si elle n'existe pas, il y a un réseau de gros vaisseaux dans une substance semblable à celle de la paroi des grains glanduleux, réseaux rampant entre les rangées de ces grains glanduleux, qui sont contigus. — Si la cavité centrale existe, il y a un réseau de gros vaisseaux à sa face interne ; elle est remplie d'un contenu semblable à celui des vésicules, et de même composition, mais plus fluide (His) ; — parfois elle communique avec celle de quelques grains ou vésicules glandulaires voisins.

Concrétions concentriques à couches de substance jaunâtre, et de cellules épithéliales, dans la cavité centrale et quelquefois dans les grains ou cellules.

3. *Glandes lymphatiques.*

1° Trame de tissus lamineux mince, molle, avec beaucoup de corps fusiformes fibro-plastiques et de fibres-cellules concentriques aux filaments glanduleux.

2° Dans la trame se voit la partie essentielle, formée de cylindres glandulaires repliés sur eux-mêmes à surface sillonnée et bosselée, d'où vient que leur coupe transversale offre une surface donnant l'apparence de culs-de-sac. — La longueur de ces cylindres est variable, indéterminée, — ils ont une largeur de 1 dixième de millimètre et plus.

Leur paroi est mince, ayant 4 à 5 millièmes de millimètre au plus; homogène, parsemée de noyaux, et de sa face interne se détachent des filaments minces semblables d'aspect; parsemée de noyaux ovoïdes finement grenus. — Filaments anastomosés entre eux et adhérents aux capillaires qui pénètrent dans leur intérieur.

Capillaires sanguins formant, dans l'intérieur, des cylindres glanduleux, des mailles polygonales 5 à 6 fois aussi larges que les capillaires limitants.

Pulpe demi-solide, remplissant les aréoles laissées par les trabécules et les vaisseaux sanguins. — Noyaux sphériques finement grenus, d'aspect analogue à celui des leucocytes.

Cellules à un ou deux noyaux semblables très-petites, remplies par le noyau.

Cellules pavimenteuses rares, à gros noyau.

Sinus lymphatiques autour des cylindres creux, glandulaires, avec des trabécules de fibres lamineuses à l'état de corps fibro-plastiques étoilés dans l'intérieur de ces sinus.

Lésions des glandes lymphatiques, dont l'étude exige d'une manière immédiate la connaissance des notions histologiques précédentes. — Hypertrophie. — Épithéliomas. — Abcès.

QUARANTE-TROISIÈME LEÇON

4. Rate.

Double organe anatomiquement et physiologiquement en tant que *diverticulum veineux* et glande sans conduit excréteur.

Injectée, la veine forme, en volume, les 2 tiers ou les 4 sixièmes, l'artère 1, et la pulpe 1.

La veine accompagnée de l'artère représente, en quelque sorte, la charpente de l'organe par ses ramifications et ses anastomoses énormes et nombreuses.

Veine réduite rapidement à sa membrane interne, à fibres longitudinales et très-minces, c'est-à-dire à l'état de sinus à paroi délicate; — par dispersion de sa tunique adventice, puis bientôt de la tunique circulaire même ; toutes deux pourvues de fibres-cellules, de fibres lamineuses et élastiques.

Dispersion successive de ces tuniques en trabécules et lamelles interveineuses de plus en plus petites jusqu'à la superficie, où elles forment une couche contractile sous-fibreuse à laquelle arrivent des artérioles nombreuses. — Elles limitent, (avec les grosses divisions ou sinus à paroi mince de la veine réduite à une tunique), les aréoles pleines de la pulpe ou boue splénique. — Aréoles incomplétement cloisonnées elles-mêmes par les capillaires qui les traversent et par des fibres lamineuses complétement développées ou à l'état de corps fibro-plastiques étoilés, qui, de la face interne des lamelles, traversent aussi les aréoles à pulpe pour se jeter les unes sur les autres et sur les capillaires. — Nerfs dans les trabécules et les cloisons. — Caractères spéciaux des fibres-cellules recourbées, à contour onduleux, à noyau latéral, court, prises à tort pour de l'épithélium.

Les subdivisions artérielles suivent le centre de ces lamelles ou trabécules et de leurs subdivisions constituées aux dépens, en quelque sorte, de la dispersion des parois de la veine.

Contre les artères sont les grains glanduleux ou vésicules closes de Malpighi.

Les réseaux capillaires propres ou interposés aux artères et aux veines sont, pour la plus grande partie, dans les cavités à pulpe qu'ils traversent librement, — c'est-à-dire qu'ils sont directement contigus aux noyaux et aux cellules de cette pulpe (sur eux aboutissent des fibres lamineuses traversant, comme eux, les cavités à pulpe) ; — d'où la rupture facile des capillaires par injection d'eau, etc., dans les artères ou les veines, et rupture facile des minces parois veineuses ; d'où l'entraînement de la pulpe ou la pénétration de l'injection dans les aréoles.

Réunion brusque des réseaux capillaires généraux en larges veines à parois minces (sinus veineux), — et des capillaires qui sortent des grains glanduleux en aréoles veineuses, formant une couche aréolaire d'aspect érectile autour de chaque grain glanduleux ; — servant aussi d'origine à ces veines spléniques.

Constitution des grains glanduleux de Malpighi. — Adhérences aux artères dans les trabécules blanchâtres. — Paroi propre blanchâtre, striée circulairement. — Contenu solide ou demi-solide formé d'épithélium nucléaire sphérique analogue à celui des glandes lymphatiques ; — cet épithélium est interposé à des capillaires qui, venus des artérioles portant ces grains, forment de larges mailles dans l'épaisseur même de ceux-ci. — Au sortir de ces derniers, ces capillaires passent à l'état de larges veinules fréquemment anastomosées formant le réseau aréolaire d'aspect érectile qui entoure chaque grain. — Capillaires qui, en traversant le grain glanduleux, se trouvent ainsi interposés à l'artère qui le porte et au réseau aréolaire périphérique précédent.

Constitution de la pulpe lie de vin ou boue splénique. — Épithélium nucléaire semblable à celui des grains glanduleux (anologue aux leucocytes quant à la forme, mais offrant d'autres réactions). — Il y a de plus des cellules à un ou deux noyaux semblables aux précédents ou ovoïdes, — cellules polyédriques ou arrondies. — De teinte d'un gris rougeâtre dans leur ensemble. — Cellules arrondies ou ovoïdes, avec ou sans noyaux, grandes, contenant des granules d'hématosine, pris pour des hématies (cellules à tort décrites comme des cellules contenant ou formant des globules sanguins).

Énumération des altérations directes dont l'étude exige d'une manière immédiate la connaissance des notions histologiques précédentes. — Rate et ganglions lymphatiques offrent l'état dit cireux par production de sympexions dans les grains glanduleux, etc.

Mortifications locales jaunâtres, friables (dites embolies capillaires dans la rate et le rein, hypothèse contredite par l'étude du mode de vascularité de ces organes). — *Hypertrophie fibreuse des cloisons*, dite, à tort, cirrhose de la rate.

QUARANTE-QUATRIÈME LEÇON

c. Glandes sans conduits excréteurs à vésicules closes sans capillaires intérieurs.

La cavité des vésicules pleine de liquide avec des épithéliums en suspension est nettement distincte de leur paroi.

1. *Thyréoïde.*

Vésicules closes de $0^{mm},1$ ou environ. — Forme. — Paroi propre homogène, assez tenace, adhérente aux tissus des cloisons et des vaisseaux voisins.

Épithélium formant là leur face interne une couche incomplète. — Noyaux sphériques. — Cellules à noyau semblable. — Leur état granuleux. — Liquide et sympexions.

Vaisseaux à épanouissement brusque. — Veines volumineuses naissant d'une manière brusque aussi.

Cloisons de tissu lamineux. — Lobules polyédriques de 1 à 2 millimètres. — Lobes secondaires.

Adhérences des vaisseaux veineux aux lobules comme dans le foie.

Énumération des lésions dont l'étude se rattache d'une manière immédiate à celle des dispositions histologiques précédentes.

Kystes glandulaires, isolés ou multiples par dilatation des

vésicules. — Hypergénèse amenant une multiplication considérable des vésicules dans les goîtres charnus, grisâtres ou rosés, demi-transparents. — Disposition remarquable de leurs épithéliums. — Dilatation avec ou sans hypergénèse des vésicules. — Modification visqueuse du contenu dans divers goîtres. — Kystes sanguins.

2. *Amygdales.*

Vésicules closes, presque contiguës, les unes à côté des autres, et en groupes de 15 à 20, autour de dépressions de la muqueuse, dites sinus, ou lacunes des amygdales et de la base de la langue.

Vésicules sphéroïdales, ovoïdes et pyriformes, larges de 2 à 5 dixièmes de millimètre. — Paroi propre, molle, grisâtre, friable, épaisse de 3 à 5 centièmes de millimètre.

Contenu d'épithélium nucléaire, sphérique, analogue aux leucocytes, et de cellules sphériques ou polyédriques à noyaux semblables.

Réseaux vasculaires à mailles serrées autour des vésicules, à leur surface extérieure.

Entre elles existe du tissu lamineux, lâche, très-volumineux, avec matière amorphe.

Muqueuse avec ou sans glandes et papilles vasculaires à la surface de l'amygdale.

Hypertrophie simple, — commune. — Hypertrophie fibreuse et mixte. — Hypertrophie ulcérée, avec hypergénèse envahissante.

QUARANTE-CINQUIÈME LEÇON

2e section. — PARENCHYMES NON GLANDULAIRES.

Leur division en deux groupes selon qu'ils sont excréteurs de principes formés dans des tissus éloignés, ou le siége de la production d'éléments anatomiques spéciaux. (V. p. 161 et 162.)

a. Parenchymes non glandulaires excréteurs. Poumon, — branchies, — placenta allantoïdien et vitellin, — rein, — ovaires, — testicules. — Caractères anatomiques et actes physiologiques qui les séparent des parenchymes glandulaires.

1. *Poumon.*

Canalicules respirateurs en cul-de-sac de 1 à 3 dixièmes de millimètres, s'abouchant dans des conduits plus gros. — Formes, — en grappes, mais différant de ceux des glandes quant au volume absolu et par rapport au conduit excréteur aérien, ou bronchique, qui est toujours plus large que le court canalicule ou cul-de-sac respirateur.

Trame élastique à fibres circulaires. — Quantité de ces éléments par rapport aux autres. — Leur importance. — Anastomoses dans tous les sens. — Fibres lamineuses fusiformes, interposées sans fibres-cellules, mais il y en a sous la muqueuse des bronches.

Épithélium pavimenteux sur une seule rangée. — Différences avec celui des bronches, efférentes, non respiratoires.

Mailles vasculaires respiratrices de l'artère et de la veine pulmonaire ou du système capillaire des vaisseaux dits de la petite circulation. — Leur situation superficielle précise par rapport à la trame ou paroi limitante. — Analogies de formes des mailles d'une espèce à l'autre, jusque sur les branchies des poissons. — Grande largeur habituelle des capillaires du système pulmonaire qui les forment ; mais dont, pourtant, beaucoup descendent à un diamètre intérieur de un centième de millimètre. — Énumération des altérations dont l'étude se rattache, d'une manière immédiate, à celle des faits histologiques précédents.

Pneumonie et bronchite. — Lésion dite *pneumonie chronique.* — Épithélioma fœtal. — Granulations grises.

QUARANTE-SIXIÈME LEÇON

2. *Rein.*

Tubes propres ; — forme. — Distribution dans les substances dites corticale et tubuleuse. — Largeur de 3 à 5 centièmes de millimètre, — 6 à 7 centièmes dans la substance corticale. — Longueur inconnue. — Renflement ou capsule contenant le glomerule de Malpighi et rétrécissement voisin.

Paroi propre, — homogène, — résistante.

Épithélium, à noyaux sphériques.

1° Pavimenteux régulier, large ;

2° Pavimenteux très-petit ;

3° Nucléaire, avec matière amorphe non segmentée ;

4° Épithélium de la portion corticale ou contournée, à cellules grandes, molles, friables, à 1 ou 2 noyaux, — très-granuleuses normalement, d'où résulte que les noyaux sont parfois invisibles. — Grains d'hématosine dans les cellules.

Cylindres granuleux intérieurs, dits à tort fibrineux, rejetés ainsi que les gaînes épithéliales, normalement et lorsque reprend la secrétion urinaire.

Trame lamineuse, à corps fusiformes, entre les faisceaux de tubes dans la substance tubuleuse, entre les tubes dans la substance corticale, — avec quelques fibres-cellules.

Vaisseaux arrivant jusqu'à la substance corticale. — Réseaux dans la substance tubuleuse, — à mailles allongées, assez larges, — à fins capillaires (comme dans les muscles) autour des canalicules urinaires dans chacun des faisceaux qu'ils forment ; — ces mailles se jettent dans des faisceaux de gros capillaires rectilignes contigus, parallèles aux canalicules, et interposés aux faisceaux que forment ceux-ci. — Capillaires plus larges, à mailles polygonales, à angles arrondis dans la substance corticale, avec gros capillaires ; — mailles qui sont de plus en plus étroites vers la surface. — Une veine par artère. — Volume de celle-ci moitié moindre que celui de la veine.

Un capillaire venant d'une artère pénètre dans chaque capsule et forme le glomérule. — Le gros capillaire, jouant le rôle de veine qui en revient, reçoit des branches du réseau capillaire général, dont les divisions se réunissent en capillaires de plus en plus gros, jusqu'au niveau de la jonction des deux substances, pour se grouper en faisceaux de capillaires rectilignes, parallèles aux faisceaux de canalicules urinaires.

Épithélium non interposé entre le capillaire enroulé du

glomérule et la paroi de celui-ci ; du moins il manque souvent et s'arrête à la communication plus étroite du tube et du renflement.

Énumération des lésions dont l'étude se rattache, d'une manière directe, à celle des dispositions histologiques précédentes.

Modifications directes des épithéliums de la substance corticale dans l'albuminurie passant à l'état granuleux grisâtre. État granuleux par gouttes d'huile dans la maladie de Bright.

Mortification jaune, friable, portant sur épithélium, respectant les glomérules de Malpighi. — Travail congestif, rougeâtre, périphérique. — Épithélium friable, déformé, difficile à isoler. — L'épithélium est plus souvent le siége des lésions, parce qu'il joue le rôle principal dans les phénomènes de choix des matériaux empruntés au sang, les autres parties ne jouant que le rôle de support pour lui ou pour les vaisseaux apportant ces matériaux.

QUARANTE-SEPTIÈME LEÇON

3. *Parenchyme du corps de Wolff.*

Tubes. — Paroi propre. — Épithélium. — Kystes qui en proviennent. — Sa nature est encore mal déterminée.

4. *Placenta.*

Chorion formé par une portion du feuillet externe du blastoderme qui ne se replie pas pour consister l'amnios.

Structure à cellules sur une rangée de 1 à 2 centièmes de millimètre d'épaisseur, — très-adhérentes. — Soudure précoce des cellules chez quelques animaux, — chez l'homme en particulier. — État grenu. — Noyau persistant.

Croissance des villosités creuses, — simples, puis ramifiées par bourgeonnement.

Production de l'allantoïde. — Sortie. — Structure vasculaire dans la trame lâche, de corps fibro-plastiques, devenant fibres complètes ; capillaires à mailles analogues à celles du tissu lamineux, mais capillaires plus flexueux ; — même type, à peu de chose près, chez tous les mammifères.

Cessation de l'agrandissement quand l'œuf croît, d'où atrophie relative d'une partie des villosités (mais non réelle), à côté de celles qui touchent l'utérus, dont au contraire les divisions se multiplient et s'enchevêtrent. Chacune compose un cotylédon à branches toujours en cul-de-sac sans anastomoses. — D'où la formation de ce tissu friable, filamenteux, etc. — Exemple d'arrêt de développement pris pour atrophie ou retour à un état antérieur.

Dans chacune des villosités, réseau capillaire au sein du tissu lamineux de leurs grosses branches, et réduit à une anse seule, avec quelques fibres lamineuses rares, dans les dernières subdivisions ; anse séparée encore du sang maternel par toute l'épaisseur de la paroi propre de la villosité.

Dans les villosités qui cessent de grandir hors du placenta, atrophie des vaisseaux et oblitération par le tissu lamineux accompagnant les capillaires, qui augmente et prend le caractère de tissu fibreux. — Extension de ce phénomène jusque dans le placenta, mais plus ou moins d'un sujet à l'autre ; d'où l'oblitération et les modifications décrites sous divers noms, puis complication possible de dépôts calcaires et graisseux. — Exemples de passage de l'état normal à l'état morbide.

Rapports des villosités avec les réseaux superficiels utérins hypertrophiés, avec un peu de tissu lamineux qui les accompagne, formant des lamelles saillantes entre les villosités éparses. — Persistance de cette disposition chez les pachydermes. — Échange endosmotique.

Changement de l'épithélium prismatique en pavimenteux chargé de granulations et augmentation de quantité de cet épithélium inclus entre deux organes vasculaires, l'un fœtal, l'autre maternel.

Dilatation des capillaires en sinus, entre les villosités qui continuent à grandir en placenta, et résorption des cloisons ; d'où cavités sinueuses, étroites, (dites lacs sanguins) entre les filaments placentaires très-rapprochés les uns des autres et un peu adhérents à leurs points de contact. — Le sang passe entre les branches des villosités, apporté par les artères arrivant flexueuses dans l'intervalle des cotylédons et s'épanouissant brusquement dans le tissu de la muqueuse qui s'avance entre les cotylédons. — Couche épithéliale à cellules énormes, hypertrophiées.

Retour du sang par les veines ou sinus obliques qui accompagnent les artères utéro-placentaires. — Veine circulaire péri-placentaire.

Non-pénétration des villosités dans le tissu de la muqueuse dont les réseaux superficiels seuls s'avancent au contraire vers les villosités.

Persistance de la vascularité dans la portion de muqueuse utéro-placentaire, d'où sa non-caducité. — Sa couche superficielle épithéliale hypertrophiée et accessoirement un peu de tissu mou le plus vasculaire sont les seules parties entraînées.

Le reste, devenu caduc adhérant au chorion, dont les villosités oblitérées persistent, est seul entraîné en tant que *caduque* avec des vaisseaux et des glandes aplatis, oblitérés. — État granuleux autour du placenta (couleur et points jaunes).

Les artères utéro-placentaires ne sont autres que les artères spiroïdes de la muqueuse devenues plus grosses au niveau du placenta, flexueuses ni plus ni moins là que dans le reste de la muqueuse, atteignant les cotylédons et les sillons intercotylédonaires, où elles s'épanouissent.

Énumération des lésions directes du tissu placentaire, dont l'étude se rattache d'une manière immédiate à la connaissance des dispositions histologiques précédentes.

Dilatation hydropisique ou kysteuse des villosités (*môle hydatiforme*).

Apoplexie placentaire. — Maternelle plus souvent que fœtale, malgré la disposition en sinus par rupture, écartement des filaments villeux rapprochés, et coagulation du sang en caillots durs, plus fermes que ceux que forme la fibrine du sang fœtal; car les conduits maternels intervilleux ne sont pas sans ordre.

Indurations par oblitération fibreuse due à l'atrophie des capillaires avec hypergénèse du tissu lamineux qui les accompagne dans le conduit de chaque subdivision des villosités.

Inflammation pas plus impossible anatomiquement que la pneumonie, mais n'est pas prouvée.

Rôle endosmo-exosmotique du placenta pour l'échange de gaz, de liquides et de solides dissous. — Surtout propres à l'assimilation. — Amnios contenant d'abord un liquide placentaire sucré, de plus en plus mêlé d'urine fœtale, dont il prend les caractères et la composition.

QUARANTE-HUITIÈME LEÇON

b. Parenchymes non glandulaires producteurs d'éléments anatomiques et non excréteurs.

1. *Ovaire.*

Trame ou tissu propre.

Absence de paroi fibreuse et de cloisons ou tractus incomplets.

Fibres-cellules en faisceaux dans la trame principalement formée de fibres lamineuses à l'état de corps fusiformes, avec matière amorphe plus ou moins abondante et plus ou moins grenue d'un animal à l'autre. — Vaisseaux flexueux, spiroïdes. — Erreur de ceux qui ont fait le mot *stroma* synonyme de trame, synonyme inutile et inexact, ce mot signifiant surface ou lit sur lequel sont étendus les objets, les organes générateurs des lichens, etc.

Ovisacs d'autant plus nombreux et plus petits qu'ils sont plus superficiels ; ils forment une couche grisâtre peu ou pas vasculaire à la surface. — Ceux qui se développent les premiers empiètent vers le centre, vont parfois près de lui, et vers la périphérie en même temps, en se dilatant et repoussant les autres.

A la surface, jusqu'à l'évolution en ovisac, l'ovule est entouré d'épithélium nucléaire seulement, comme l'ovule mâle dans le tube testiculaire.

Paroi propre unique et non double, comme on l'a imaginé pour les besoins d'une hypothèse.

Peu adhérente à la trame; sa surface externe même est lisse. — Adhérences seulement par la pénétration de capillaires d'espace en espace. — Ce sont 3 à 4 vaisseaux épanouis en belles mailles polygonales.

Structure de la paroi propre qui se développe seulement aux approches de la puberté, lorsque la cavité se forme et l'œuf mûrit. — Avant, l'ovisac est représenté par l'ovule central avec une couche épithéliale autour, et ces ovisacs sont rapprochés, disposés en série comme s'ils étaient dans des tubes. — Trame lamineuse. — Matière amorphe. — Cellules propres éparses. — Réseaux vasculaires riches.

Disposition de l'œuf à la face interne de l'ovisac; disposition de l'épithélium. — Ses caractères.

Changements après rupture. — Production de l'oariule dit *corpus luteum*, se passant uniquement dans la paroi propre. — L'hémorrhagie est l'accident.

Phénomènes semblables, mais plus ou moins rapides selon qu'il y a ou non grossesse. — Indépendance de l'ovule dès son apparition par genèse, relativement à l'épithélium. — Preuves de l'inexactitude de l'hypothèse d'après laquelle une cellule de ce dernier se développerait en ovule par métamorphose directe. — La genèse des ovules n'a aucune analogie avec les actes de sécrétion.

QUARANTE-NEUVIÈME LEÇON

2. *Testicule*. — Tunique fibreuse. — Renflement ou corps d'Highmore ou hile.

12 à 16 cloisons fibreuses avec des subdivisions incomplètes.

Autant de tubes flexueux subdivisés 4 à 5 fois. — Anastomosés probablement. — Longs de 30 à 65 centimètres environ. — Larges de 1/10ᵉ de millimètre au moins.

Immédiatement contigus les uns aux autres. — Adhérents faiblement par contiguïté.

Vaisseaux capillaires non flexueux. — Mailles circulaires autour des tubes cylindriques. — Autres mailles plus petites, polygonales à angles arrondis, appliquées à la surface des tubes.

Paroi propre striée longitudinalement à stries flexueuses, épaisse de 1 à 2 centièmes de millimètre. Elle n'est pas formée de fibres lamineuses.

Épithélium nucléaire chez le fœtus; à noyaux sphériques.— Individualisation ultérieure en cellules polyédriques irrégulières.—Gros noyau sphérique à gros nucléole brillant allongé, surtout dans les tumeurs. — Quelquefois 2 noyaux. —Granulations jaune brunâtre plus ou moins abondantes, masquant souvent le noyau. — Elles manquent ou sont peu abondantes dans le testicule retenu à l'anneau, ou dans l'abdomen.

Couche épithéliale bien plus épaisse que la paroi propre, ne laissant de canal central étroit que près du corps d'Highmore. — Ailleurs le canal plein forme du tube un filament solide.

Dans l'épididyme, paroi fibreuse et épithélium prismatique très-granuleux, cilié.

Le contenu du canal des tubes est formé d'ovules mâles (déjà décrits). — Spermatozoïdes au delà et beaucoup de granulations. — Apparition des ovules mâles par genèse indépendante vers les culs-de-sac des tubes; séparés de la paroi propre par l'épithélium de celle-ci. — Inexactitude de l'hypothèse d'après laquelle ces ovules seraient des cellules épithéliales subissant une métamorphose particulière ou un produit de sécrétion. — Preuves tirées de l'observation directe à l'époque et en dehors de l'époque du rut, et de l'étude des changements que subissent les tubes et leur contenu, depuis l'état fœtal et l'enfance jusqu'à la puberté.

CINQUANTIÈME LEÇON

Étude générale du système glandulaire ou des parenchymes glanduleux.

1° Organes premiers sécréteurs.

2° Organes premiers excréteurs. — Leurs différences.

Les organes seconds qu'ils forment par leur réunion offrent cela de particulier qu'ils sont tous disséminés comme annexes complémentaires des tissus formant la partie fondamentale de quelques autres appareils. — Des tissus tégumentaires muqueux et cutanés entrent dans la constitution de la plupart des appareils, moins l'appareil locomoteur, celui de l'innervation, et l'appareil circulatoire.

Étude générale du système des parenchymes non glandulaires. — Les parenchymes non glandulaires, au contraire, forment partout, chacun en une masse, l'organe fondamental de quelque appareil (respiratoire, — urinaire, — génital), auquel se trouve annexé quelqu'un des organes glandulaires précédents.

Propriétés des parenchymes :

1° Génération. — Paroi propre. — Épithélium ;

2° Développement ;

3° Nutrition.

Sécrétion. — Excrétion.

Énumération des lésions directes des parenchymes dont l'étude se rattache à celle des dispositions histologiques précédentes :

1° *Hypertrophie* des culs-de-sac glandulaires (des papilles, — des couches épithéliales), due aussi à l'*hypergénèse* des épithéliums.

Ils remplissent les culs-de-sac, en changent le volume, la consistance et la couleur.

Coexistence de lésions atrophiques dans la trame,— moins les fibres élastiques et les conduits excréteurs. — Complication granuleuse jaunâtre ou *phymatoïde* soit de la trame, soit du tissu propre à la tumeur.

Coexistence d'une augmentation de volume de la cellule du noyau et nucléole, d'épithéliums glandulaires, muqueux, séreux et cutanés.

D'où les différences dites *cancéreuses* ou *hétéromorphes,* faute d'avoir suivi les phases d'évolution depuis l'état normal jusqu'au degré extrême d'altération.

Changements de structure, causes des changements de couleur et de consistance dits *encéphaloïdes*, mais la texture fondamentale est conservée.

Les conséquences de cette hypertrophie et de cette hypergénèse sur place sont non-seulement des changements de volume, etc., mais elles déterminent des changements dans la disposition de la trame.

Atrophie de la paroi propre. — Alors des éléments du groupe des produits placés au contact des constituants vasculaires doués de propriétés moins énergiques de nutrition, de développement et de génération, envahissent rapidement ceux-ci en déterminant leur atrophie par cette *génération hors place* dite *infiltration épithéliale*, etc.

Génération hors place également dans les muqueuses et les séreuses.

Dans ces divers cas, que l'hypergénèse ait lieu sur place ou hors lieu, on voit le développement des cellules gagner plus rapidement qu'à l'état normal son degré habituel, et le dépasser rapidement aussi, pour atteindre un état plus ou moins avancé d'hypertrophie.

Coexistence habituelle, avec l'hypergénèse du noyau, de l'hypertrophie et de la déformation des épithéliums, glandulaires, muqueux ou cutanés. — Hypertrophie du noyau et du nucléole surtout, — amenant l'état dit *cellules cancéreuses* et *noyaux cancéreux*.

Caractères de ces états.

États divers du tissu. — Il n'est pas caractéristique d'une espèce. — État cru, dur, squirrheux. — Ses causes, son existence dans les tumeurs autres que celles d'origine parenchymateuse. — État mou, blanc, encéphaloïde ou non. — Causes de cet aspect. — Son existence dans les tumeurs autres que celles de nature parenchymateuse.

Suc des tumeurs. — Ses causes. — Sa composition.

État colloïde ou gélatiniforme dans les parenchymes glandulaires.

Causes de cet aspect. — État des culs-de-sac et de la trame.

2° *Hypergénèse* glandulaire, testiculaire, etc. (dite souvent *hypertrophie glandulaire*).—Multiplication des culs-de-sac ne communiquant pas avec les conduits excréteurs. — Pénétration de la trame lamineuse dans les conduits, et y formant un cylindre fibreux central avec épithélium interposé à la paroi propre. — Ces tissus morbides peuvent se régénérer après l'ablation comme plusieurs des autres formes de tissus parenchymateux ou non, et plus ou moins facilement selon les sujets.

Enkystement de ces tumeurs par absence de conduits excréteurs ou par atrophie de ceux qui existent.

Énumération des produits morbides qui dérivent directement des parenchymes. — Génération hétérotopique ; elle a lieu pour les parenchymes comme pour le tissu cartilagineux, fibreux, etc., où elle était connue depuis longtemps.

1° *Génération hétérotopique primitive* simple ou coexistant avec celle du tissu fibreux et cartilagineux de culs-de-sac en acini sans conduits excréteurs. — Tumeurs hétéradéniques. — Complication par la présence de corps volumineux à noyaux dits corps oviformes inclus dans les tubes. — Faits de générations hétérotopiques qui ne sont pas plus étonnants que l'apparition chez le fœtus de la mamelle, du pancréas, etc., à un moment donné, alors qu'ils n'existaient pas auparavant.

2° *Génération hétérotopique secondaire ou consécutive* à des lésions des parenchymes ou des épithéliums muqueux et cutanés (généralisation), plus ou moins prononcée d'un sujet à l'autre, et aussi selon que la lésion des épithéliums est de telle ou telle nature.

Les épithéliums, les culs-de-sac, les papilles de ces productions hétérotopiques secondaires (naissant successivement loin de l'organe primitivement affecté) conservent le type qu'elles ont normalement dans le tissu devenu malade directement et le premier.

Dans cette génération hétérotopique secondaire d'un parenchyme analogue à celui qui a été primitivement affecté, le tissu né ainsi loin du lieu où siége le type normal devenu malade, présente aussi une trame et d'autres dispositions anatomiques d'importance moindre qui ressemblent à celles du type auquel elles se rattachent anatomiquement et pathogéniquement. — Le développement de ces produits hétérotopiques secondaires est rapide; il atteint promptement le degré d'altération, causant les états dits squirrheux, encéphaloïdes, etc., que présente le tissu primitivement lésé.

Et cela soit que la génération secondaire aie lieu dans les ganglions correspondants, — sous la plèvre, — sous le péritoine, — dans le foie, — dans le canal médullaire des os, — sur le trajet des nerfs, — ou dans les muscles, etc.

Interpréter ces faits était impossible tant que la génération hétérotopique primitive était inconnue.

Importance, dans ces appréciations, de la connaissance expérimentale des trois termes de naissance et d'évolution jusqu'à l'âge adulte, et de là jusqu'à l'état sénile, pour juger de la valeur des états morbides.

Nécessité de tenir compte de la texture pour déterminer la nature des produits morbides, ce qui relie l'anatomie pathologique à l'anatomie normale au point de vue de l'atrophie, de l'hypertrophie, de l'hypergénèse et des superfétations morbides dont les phases peuvent alors être suivies et décrites exactement; — ce qui fait de l'anatomie pathologique une des formes de l'anatomie comparative, non pas d'un animal à l'autre, mais d'un animal avec lui-même envisagé seulement dans des conditions diverses.

Ce qui relie la terminologie pathologique aux nomenclatures de l'anatomie et de la physiologie normales et les simplifie toutes deux. — Inexactitude des descriptions dans lesquelles on conserve encore en anatomie pathologique une terminologie différente de celle dont on use dans les descriptions des parties étudiées à l'état normal.

Récidive. — C'est une reproduction d'une chose déjà née

(cicatrisation glandulaire). — Elle n'indique pas une nature spéciale du tissu, mais de l'état général du malade ; — l'ablation n'étant pas un traitement, mais un moyen de gagner du temps. — *Reproduction* due à la cause persistante de la *production*, cause qu'on n'enlève pas par l'ablation du produit.

La connaissance du mode et des lois de la provenance des tissus morbides qui se rattachent à chaque sorte de tissu sain pourra conduire à arrêter ou à faire disparaître cette génération en plus, en moins et aberrante, ou à prévenir son retour après l'ablation, quand on fera des recherches dans ce sens.

Lésions kysteuses des conduits excréteurs.

Lésions dites *tubercules* pulmonaires, lymphatiques, etc.

Lésion dite *tubercule du testicule et de l'épididyme* ou *sarcocèle tuberculeux* ; — caractérisée par un tissu lamineux, demi-transparent, se substituant au tissu propre de l'organe qu'il envahit graduellement, pendant que son centre présente l'altération dite *phymatoïde* à la surface de laquelle il ne forme qu'une mince couche d'un gris rougeâtre.

CINQUANTE ET UNIÈME LEÇON

3ᵉ GROUPE DE TISSUS.. — DES PRODUITS *et des systèmes de produits en général.*

Caractères qui les distinguent des tissus constituants (pag. 161 et 162).

1. *Tissu épidermique.*

COMPOSITION DU TISSU ÉPIDERMIQUE OU ÉPITHÉLIAL [couche de Malpighi.]		
	a. Normal.	1° Cellules. 2° Granulations et noyaux libres. 3° Quelquefois des globes épidermiques.
	b. Morbide.	(Mêmes éléments ; globes épidermiques fréquents, cellules normales, granuleuses, excavées, etc. Cellules devenues granuleuses. Masses de substance amorphe granuleuse non segmentée (avec noyaux inclus). Vaisseaux, fréquemment. Noyaux libres.

Causes de l'erreur commise par ceux qui confondent la génération des épithéliums, etc., avec les phénomènes de sécrétion, phénomènes sans analogies. — Conséquences de cette confusion de deux faits essentiellement distincts.

CINQUANTE-DEUXIÈME LEÇON

Caractères généraux des tissus épidermique et épithélial. — Des couches épithéliales proprement dites.

Causes histologiques des différences de consistance, de couleur, etc., qu'elles offrent comparativement à l'épiderme.

Caractères du tissu épidermique proprement dit.

1° De l'épiderme incolore (couche dite muqueuse ou de Malpighi. — Couche dite cornée).

2° De l'épiderme et des épithéliums colorés ou pigmentés.

Constitution des globes épidermiques. — Globes épidermiques d'aspect perlé normaux du prépuce, — accidentels des tumeurs du gland, de l'épiderme et autres.

2. *Tissu des ongles et des cornes.*

1° Incolores.

2° Colorés ou pigmentés.

Du système épidermique ou épithélial.

Système épithélial ou épidermique.

1° Épithélium, épidermes, certains poils et écailles des insectes et autres articulés.

2° Ongles ou système onguéal.

3° Cornes ou système corné.

4° Papilles cornées stomacales des tortues, des insectes, etc.

Énumération des produits morbides dont l'étude se rattache, d'une manière directe, à celle du système épithélial. — Épaississements et callosités épithéliales. — Cors, verrues, cornes cutanées, etc. — Causes histologiques des différences de caractères qu'ils offrent comparativement aux épithéliums et aux épithéliomas. — Caractères et origine de ceux-ci.

CINQUANTE-TROISIÈME LEÇON

3. *Substance et système pileux.* — Ses variétés de texture et de coloration. — Ses altérations directes.

4. *Tissu de l'ivoire dentaire ou dentine.* — Ses altérations par dissolution, — par nécrose, — par carie, — exodontoses. Odontogénie.

5. *Tissu de l'émail dentaire.*

Système dentaire des principaux vertébrés.

Tumeurs d'origine dentaire ou éburnées. — Tumeurs du cément ou cortical osseux. — Rôle de l'hypergénèse des bulbes et des follicules dentaires dans la production des masses dentaires composées.

6. *Tissu et système cristallinien.*

Capsule; — De la couche, dite gommeuse. — Noyau cristallinien. — Disposition des cellules et des fibres. — Ramollissement. — Liquéfaction. — Induration. — Passage à l'état granuleux de ces couches. — Opacités ou cataractes qui en résultent. — Membrane de Descemet.

7. *Tissu des tubes et des ampoules du labyrinthe membraneux.*

CINQUANTE-QUATRIÈME ET DERNIÈRE LEÇON

Résumé général des principes sur lesquels reposent les applications de ce cours :

1° A l'étude de l'anatomie descriptive.

2°   — de la physiologie.

3°   — de l'anatomie pathologique.

4° A la symptomatologie et au diagnostic.

5° A la chirurgie et au diagnostic des tumeurs.

6° A l'étude de la médecine légale.

FIN.

BIBLIOGRAPHIE

Indépendamment des traités d'anatomie et d'histologie, on pourra consulter, pour les développements à donner aux questions posées dans ce programme, celles de mes publications dont suit la liste :

Dictionnaire de médecine, de chirurgie, de pharmacie, des sciences accessoires et de l'art vétérinaire, d'après le plan suivi par Nysten, 12ᵉ édition, entièrement refondue par É. Littré, de l'Institut de France, et Ch. Robin. Ouvrage contenant la synonymie latine, grecque, allemande, anglaise, italienne et espagnole, et le glossaire de ces diverses langues. Paris, 1865, 1 vol. in-8° de 1750 pages à 2 colonnes, avec 550 figures.

Traité de chimie anatomique et physiologique normale et pathologique, ou des Principes immédiats normaux et morbides qui constituent le corps de l'homme. Paris, 1852, 3 vol. in-8°, avec un atlas de 45 planches (*en commun avec* M. Verdeil).

Mémoire sur les divers modes de la naissance de la substance organisée en général et des éléments anatomiques en particulier (*Journal de l'anatomie et de la physiologie normale et pathologique de l'homme et des animaux*, publié par M. Ch. Robin. Paris, 1864, in-8°, p. 26 et suivantes).

Note sur les éléments anatomiques appelés myéloplaxes, et sur le développement des os (*Ibid.*, 1864, numéros 1, 3 et 5).

Sur quelques points de l'anatomie et de la physiologie des leucocytes ou globules blancs du sang et des globules rouges (*Journal de physiologie.* Paris, 1858, p. 283, et 1859, in-8°, p. 41).

Éléments de physiologie, par J. B. Béraud. Paris, 1856-1857, 2ᵉ édit., 2 vol. in-18.

Sur la substance organisée et sur l'état d'organisation (*Journal de physiologie.* Paris, 1862, in-8°, p. 501).

Sur la manière de déterminer si une substance d'origine organique doit être considérée comme substance organisée (*Ibid.*, 1863, p. 5).

Mémoire sur les phénomènes qui se passent dans l'ovule avant la fécondation (*Ibid.*, 1862, nᵒˢ 17, 18 et 19, avec 4 planches). Évolution de l'ovule ; fécondation ; histoire des globules polaires ; production du noyau vitellin ; segmentation.

Sur la structure intime de la vésicule ombilicale et de l'allantoïde (*Ibid.*, 1861). Cellules embryonnaires, ombilicales et allantoïdiennes.

Recherches sur les modifications graduelles des villosités du chorion et du placenta (*Comptes rendus et Mémoires de la Société de biologie.* Paris, 1854, in-8°, p. 63 ; et *Archives générales de médecine.* Paris, 1854, in-8°, t. III, p. 705).

Mémoire sur les modifications de la muqueuse utérine pendant et après la grossesse (*Mémoires de l'Académie impériale de médecine*. Paris, 1861, in-4°, t. XXV; p. 104, pl. i à v).

Note sur quelques hypertrophies glandulaires (*Gazette des hôpitaux*. Paris, novembre 1852).

Recherches sur les deux ordres de tubes nerveux élémentaires, et les deux ordres de globules ganglionnaires qui leur correspondent (*Comptes rendus des séances de l'Académie des sciences*. Paris, 1847, t. XXIV, p. 1079).

Mémoire sur l'existence d'un œuf ou ovule, chez les mâles comme chez les femelles des végétaux et des animaux, produisant l'un les spermatozoïdes ou les grains de pollen, l'autre les cellules primitives de l'embryon (*Comptes rendus des séances de l'Académie des sciences*. Paris, 1848, t. XXVII, in-4°, p. 427 ; et *Revue zoologique*. Paris, 1848, vol. XI, in-8°, p. 287 et 319).

Mémoire sur la naissance et le développement des éléments musculaires de la vie animale (*Comptes rendus et Mémoires de la Société de biologie*, 2ᵉ série, t. Iᵉʳ. Paris, 1854, in-8°, p. 201).

Note sur l'état strié des fibres élastiques (*Comptes rendus et Mémoires de la Société de biologie*, 2ᵉ série, t. II. Paris, 1855, in-8°, p. 115).

Mémoire sur le tissu hétéradénique (*Gazette hebdomadaire de médecine et de chirurgie*. Paris, 1856, in-8°, t. III, p. 35 et suiv.).

Sur la structure des artères et sur leur altération sénile (*Comptes rendus et Mémoires de la Société de biologie*. Paris, 1849, in-8°, p. 33).

Recherches sur la nature musculaire du *Gubernaculum testis*, et sur la situation du testicule dans l'abdomen (*Comptes rendus et Mémoires de la Société de biologie*. Paris, 1849, in-8°, p. 1).

Mémoire sur la genèse et le développement des follicules dentaires jusqu'à l'époque de l'éruption des dents (en commun avec M. le docteur Magitot). *Journal de physiologie*. Paris, 1860, t. III, p. 1 et suiv., avec 6 planches.

Anatomie pathologique des cataractes (*Mémoire de l'Académie impériale de médecine*, t. XXIII. Paris, 1859, in-4°, p. 205).

Recherches sur quelques particularités de la structure des capillaires de l'encéphale (*Journal de physiologie*. Paris, 1859, in-8°, t. II, p. 557, avec une planche).

Observations sur le développement de la substance et du tissu des os (*Comptes rendus et Mémoires de la Société de biologie*. Paris, 1850, in-8°, p. 119).

Mémoire sur les cavités caractéristiques des os (*Comptes rendus et Mémoires de la Société de biologie*, 2ᵉ série, t. III. Paris, 1856, in-8°, p. 181).

Sur le périnèvre, espèce nouvelle d'élément anatomique (*Comptes rendus et Mémoires de la Société de biologie*, 2ᵉ série, t. Iᵉʳ. Paris, 1854, in-8°, p. 87 ; et *Archives générales de médecine*, 1854, t. IV, p. 323).

TABLE DES MATIÈRES

17e Leçon.

18e Leçon.

19e Leçon.

20e Leçon.

21e Leçon.

22e Leçon.

23e Leçon.

24e Leçon.

25e Leçon.

42ᵉ Leçon.

43ᵉ Leçon.

44ᵉ Leçon.

45ᵉ Leçon.

46ᵉ Leçon.

47ᵉ Leçon.

DEUXIÈME ANNÉE. — 1863-64.

1re Leçon.

2e Leçon.

FIN DE LA TABLE DES MATIÈRES.

PARIS. — IMP. SIMON RAÇON ET COMP., RUE D'ERFURTH, 1